# 世に棲む患者

# 目次

刀を構えているものの、今にもばっさりやられるのではないかと、直之進は気が気でない。落ち着け、心眼《しんがん》で見るのだと自らにいい聞かせても、気持ちは一向に静まらない。

ひゅんと風を切る音がした。さっと横によけたが、直之進は左肩に痛みを覚えた。胴に刀が振られたのが知れた。かわそうとしたが、わずかに遅れた。脇腹にかすかな痛みが走った。肌を裂かれただけだと思おうとした。

ふっと厳之助の気配が消えた。近くにいて舌なめずりするように直之進を見ているのがわかる。だが、どうすることも直之進にはできない。

殺気があたりに満ちた。

――来る。

直之進は身構え、刀尖をわずかに上げた。

いきなり顔の間近で鉄の鳴る音がした。

「湯瀬、しっかりしろ」

叱咤《しった》の声が飛んできた。

「倉田か」

なぜだ、なぜ佐之助がここにいる。――だが、助かった。百万の味方を得た思

いだ。

「こいつの面倒は俺が見てやる」

力強くいう佐之助の声が耳に届く。

「油断するな、妙な剣を遣うぞ」

「案ずるな。こんな妙ちきな剣、一度見てしまえば、底は割れる」

「体は大丈夫か」

「大丈夫でなければ、ここには来ぬ」

ああ、と直之進は覚った。

「俺をつけていたのは倉田だったのか」

歩いていて何度後ろを振り返ってみても、倉田佐之助が尾行していたのでは、見つからないわけだ。

「行くぞ」

これは佐之助が厳之介に向かって放った言葉のようだ。ざっと土をにじる音がした。佐之助が躍りかかってゆくのが気配から知れた。

無理はするな、と直之進は念じた。その間にやられた目があかないか、確かめた。

右目よりも最初にやられた左目のほうがひどいようだ。右目はなんとかあき、視野が戻ってきた。

佐之助が厳之介と激しくやり合っている。体は大丈夫といったが、やはり本調子ではないのだろう。やや佐之助が押されている。

助太刀したいが、両目がしっかり見えるようになってからでないと、佐之助に迷惑がかかりそうだ。佐之助はいま自分一人の面倒を見るだけで済んでいる。だが、そこに左目の利かない直之進が戦いに加われば、直之進に気を遣いつつ戦わなければならない。

しばらく庭の隅でじっとしていた。琢ノ介や富士太郎、珠吉のことは気になるが、今はとにかく目を元に戻すことが先だ。

ようやく両目が見えてきた。快復までずいぶん、ときがかかった。もし佐之助が来てくれなかったらと思うと、ぞっとする。

「倉田、少し休んでおれ」

叫びざま直之進は、二人のあいだに割り込むように飛び込んだ。

「湯瀬、横取りする気か」

「そのつもりだ」

「きさまらっ」

怒声を発して、巌之介が斬りかかってきた。やや刀が大振りになり、隙が見えている。直之進は逆胴に刀を振っていった。

それをよけ、巌之介が直之進を下からすくうように刀を振り上げる。直之進はかわすことは考えず、深く踏み込んだ。袈裟懸けを見舞う。

速さで勝てないと踏んだ巌之介が途中で刀を止め、引き戻した。そこに直之進は突きを浴びせた。

体をひねってよけたが、巌之介の体勢がわずかに崩れた。勢い込んだ直之進は上段からの斬撃を繰り出した。

わざとつくった隙のようで、巌之介が右手だけで刀をぎゅんと突き出してきた。調子に乗りすぎた、と直之進は思った。巌之介という男は思った以上の手練だ。

だが、突きはこなかった。ううっ、とうめき声がし、直之進が見ると、肩から胸にかけて巌之介はおびただしい血を流しながら両膝をついていた。

佐之助が巌之介の横に立っている。刀には血糊がついていた。

「なんだ、湯瀬、今のざまは。あんな見え見えの罠に引っかかりおって」

「助かった」

「この男で終わりではなかろう」

「その通りだ」

すでに厳之介は自ら流した血の海に体を横たえている。目は無念そうに虚空を見、もはや息をしていない。

直之進と佐之助は建物の中に入った。

翁面をつけた者が広々とした座敷にいた。大小を腰に帯びている。

厳之介を倒したのに、まだ同じような者がいるのだ。直之進はいささか驚いた。

「琢ノ介たちはどこだ」

ふん、と翁面が鼻を鳴らした。

「自分で捜すがよい」

返ってきたのは女の声だ。

「おぬし、得姫だな」

「よく知っておるな」

「おぬしが今回の黒幕か」

「さて、どうかな」

「父を失ったのが悔しかったか」

「悔しいに決まっておる。あんなに優しかった父上を殺しおって」

翁面の中の瞳に憎悪が宿る。

「だが、殺しはまた新たな憎しみしか生まぬ。どこかでその鎖を断ち切らねばならぬ」

「それは湯瀬直之進、おぬしを殺して断ち切るのじゃ」

「やるのか」

「そのつもり」

得姫がすらりと刀を抜く。

「父上にはよく、そなたはおてんばじゃの、といわれていた。父上に会いたいのう。だが、あの世で父上と会うのはおぬしらじゃ。まずはどちらとやるかのう」

「俺がやろう」

ずいと直之進は前に出た。

「湯瀬、おぬしにおなごが斬れるのか」

「さて、どうかな。倉田はどうだ」

「わからぬ」

「意気地のない男どもじゃ」

いい終わるや、いきなり突進してきた。

得姫が刀を上段から振り下ろしてきた。外連味《けれんみ》のない正統な剣だ。

女とは思えぬ、目にもとまらぬ斬撃である。天井は十分に高く、刀尖がぶつかる心配はない。直之進は横に跳んでかわした。すぐに刀が追ってくる。無駄のない身のこなしから放たれた斬撃が間近に迫った。

やられる――。

そのとき、またも刀の動きに変化が生じた。刀がゆっくりと動いて見える。

得姫の刀も例外ではなかった。

これならいつでも斬れる。斬れ、というのが和四郎の意志ということか。

直之進は素早く振りかぶり、刀を振るった。

どす、と音がし、得姫が、ああっと声を発して畳に倒れ込んだ。刀が手から離れる。それを直之進は蹴り、遠くに飛ばした。

「なんだ、今の動きは」

かたわらで佐之助が瞠目している。

「俺には湯瀬の動きが見えなかった」

「俺にもよくわからぬのだ」

「そうなのか」

うむ、とうなずいて直之進は得姫の脇差を鞘ごと抜き取った。あとは、舌を嚙まないようにしておかなければならない。

「倉田、手ぬぐいはあるか」

「持っているが、どうする」

「得姫に猿ぐつわをしてくれ」

直之進の意図を解した佐之助が懐から手ぬぐいを取り出し、得姫に猿ぐつわをした。

「これでよかろう」

「かたじけない。縛めもしておこう」

「よかろう。おぬしの下げ緒もよこせ」

二人は刀の下げ緒を使って得姫の手と足を縛った。腹を刀の峰で打たれた得姫は気絶したままだ。

「琢ノ介たちを捜さなければ」

そういって直之進は足を踏み出した。

次の間に若い女がいた。

これが妾のおさよか。

きっと目をつり上げたおさよは短剣を手にしている。直之進を見るや、短剣をきらめかして突っ込んできた。

直之進はびしっと手でおさよの腕を払いのけた。短剣が宙を飛び、左側の襖に当たって畳にぽとりと落ちた。おさよがはっとして動きを止める。

横から近づいた佐之助が無造作に手刀を振るい、おさよの首筋を打った。あっ、と背を反らしておさよが畳に崩れ落ちた。

「この娘には、しばらく眠っておいてもらったほうがよかろう」

「おぬし、おなごによくそのような真似ができるな」

「おなごと思わんほうがいい」

佐之助がこともなげにいう。

さらに直之進は次の間の襖をあけた。

伊右衛門らしい男が、縛めをされて座り込んでいる琢ノ介に刃を突きつけていた。その横に富士太郎と珠吉も座っている。大きな文机があり、がっしりとした

簞笥が隅に置かれている。

「刀を捨てるのだ」

直之進は真摯に語りかけた。

「得姫も捕らえた。その者たちを害したからといって、もはやなんにもならぬ」

「それでもこの平川琢ノ介だけでも殺せば、お殿さまはよくやったと喜んでくださるはずだ」

刀を琢ノ介の首筋に近づけ、伊右衛門が直之進と佐之助を交互に見やる。

「湯瀬直之進、倉田佐之助の二人を道連れにするとなれば、もっとお喜びになろう」

悲壮な顔つきの伊右衛門が、背後の押し入れの襖をあけた。

直之進は畳を思いきり踏んで伊右衛門に飛びかかろうとした。佐之助も後ろに続いている。

押し入れの中に梶棒《かじぼう》のような物があるのを直之進は見た。にやりと笑ってみせた伊右衛門がそれに手をかけ、がくんと手前に引いた。

石同士がこすれ合うような耳障《みみざわ》りな音がし、ぎしぎしと鳴って、天井が揺れはじめた。

落ちてくる——。

直感した直之進は琢ノ介と富士太郎、珠吉に箪笥のそばに逃げるように怒鳴った。縛めをされてはいるものの、三人は動くことはできる。のそのそと芋虫のように動いて直之進の命じた場所に体をおさめたとき、天井が轟音とともに落ちてきた。

直之進は富士太郎たちに覆いかぶさり、目を閉じた。

南無三《なむさん》。雷が十もいっぺんに落ちたような音が立ち、足や腕に木片が次々に当たった。

俺は生きているのか。

暗いが、崩れ落ちた木材や木っ端の隙間から光はいくらでも入ってきている。目の前の箪笥は半分ほどが潰れているが、のしかかってきた梁をしっかりと受け止めていた。そのおかげで、梁と箪笥のあいだに隙間ができており、そこにいた直之進は助かったのだ。もし梁の直撃を受けていたら、確実に死んでいただろう。

うう、と間近でうめき声がする。

「琢ノ介、富士太郎さん、珠吉、大丈夫か」

「はい、それがしは生きています」

富士太郎の声だ。

「わしも大丈夫だ」

「あっしもです」

「全員助かったな」

直之進はほっと息をついた。

いや、佐之助はどうしたのか。三人の面倒を見るのが精一杯で、佐之助のことまで頭が回らなかった。

「倉田っ」

「生きているさ」

近くではない。

「どこだ」

「文机の横だ」

「出られるか」

「わからぬ」

「よし、いま助けてやるからな。ちょっと待て」

直之進は富士太郎たちの縛めを外した。それから自分たちでどけられるものを確実にどけていった。

四半刻ばかりかかったが、直之進たちは瓦礫《がれき》の外に這いずり出た。屋敷のここだけ天井と屋根がなくなり、青空が見えている。

「倉田、どこだ」

「ここだ」

直之進たちは声のするところに行き、梁や天井板、瓦などを次々に動かしていった。

「おう、湯瀬」

佐之助はうつぶせになっていた。顔だけを横に向け、にやりとした。

「相変わらずしぶとい男だ」

ふふ、と佐之助が笑う。

「おぬしを見習っているのさ」

最後に足の上にのっていた細い木をどかし、手を貸すと、佐之助は立ち上がることができた。ふう、と大きく息を吐いた。

「さすがに駄目かと思った。文机の下に入ろうとしたが、間に合わなんだ」

「それでよかったのさ。文机の下に入っていたら、今頃おぬしはぺちゃんこだ」

文机は潰れたが、直之進たちが助かったのと同じような隙間に佐之助は偶然にも身を入れたのだ。いや、偶然ではないのかもしれない。この死ぬのを忘れたような男は、どうすれば助かるか、肌で知っているのではあるまいか。


早々と裁きが下った。

得姫は女ということで、罪一等を減じられ、八丈島に遠島に決まった。琢ノ介に近づくために、妾奉公を望む女になりすましたお加代も同じく遠島となった。じき船が出るという。今度こそ二度と江戸には帰ってはこられまい。

富士太郎によれば、按摩の利聖を殺したのは伊右衛門とのことだ。なんでも富士太郎たちが囚われの身となっているときに、伊右衛門がすべてを話したのだそうだ。

利聖はにおいにとにかく敏感で、肩こりを覚えた伊右衛門が別邸に呼んだとき、娘のお加代さんが戻ってきているのですか、ときいてきたというのだ。お加代のにおいを覚えていたのである。

それで、このことは誰にもいわないでほしいと、伊右衛門は口止め料として十両を払った。だがそれでも不安で、家に帰るという利聖のあとをつけ、家の前で刺殺したのだ。初めての人殺しで、鬼になったような気分だったと伊右衛門はいったという。

利聖を殺したときに十両を取り戻さなかったのは、香典のつもりだったらしい。伊右衛門は別に十両など惜しくはなかった。

伊右衛門には、正朝に返しきれない恩があったそうだ。それでいろいろと資金を出すなど、得姫の復讐劇に協力したのである。

福天屋はすでにせがれのもので、伊右衛門とはもう縁が切れている。伊右衛門がこんなことをしでかして、さすがになにかお咎《とが》めがあるかもしれないが、まさか店を潰されるようなことはあるまいと伊右衛門は踏んでいたようだ。

実際、福天屋は存続するそうだ。

諏訪から登兵衛が帰ってこない。

代わりに直之進のもとに文が届いた。供の者が怪我を負い、甲府で療養中とのことだ。文には、登兵衛が諏訪でつかんだことが書き記してあった。

登兵衛どのも危うかったのだな、と直之進は無事を知らされて胸をなで下ろした。

だが考えてみれば、まだ職人ふうの男、提造の始末がついていない。

一人ではどうにもなるまいが、伊右衛門のせがれは今どうしているのだろう。

相変わらず光右衛門の容体は一進一退だ。

いや、悪くなっている。

早く湯治に連れていってやりたい。

いや、連れていかねばならぬ。

光右衛門を易々《やすやす》と死なせるわけにはいかない。

なんとかしなければならない。

だが、今は得姫の一件が落着したことを、直之進は素直に喜びたかった。

この作品は双葉文庫のために書き下ろされました。

双葉文庫

す-08-25

口入屋用心棒《くちいれやようじんぼう》

守《まも》り刀《がたな》の声《こえ》

2013年2月17日　第1刷発行
2022年5月17日　第3刷発行

【著者】
鈴木英治《すずきえいじ》

【発行者】
箕浦克史
【発行所】
株式会社双葉社
〒162-8540 東京都新宿区東五軒町3番28号
［電話］03-5261-4818（営業部）　03-5261-4833（編集部）
www.futabasha.co.jp（双葉社の書籍・コミックが買えます）
【印刷所】
株式会社新藤慶昌堂
【製本所】
株式会社若林製本工場
【カバー印刷】
株式会社久栄社
【フォーマット・デザイン】
日下潤一



ISBN978-4-575-66600-7 C0193
Printed in Japan

秋山香乃

からくり文左　江戸夢奇談

## 風冴ゆる

長編時代小説
〈書き下ろし〉

入れ歯職人の桜屋文左は、からくり師としても類まれな才能を持つ。その文左が、八百八町を震撼させる難事件に直面する。シリーズ第一弾。

---

秋山香乃

からくり文左　江戸夢奇談

## 黄昏に泣く

長編時代小説
〈書き下ろし〉

文左の剣術の師にあたる徳兵衛が失踪した日の夕刻、文左と同じ町内に住む大工が、酷い姿で堀に浮かぶ。シリーズ第二弾。

---

秋山香乃

伊庭八郎幕末異聞

## 未熟者

長編時代小説
〈書き下ろし〉

心形刀流の若き天才剣士・伊庭八郎が仕合に臨んだ相手は、古今無双の剣士・山岡鉄太郎だった。山岡の〝鉄砲突き〟を八郎は破れるのか。

---

秋山香乃

伊庭八郎幕末異聞

## 士道の値《あたい》

長編時代小説
〈書き下ろし〉

江戸の町を震撼させる連続辻斬り事件が起きた。伊庭道場の若き天才剣士・伊庭八郎が、事件の探索に乗り出す。好評シリーズ第二弾。

---

秋山香乃

伊庭八郎幕末異聞

## 櫓《ろ》のない舟

長編時代小説
〈書き下ろし〉

サダから六所宮のお守りが欲しいと頼まれ、府中まで出かけた伊庭八郎。そこで待ち受けていたものは……!?　好評シリーズ第三弾。

---

池波正太郎

## 熊田十兵衛の仇討ち

時代小説短編集

熊田十兵衛は父を闇討ちした山口小助を追って仇討ちの旅に出たが、苦難の旅の末に……。表題作ほか十一編の珠玉の短編を収録。

---

池波正太郎

## 元禄一刀流

時代小説短編集
〈初文庫化〉

相戦うことになった道場仲間、一学と孫太夫の運命を描く表題作など、文庫未収録作品七編を収録。細谷正充編。

今井絵美子

**すこくろ幽斎診療記**
## 寒さ橋

時代小説〈書き下ろし〉

ぶっきらぼうで大酒飲みだが滅法腕の立つ町医者杉下幽斎。弱者の病と心の恢復を願い、今日も江戸の街を奔走する。シリーズ第一弾。

---

今井絵美子

**すこくろ幽斎診療記**
## 梅雨《つゆ》の雷《らい》

時代小説〈書き下ろし〉

藪入りからいっこうに戻らない幽々庵のお端下・おつゆを心配した杉下幽斎は、下男の福助を使いにやるが……。好評シリーズ第二弾。

---

今井絵美子

**すこくろ幽斎診療記**
## 麦《むぎ》笛《ぶえ》

時代小説〈書き下ろし〉

捕縛された盗人一味の手先だった四人の子供を引き取ることになった養護院草の実荘。やがてそのことが大事件へと発展する。

---

岡田秀文

## 太閤暗殺

長編歴史時代ミステリー

天下人・太閤秀吉と、その首を狙う大盗賊・石川五右衛門のスリリングな対決！　おすすめ文庫王国・時代小説部門第一位に輝く傑作。

---

風野真知雄

**若さま同心　徳川竜之助**
## 消えた十手

長編時代小説〈書き下ろし〉

市井の人々に接し、磨いた剣の腕で悪を懲らしめたい……。田安徳川家の十一男・徳川竜之助が定町回り同心見習いへ。シリーズ第一弾。

---

風野真知雄

**若さま同心　徳川竜之助**
## 風鳴《ふうめい》の剣

長編時代小説〈書き下ろし〉

見習い同心の徳川竜之助は、湯屋で起きた老人殺しの下手人を追っていた。そんな最中、竜之助の命を狙う刺客が現れ……。シリーズ第二弾。

---

風野真知雄

**若さま同心　徳川竜之助**
## 空飛ぶ岩

長編時代小説〈書き下ろし〉

次々と江戸で起こる怪事件。事件解決のため、日々奔走する徳川竜之助だったが、新陰流の正統をめぐって柳生の里の刺客が襲いかかる。

風野真知雄

若さま同心　徳川竜之助

陽炎の刃《やいば》

長編時代小説
〈書き下ろし〉

犬の辻斬り事件解決のため奔走する同心、徳川竜之助を凄まじい殺気が襲う。肥前新陰流の刺客が動き出したのか？　好評シリーズ第四弾。

風野真知雄

若さま同心　徳川竜之助

秘剣封印

長編時代小説
〈書き下ろし〉

スリの大親分さびぬきのお寅は、ある大店の主の死に不審なものを感じ、見習い同心の徳川竜之助に探索を依頼するが。好評シリーズ第五弾。

風野真知雄

若さま同心　徳川竜之助

飛燕《つばくろ》十手

長編時代小説
〈書き下ろし〉

一石橋で雪駄強盗事件が続発した。履き古された雪駄を、なぜ奪っていくのか？　竜之助が事件の謎を追う！　大好評シリーズ第六弾。

風野真知雄

若さま同心　徳川竜之助

卑怯三刀流

長編時代小説
〈書き下ろし〉

品川で起きた口入れ屋の若旦那殺害事件を追う竜之助。その竜之助を付け狙う北辰一刀流の遣い手が現れた。大好評シリーズ第七弾。

風野真知雄

若さま同心　徳川竜之助

幽霊剣士

長編時代小説
〈書き下ろし〉

蛇と牛に追い詰められ、橋の欄干で首を吊る怪事件が勃発。謎に迫る竜之助の前に、刀を持たずに相手を斬る〝幽霊剣士〟が立ちはだかる。

風野真知雄

若さま同心　徳川竜之助

弥勒《みろく》の手

長編時代小説
〈書き下ろし〉

難事件解決に奔走する徳川竜之助に、「人斬り半次郎」と異名をとる薩摩示現流の遣い手中村半次郎が襲いかかる。大好評シリーズ第九弾。

風野真知雄

若さま同心　徳川竜之助

風神雷神

長編時代小説
〈書き下ろし〉

左手を斬り落とされた徳川竜之助は、さびぬきのお寅の家で治療に専念していた。それでも、持ち込まれる難事件に横臥したまま挑む。

風野真知雄
若さま同心　徳川竜之助
**片手斬り**
長編時代小説
〈書き下ろし〉
竜之助の宿敵柳生全九郎が何者かに斬殺され、示現流の達人中村半次郎も京都へ戻る。左手の自由を失った竜之助の前に、新たな刺客が!?

---

風野真知雄
若さま同心　徳川竜之助
**双竜伝説**
長編時代小説
〈書き下ろし〉
師匠との対決に辛勝した竜之助だが、風鳴の剣はいまだ封印したまま。折しも、易者殺しの下手人に、土佐弁を話す奇妙な浪人が浮上する。

---

風野真知雄
若さま同心　徳川竜之助
**最後の剣**
長編時代小説
〈書き下ろし〉
正式に同心となった徳川竜之助。だが、尾張藩の徳川宗秋の悪辣な罠に嵌まり、ついに風鳴の剣と雷鳴の剣の最後の闘いが始まる!

---

風野真知雄
新・若さま同心　徳川竜之助
**象印《ぞうじるし》の夜**
長編時代小説
〈書き下ろし〉
辻斬りが横行する江戸の町に次から次へと起きる怪事件。南町の定町回り同心がフグ中毒で壊滅状態のなか、見習い同心竜之助が奔走する。

---

風野真知雄
新・若さま同心　徳川竜之助
**化物の村**
長編時代小説
〈書き下ろし〉
浅草寺裏のお化け屋敷〈浅草地獄村〉が連日の大賑わい。そんな折り、屋敷内で人殺しが起きたのを皮切りに、不可思議な事件が続発する。

---

風野真知雄
新・若さま同心　徳川竜之助
**薄毛の秋**
長編時代小説
〈書き下ろし〉
熟睡中の芸者が頭を丸刈りにされるわ、町中の洗濯物が物干しから盗まれるわ——江戸で頻発する奇妙な事件に見習い同心・竜之助が挑む!

---

芝村涼也
返り忠兵衛　江戸見聞
**春嵐《はるあらし》立つ**
長編時代小説
〈書き下ろし〉
藩改革の騒動に巻き込まれて兄を喪い、自らも追われる身となった筧忠兵衛。江戸の喧噪は吉か凶か?　期待の新人デビュー作。

芝村涼也　返り忠兵衛　江戸見聞　湿風烟《けぶ》る　長編時代小説〈書き下ろし〉

謀反者として忠兵衛を抹殺すべく、定海藩主の懐刀・神原采女正は悪辣な罠を張りめぐらす。忠兵衛の運命は!?　期待のシリーズ第二弾。

芝村涼也　返り忠兵衛　江戸見聞　秋声《しゅうせい》惑う　長編時代小説〈書き下ろし〉

神原采女正から御前の正体と浅井蔵人の暗躍を告げられた忠兵衛。激しい動揺の中で、新たな事件が巻き起こる。注目のシリーズ第三弾。

芝村涼也　返り忠兵衛　江戸見聞　風花《かざはな》躍る　長編時代小説〈書き下ろし〉

神原采女正と浅井蔵人の熾烈な闘いが始まる一方で、思いがけず勝弥と紗智の間に親交が生まれる。大注目のシリーズ第四弾。

芝村涼也　返り忠兵衛　江戸見聞　雄風《ゆうふう》翻《はため》く　長編時代小説〈書き下ろし〉

懐古堂殺しの下手人と、忠兵衛襲撃の経緯を探る岸井千蔵。傷を負った忠兵衛には、さらに凶悪な刺客が襲いかかる。大人気シリーズ第五弾。

芝村涼也　返り忠兵衛　江戸見聞　黒雲《こくうん》兆《きざ》す　長編時代小説〈書き下ろし〉

定海藩復帰を断り浪々の身を決めた忠兵衛は、定町廻り同心・岸井千蔵にかけられた濡れ衣を晴らすために奔走する。新展開の第六弾。

芝村涼也　返り忠兵衛　江戸見聞　無月《むげつ》潜む　長編時代小説〈書き下ろし〉

筧忠兵衛が定海藩新藩主の剣術稽古の相手を務めることになる一方、定海から消えた神原采女正の名で旧藩主擁立を画策する企てが進む。

芝村涼也　返り忠兵衛　江戸見聞　寒雷叫ぶ　長編時代小説〈書き下ろし〉

瀬戸内の島を出た神原采女正は、朝太郎らとともに江戸へ向かう。一方、忠兵衛は辻斬りで手代を喪った古着商の夫婦と交誼を結ぶのだが。

鈴木英治
**口入屋用心棒1 逃げ水の坂**
長編時代小説〈書き下ろし〉
仔細あって木刀しか遣わない浪人、湯瀬直之進は、江戸小日向の口入屋・米田屋光右衛門の用心棒として雇われる。好評シリーズ第一弾。

鈴木英治
**口入屋用心棒2 匂い袋の宵**
長編時代小説〈書き下ろし〉
湯瀬直之進が口入屋の米田屋光右衛門から請けた仕事は、元旗本の将棋の相手をすることだったが……。好評シリーズ第二弾。

鈴木英治
**口入屋用心棒3 鹿威《ししおど》しの夢**
長編時代小説〈書き下ろし〉
探し当てた妻千勢から出奔の理由を知らされた直之進は、事件の鍵を握る殺し屋、倉田佐之助の行方を追うが……。好評シリーズ第三弾。

鈴木英治
**口入屋用心棒4 夕焼けの甍《いらか》**
長編時代小説〈書き下ろし〉
佐之助の行方を追う直之進は、事件の背景にある藩内の勢力争いの真相を探る。折りしも沼里城主が危篤に陥り……。好評シリーズ第四弾。

鈴木英治
**口入屋用心棒5 春風《はるかぜ》の太刀**
長編時代小説〈書き下ろし〉
深手を負った直之進の傷もようやく癒えはじめた折りも折り、米田屋の長女おあきの亭主甚八が事件に巻き込まれる。好評シリーズ第五弾。

鈴木英治
**口入屋用心棒6 仇討ちの朝**
長編時代小説〈書き下ろし〉
倅の祥吉を連れておあきが実家の米田屋に戻った。そんな最中、千勢が勤める料亭・料永に不吉な影が忍び寄る。好評シリーズ第六弾。

鈴木英治
**口入屋用心棒7 野良犬の夏**
長編時代小説〈書き下ろし〉
湯瀬直之進は米の安売りの黒幕・島丘伸之丞を追う的場屋登兵衛の用心棒として、田端の別邸に泊まり込むが……。好評シリーズ第七弾。

鈴木英治
**口入屋用心棒8 手向けの花**
長編時代小説〈書き下ろし〉
殺し屋・土崎周蔵の手にかかり斬殺された中西道場一門の無念をはらすため、湯瀬直之進は復讐を誓う……。好評シリーズ第八弾。

鈴木英治
**口入屋用心棒9 赤富士の空**
長編時代小説〈書き下ろし〉
人殺しの廉で南町奉行所定廻り同心・樺山富士太郎が捕縛された。直之進と中間の珠吉は事の真相を探ろうと動き出す。好評シリーズ第九弾。

鈴木英治
**口入屋用心棒10 雨上《あめあが》りの宮《みや》**
長編時代小説〈書き下ろし〉
死んだ緒加屋増左衛門の素性を確かめるため、探索を開始した湯瀬直之進。次第に明らかになっていく腐米汚職の実態。好評シリーズ第十弾。

鈴木英治
**口入屋用心棒11 旅立ちの橋**
長編時代小説〈書き下ろし〉
腐米汚職の黒幕堀田備中守を追詰めようと策を練る直之進は、長く病床に伏していた沼里藩主誠興から使いを受ける。好評シリーズ第十一弾。

鈴木英治
**口入屋用心棒12 待伏せの渓《たに》**
長編時代小説〈書き下ろし〉
堀田備中守の魔の手が故郷沼里にのびたことを知り、江戸を旅立った湯瀬直之進。その道中、直之進を狙う罠が……。シリーズ第十二弾。

鈴木英治
**口入屋用心棒13 荒南風《あらはえ》の海**
長編時代小説〈書き下ろし〉
腐米汚職の真相を知る島丘伸之丞を捕えた湯瀬直之進は、海路江戸を目指していた。しかし、黒幕堀田備中守が島丘奪還を企み……。

鈴木英治
**口入屋用心棒14 乳呑児《ちのみご》の瞳《め》**
長編時代小説〈書き下ろし〉
品川宿で姿を消した米田屋光右衛門の行方をさがすため、界隈で探索を開始した湯瀬直之進。一方、江戸でも同じような事件が続発していた。

鈴木英治

口入屋用心棒15 腕試しの辻

長編時代小説〈書き下ろし〉

妻千勢が好意を寄せる佐之助が失踪した。複雑な思いを胸に直之進が探索を開始した矢先、千勢と暮らすお咲希がかどわかされかかる。

鈴木英治

口入屋用心棒16 裏鬼門《うらきもん》の変

長編時代小説〈書き下ろし〉

ある夜、江戸市中に大砲が撃ち込まれる事件が発生した。勘定奉行配下の淀島登兵衛から探索を依頼された湯瀬直之進を待ち受けるのは!?

鈴木英治

口入屋用心棒17 火走《ひばし》りの城

長編時代小説〈書き下ろし〉

湯瀬直之進らの探索を嘲笑うかのように放たれた一発の大砲。賊の真の目的とは？ 幕府の威信をかけた戦いが遂に大詰めを迎える！

鈴木英治

口入屋用心棒18 平蜘蛛《ひらぐも》の剣

長編時代小説〈書き下ろし〉

口入屋・山形屋の用心棒となった平川琢ノ介。あるじの警護に加わって早々に手練の刺客に襲われた琢ノ介は、湯瀬直之進に助太刀を頼む。

鈴木英治

口入屋用心棒19 毒飼《どくが》いの罠

長編時代小説〈書き下ろし〉

婚姻の報告をするため、おきくを同道し故郷沼里に向かった湯瀬直之進。一方江戸では樺山富士太郎が元岡っ引殺しの探索に奔走していた。

鈴木英治

口入屋用心棒20 跡継ぎの胤《たね》

長編時代小説〈書き下ろし〉

主君又太郎危篤の報を受け、沼里へ発った湯瀬直之進。跡目をめぐり動き出した様々な思惑、直之進がお家の危機に立ち向かう。

鈴木英治

口入屋用心棒21 闇隠《やみがく》れの刃

長編時代小説〈書き下ろし〉

江戸の町で義賊と噂される窃盗団が跳梁するなか、大店に忍び込もうとする一味と遭遇した佐之助は、賊の用心棒に斬られてしまう。

鈴木英治
口入屋用心棒22
## 包丁人の首
長編時代小説〈書き下ろし〉
拐かされた弟房興の身を案じ、急遽江戸入りした沼里藩主の真興に隻眼の刺客が襲いかかる！ 沼里藩の危機に、湯瀬直之進が立ち上がった。

鈴木英治
口入屋用心棒23
## 身《み》過《す》ぎの錐《きり》
長編時代小説〈書き下ろし〉
米田屋光右衛門の病が気掛りな湯瀬直之進は、高名な医者雄哲に診察を依頼する。そんな折り、平川琢ノ介が富くじで大金を手にするが……。

鈴木英治
口入屋用心棒24
## 緋《ひ》木《ぼ》瓜《け》の仇《あだ》
長編時代小説〈書き下ろし〉
徐々に体力が回復し、時々出歩くようになった米田屋光右衛門。そんな折り、直之進のもとに光右衛門が根岸の道場で倒れたとの知らせが！

千野隆司
駆け出し同心・鈴原淳之助
## 赤鍔の剣
長編時代小説〈書き下ろし〉
殉職した父のあとを継ぎ、見習い同心となった鈴原淳之助。初出仕の日に待っていたのは子攫い事件だった。待望の新シリーズスタート！

千野隆司
駆け出し同心・鈴原淳之助
## 恵方の風
長編時代小説〈書き下ろし〉
元の主を殺めた咎で断首を待つ男の無実を明かすため、同僚、奉行所を敵に回しながら奮闘する淳之助！ 好評シリーズ第二弾。

牧秀彦
算盤侍《そろばんざむらい》影御用
## 婿殿開眼《むこどのかいがん》
長編時代小説〈書き下ろし〉
恐妻に叱りつけられ、職場では無能の笠井半蔵。勘定奉行にある人物の警固を命じられ、真の力を発揮する！ 入魂のシリーズ第一弾。

牧秀彦
算盤侍《そろばんざむらい》影御用
## 婿殿激走《むこどののげきそう》
長編時代小説〈書き下ろし〉
勘定所勤めの笠井半蔵は相変わらずの昼行灯。だが、南町奉行の影の警固では、得意の刃引きの剣が冴え渡る。人気シリーズ第二弾！

牧秀彦
算盤侍《そろばんざむらい》影御用
**婿殿《むこどの》修行**
長編時代小説〈書き下ろし〉
江戸市中を騒がす盗賊を陰で追っていた笠井半蔵に、南町奉行失脚を狙う、勘定奉行の魔の手が迫っていた。人気シリーズ第三弾！

---

牧秀彦
算盤侍《そろばんざむらい》影御用
**婿殿《むこどの》勝負**
長編時代小説〈書き下ろし〉
愛妻の佐和と別れ、勘定奉行の密命で武州に旅立った笠井半蔵。凶悪な無頼浪人の一団に苦戦を強いられる半蔵の前に宿敵三村左近の姿が！

---

牧秀彦
算盤侍《そろばんざむらい》影御用
**婿殿《むこどの》大変**
長編時代小説〈書き下ろし〉
奉行所の同心が辻斬りまがいの所業を繰り返している!? 南町奉行所の内与力の依頼を受け、真相を探ることになった笠井半蔵だったが。

---

牧秀彦
算盤侍《そろばんざむらい》影御用
**婿殿《むこどの》女難**
長編時代小説〈書き下ろし〉
勘定奉行・梶野良材より大奥御中﨟の身辺警固の密命を受けた笠井半蔵が陥った罠とは……。半蔵と愛妻・佐和の仲に最大の危機が！

---

牧秀彦
算盤侍《そろばんざむらい》影御用
**婿殿《むこどの》帰郷**
長編時代小説〈書き下ろし〉
勘定奉行・梶野良材の密命で、妻の佐和を伴い、十代の日々を過ごした八王子に戻った笠井半蔵。そこで待ち受けていた夫婦の危機とは？

---

牧秀彦
算盤侍《そろばんざむらい》影御用
**婿殿《むこどの》懇願**
長編時代小説〈書き下ろし〉
南町奉行の座を虎視眈々と狙う鳥居耀蔵。鳥居と戦う決意をした矢部定謙が頼ったのは、かつて影で働いてくれた笠井半蔵だった。

---

水田勁《けい》
紀之屋玉吉残夢録
**あばれ幇間**
長編時代小説〈書き下ろし〉
かつて御家人だった幇間の玉吉は、ある筋から江戸を荒らす強盗を秘密裏に成敗するよう依頼を受ける。民のために太鼓持ちが悪を討つ！

# 世に棲む患者

## 中井久夫コレクション

中井久夫

筑摩書房

# I

# 世に棲む患者

## 1

人は皆草のごとく、その栄光《さきわい》は草の花のごとし（第一ペテロ書一の二四）

統合失調症圏の病いを経過した人の社会復帰は、一般に、社会の多数者の生き方の軌道に、彼らを〝戻そう〟とする試みである、と思い込まれているのではないだろうか。しかし、復帰という用語がすでに問題である。彼らはすでにそのような軌道に乗っていて、そこから脱落したのではない。より広い社会はもとより、家庭の中ですら、安全を保障された座を占めていたのでは、しばしば、ない。はじめての社会加入の過程にあって、そこでつまずいた場合が多くても当然であろう。

これは、言うまでもないことのように思える。しかし、私の言いたいのは、多数者の途に――復帰するのでなく――加入することが、たとえ可能だとしても、それが唯一の途ではないだろうということである。また、敢えていえば、つねに最善の途だろうか。証拠は、ただ周囲をみわたせば足りるであろう。多数者に倣わせようと強いることは、成功したとみえる場合にすら、時に、何のために生きるかがはっきりせぬままに周囲の眼を怖れる萎縮した人生に彼らを導くであろう。あるいは、たかだかB級市民の刻印の下に生きる道を彼らに示すにすぎないのではないか。

考えてみれば、統合失調症を経過した人は、事実において、しばしばすでに社会の少数《マイノリ》者《ティー》である。そのように考えるとすれば、少数者として生きる道を積極的にさぐりもとめるところに一つの活路があるのではあるまいか。

## 2

むろん、少数者として生きることは一般にけわしい道であり、困難な生き方である。私が、他によりよい選択肢がたくさんあって、なおそう主張するのではないことは、まず了解いただけると思う。

もっとも、多数者として生きることにもそれ自体の困難性があることは忘れてならない。現にうつ病者は統合失調症患者に比して非常に少ないわけでは決してない。彼らは、生き方のいささか〝不器用〟な多数者側の人といえないであろうか。多数者として生きるために必要な何かがひどく不足する人もいるが、うつ病者のように（むろん相対的に、つまりその人にとってであるが）中毒量に達している人もあるわけだ。

そして、あえていえば、統合失調症を経過した人にとって、ある型の少数者の生き方のほうが、多数者の生き方よりも、もっとむつかしいわけではなさそうである。

わが国の人口の中で、現実に、執着気質者が多数である、と私は思わない。しかし、執着気質者の生き方が一つの通俗道徳として定式化されていたというべきか、このような定式をとり込んで、いろいろな傾向の人たちが現実に執着気質的人生を歩んだ、というべきか。

さらに言えば、統合失調症を病む人々は、「うかうかと」「柄になく」多数者の生き方にみずからを合わせようとして発病に至った者であることが少なくない。これは、おそらく、大多数の臨床医の知るところであろう。もとより、そのことに誰が石をなげうてるであろうか。彼らが、その、どちらかといえば乏しい安全保障感の増大を求めて、そこに至ったのであるからには。しかし、それは、彼らに過大な無理を強いた。再発もまた、しばしば「多数者の一人である自分」を社会にむかってみずから押しつけて承認させせようとする敢為を契機としていないであろうか。

## 3

まったく、経験、それももとよりわが国だけの、そして狭い私の経験にたよって言うことだが、寛解患者のほぼ安定した生き方の一つは——あくまでも一つであるが——、巧みな少数者として生きることである、と思う。

そのためには、たしかにいくつかの、多数者であれば享受しうるものを断念しなければならないだろう。しかし、その中に愛や友情ややさしさの断念までが必ず入っているわけではない。

そして、多数者もまた多くのことを断念してはじめて社会の多数者たりえていることが少なくないのではないか。そして多数者の断念したものの中に愛や友情ややさしさが算えられることも稀ではない。それは、実は誰もが知っていることだ。

現実に、多くの患者が治療者や家族の思いもよらない生活世界をもっている。そして、そのことを人に語らないでいる。私が知りえたのも、彼らがうっかり洩らしたことばの端からであったことが多い。ところが、その生き方を実はすでに十数年前からしていたことが少なくなかった。

たとえば、うっかり洩らしたのであろうが、まるで当然のように「いつものグループの待合せ場所で、昨日、こんなことが……」「えっ、いつもの？　グループ？」

時には何気なく告げられることもあるが、それは相当に信用されてからのことである。私の場合、十年くらいかかっただろうか。

どのような生き方かといえば、たとえば、全く自宅に閉じこもっているばかりと思われていた人が、しばしば、決まった曜日に家をぬけ出して決まったところへ行っている。それは、孤独に、ひとりで列車にのって、ある港町に海をみに行き、また帰ってくる、とか、ある町の映画館に行くとかのことである。出かけるのはひとりだとしても、たとえば、あるビア・バーの常連であったり、ある評論家のサロンに入ったりする。そういうところへは一旦入ってしまえばしめたもので、ひっそり聴き耳を立てている人間は咎められないものだ。何年も株の売買で生活していて、証券会社のある支店では知られた名であったりする。株は、兆候的な感受性と用心深さとが釣り合っていて、ひとのあとを追わない人のほうがよいようだ。しかも、電話のやりとりだけで済む。

これらのひそやかな場は、ほとんどいつも、ある「思いがけなさ」を持っている。たとえば、海をみに行く列車は、あまり知られていないローカル線で、思いがけない方角にある。ビア・バーは、もっぱら外国のビールを供するバーであったりする。そういうところを何パーセントの人が知っているだろうか。証券会社の支店だって家の近くというわけではない。評論家のサロンがどこにあって、いつ開いているかを、どうやって嗅ぎつけるのだろうか。

これらが〝思いがけない〟のは、どうも、生活圏を一歩一歩、連続的に同心円的に拡大してゆくことが、一般に生活圏の拡大であると、(少なくともわが国では)観念されているからである。

ひとりではなく、何人かが待ち合わせて行動することもある。たとえば、ある曜日の午前に待ち合わせて、銭湯の朝風呂にいっしょに入り、あと昼ごはんをたべる、とか。それにしても、朝風呂をやっている銭湯をどうやって知るのだろうか。

少数者のつねというべきか、秘密の情報ネットワークがあるらしい。それをつきとめたことはないけれども、精神科医の私的な事件や状況にくわしいのは驚くべきものがある。しかし、多くをゆだねなければならない相手の情報は集めたくなって当然である。

さし当たり、これらの事実から次のことがいえるだろう。

まず、彼らが決して人間嫌いではないことである。現に、入院中の患者が窓に鈴なりになっていないだろうか。彼らは——彼らに限らないだろうが、彼らはとくにはなはだしく——ひとに見られることを好まない。ひとに見られていないという保証さえあれば、彼らは熱心な人間観察者である。そうでなければ、どうして、あれらの思いがけない場所を発見できるだろうか。日々決まった軌道を歩んでいる多数者には、そもそもそんな場があるなどとは思ってもみないような場であることが少なくない。そして、そういう場所の経営者も気質的に同類であることが多かろう。

もちろん、非公式の場が好みである。また彼らは、紹介状をたずさえたり、周囲の誰かに紹介をたのまない。これらが拘束力を持つからであろうか（紹介されたならば、たとえ紹介されたところの感じがよくなくて止めたくても、礼儀上何回かは足を運ばねばならない対人的なわずらわしさがある)。つまり、彼らは無名性を好む。そして非公式の場とは、無名性を許容する場である。この場で彼らは予想外に情報通でありうる。ゴシップにくわしかったりもする、特に精神科医の。

次に、彼らが、それを秘密にしておこうとすることである。一般に、家族にも治療者にも語らない。したがって、何パーセントの人が、このような〝前進基地〟〝橋頭堡〟をもっているのかを云々できない。

なぜ彼らは、それらを、そっとしておこうとするのであろうか。

まず、それらが、彼らにとって非常に大切なものであるらしいことがいえよう。彼らは、それを本能的に感じとっているようである。

一方、おそらく、彼らは、この大切さが一般に理解されず、知られれば、どちらかの方向に乱されることを直感しているのではあるまいか。

二つの方向とは、大いに奨励されることと、やめるようにいわれることである。いずれも、いわば、自然に伸びようとする植物のツルの自然さをそこなう行為である。無理に引っぱるにしても剪定するにしても。

奨励の場合でも「それなら、こうした方がもっといいのでは?」という〝助言〟になりがちである。こういう横からの口出しのような〝助言〟に遭うと彼らは「橋頭堡」そのものを放棄してしまいがちである。「よいこと」と支持しても、気のりのしない反応がかえってくる。まるでお次には必ず、干渉的な〝働きかけ〟がくるに決まっているかのように。さえぎるのは簡単である。「まだ、働いてもいないのに、そんなぜいたくをして」「そんな暇、そんな元気があれば、職をさがしたら」「そんなことはちゃんとした職についてからだ」。このような冷水をあびせて彼らを〝発奮〟させようとする人は多いが、まあ多くは虻蜂とらずに終わるだろう。

実際には、職についている――持続的でないにしても――人もけっこう多いが、たとえば、「また職を変えました」という報告に接して、ただちにかすかにでも眉をひそめる治療者には、彼らは決してこの種のことを打ち明けないだろう。

逆にいえば――この種のことを嗅ぎつけるためにでは決してないが――、治療者は、社会の多数者の価値観から自由であるほうがよいということになる。

治療者というものは常識と社会通念とを区別して考えるべきであると私は思う。社会通念は、「精神科の患者は働かない人間であり働くことが先決である」と教える。しかし、視野をひろげれば、常識は、必ずしもそう教えないだろう。急性期にはまず鎮静、そのあとは休息、それから探索行動、そして、社会の中に座をみつける、という順序は「身体病」の場合には一般の承認するところである。どうして、精神科の病いだけが例外なのであろうか。

## 4

私は探索行動といった。時間を追ってみれば、それは、まさに次第に拡大する探索過程である。いくつかを図示してみよう（内容は多少ぼかしてある。図1）。

このような対人的探索行動は、実は、寛解期の初期からはじまっている。寛解期初期における、おどけ、ふざけ、からかいなどの行動がまさにそれである（からかいの意味を含んだことを記した紙片をそっとわたしたりもする）。精神科医の大森健一、高江洲義英、入江茂氏および町沢静夫氏が独立にその初期対人的接触再開の意義をみとめている。また大森、高江洲、入江氏らは、それが、おびえと表裏一体であることを指摘された。最初のおずおずした対人接触の再開であるからには、当然である。もちろん、〝真面目〟な対人的接触再開もありうる。しかし、〝おどけ〟た方が、ひっこみがつかないようになりにくい。子どもが一人で新しい対人的な輪に入ってゆく時にはしばしば、おどけてみせるのを、われわれは観察しないであろうか。

急性期とは、対人関係的には、折り合い点が発見できない状態ということができる。誰の罪でもなく、そうなのだ。患者とその周囲とは、むなしく、折り合い点をみつけようとして苛立ち合う。患者のさし出すものに、周囲が〝誠実に〟反応しようとしても、それに対して、周囲

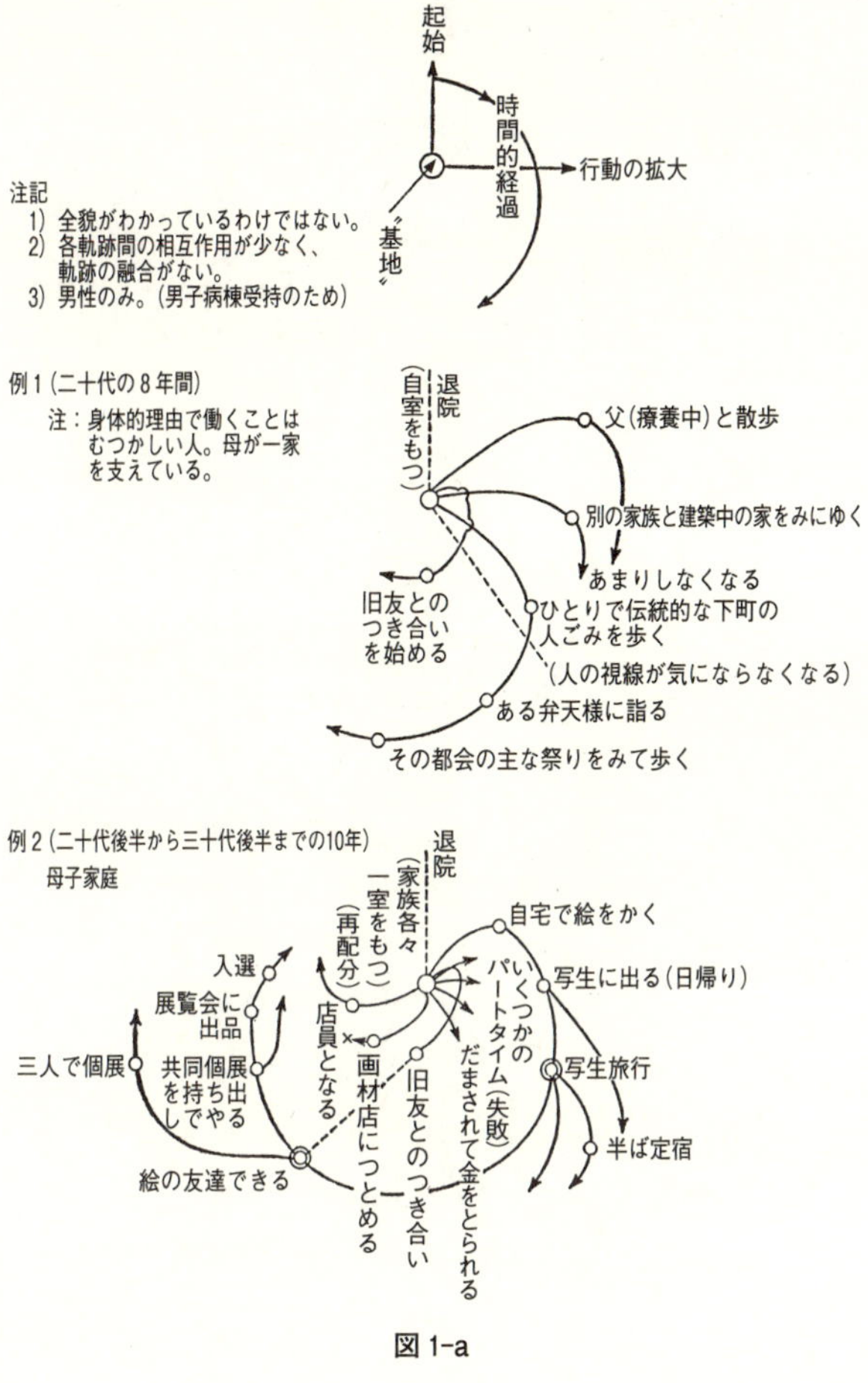
起始
時間的経過
行動の拡大
"基地"
注記
1) 全貌がわかっているわけではない。
2) 各軌跡間の相互作用が少なく、軌跡の融合がない。
3) 男性のみ。(男子病棟受持のため)
例1 (二十代の8年間)
注：身体的理由で働くことはむつかしい人。母が一家を支えている。
退院
(自室をもつ)
父(療養中)と散歩
別の家族と建築中の家をみにゆく
あまりしなくなる
旧友とのつき合いを始める
ひとりで伝統的な下町の人ごみを歩く
(人の視線が気にならなくなる)
ある弁天様に詣る
その都会の主な祭りをみて歩く
例2 (二十代後半から三十代後半までの10年)
母子家庭
退院
(家族各々一室をもつ)
(再配分)
自宅で絵をかく
いくつかのパートタイム
写生に出る(日帰り)
入選
展覧会に出品
店員となる
画材店につとめる
旧友とのつき合い
だまされて金をとられる
(失敗)
写生旅行
半ば定宿
三人で個展
共同個展を持ち出しでやる
絵の友達できる

図 1-a

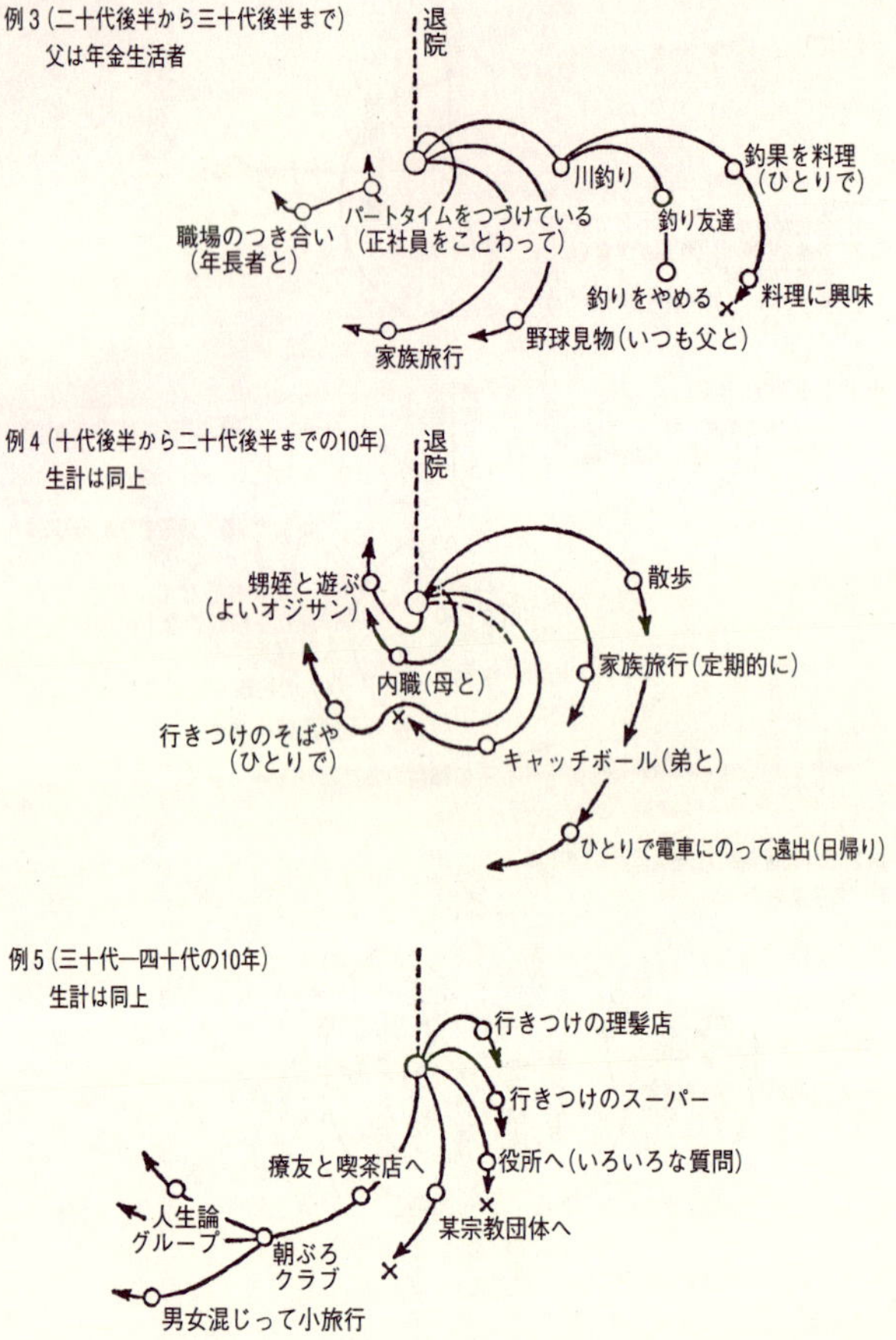
例3（二十代後半から三十代後半まで）
父は年金生活者
退院
川釣り
釣果を料理
（ひとりで）
釣り友達
パートタイムをつづけている
（正社員をことわって）
職場のつき合い
（年長者と）
釣りをやめる
料理に興味
野球見物（いつも父と）
家族旅行
例4（十代後半から二十代後半までの10年）
生計は同上
退院
散歩
甥姪と遊ぶ
（よいオジサン）
内職（母と）
家族旅行（定期的に）
行きつけのそばや
（ひとりで）
キャッチボール（弟と）
ひとりで電車にのって遠出（日帰り）
例5（三十代—四十代の10年）
生計は同上
行きつけの理髪店
行きつけのスーパー
療友と喫茶店へ
役所へ（いろいろな質問）
人生論
グループ
某宗教団体へ
朝ぶろ
クラブ
男女混じって小旅行

図 1-b

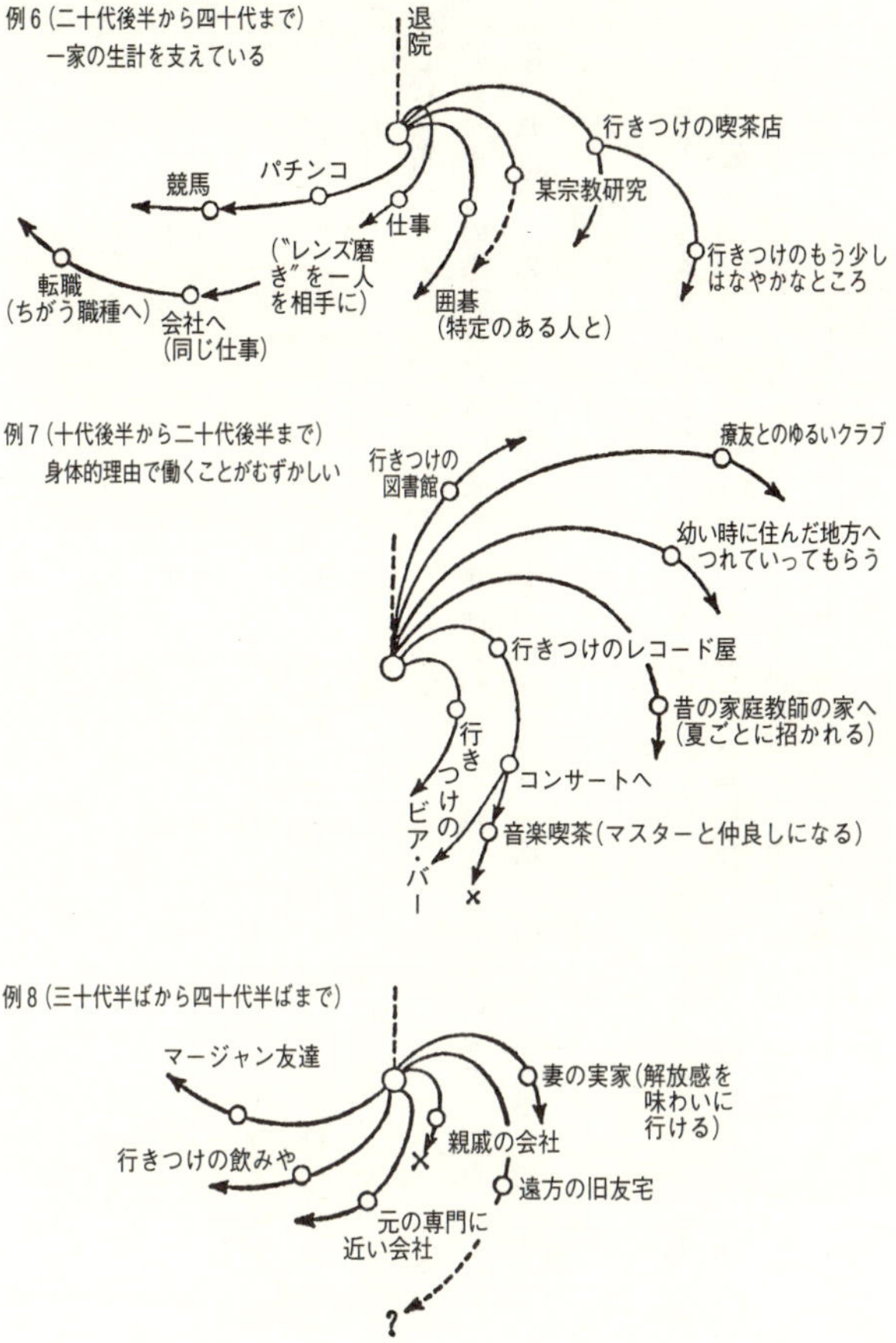
例6（二十代後半から四十代まで）
一家の生計を支えている
退院
行きつけの喫茶店
パチンコ
競馬
某宗教研究
仕事
（“レンズ磨き”を一人を相手に）
行きつけのもう少しはなやかなところ
転職（ちがう職種へ）
会社へ（同じ仕事）
囲碁（特定のある人と）
例7（十代後半から二十代後半まで）
身体的理由で働くことがむずかしい
行きつけの図書館
療友とのゆるいクラブ
幼い時に住んだ地方へつれていってもらう
行きつけのレコード屋
昔の家庭教師の家へ（夏ごとに招かれる）
行きつけのビア・バー
コンサートへ
音楽喫茶（マスターと仲良しになる）
×
例8（三十代半ばから四十代半ばまで）
マージャン友達
妻の実家（解放感を味わいに行ける）
親戚の会社
×
行きつけの飲みや
遠方の旧友宅
元の専門に近い会社
?

図 1-c

は鍵が鍵穴にぴったりはまるような正解を得られず焦る。患者の側も同じであろう。お互いに、いわば正解のない問題を解こうとしているかのようだ。ここで、ヴァレリーの定式「われわれは自分と折り合える限度においてしか他人と折り合えない」を思い出そう。急性期とは、何よりもまず、自分と折り合えない状態である。

患者の〝社会復帰〟、より正しくは社会の中に座を占めようとする行動を探索行動とみることによって、われわれの眼はいささか柔軟にならないであろうか。社会通念によって順序を規定したり、個々の行動の成否を性急に判断したり、お説教を行ったりすることに少しは慎重にならないであろうか。

逆に、患者の探索行動は、患者の鼻面をつかんでひきまわせば見えてこない。逆にそうしなければ、おのずと、いささか蝸牛の歩いた跡にも似た軌跡がみえてくるのではあるまいか。

私が、蝸牛をあげたのは、寛解期初期の患者が、蝸牛の画を描くからだ。その意味はいろいろな解釈がありうるだろう。しかし、端的に、寛解期初期の患者は、角を出しはじめた蝸牛そっくりではなかろうか。角を出したのに喜びすぎて、もう二度と角を引っこめないようにとヤットコで角をつかむ愚はさけたい。われわれは、とりあえず蝸牛の前の石をのけるなど、一般には探索行動の邪魔をするものを除く手伝いをするのがよいのではなかろうか。ただ、蝸牛が断崖にのぞめばそっと転導する必要はあるだろう。そのことは後にふれよう。

急性期には、つのる病勢の出鼻を挫くようなアプローチも必要であろうと思う。たとえば、薬物の増量にしても、病勢の勾配よりゆるやかに、あるいは病勢のあとを追うようにして増量すれば、効果はうすく、結局大量の薬物量を必要とする。「兵力の逐次投入」は一般に感心されない。しかし、回復過程においては、その歩みに半歩おくれてついてゆくのが原則であると私は思う。

薬物の減量にして、すでに然りである。薬物の場合はいわば理の当然であろう（われわれの観察している、鎮静化過程のある時点の横断像は、薬物存在下に、いわばそれと天秤の左右の皿のごとく釣り合ってのことである）。行動面では、いささかまだるこしいと思われるかも知れないが（少なくとも治療者に）、治癒過程の里程標がみえているかどうかが決め手であり、早すぎる促しは、治療者に――おそらく患者にも――里程標を見えなくする。それが、「急がば廻れ」という事態になってもふしぎではない。

## 5

ところで、第8回の熱海ワークショップにおいて鈴木純一氏は、わが国において社会的パワーを獲得するのは、職場を中心とする同心円的構造である、と述べられ、これをイギリスの放射的構造と対比された。すなわち、イギリスに長く滞在して治療実践を行った氏によれば、彼の国で社会的パワーを獲得するには、職場と全く無関係な、いくつもの場に根をおろすことができていると評価される必要があり、職場を中心に、ホビーも、談笑も、家庭同士のつき合いもしている人もいないわけではないが、そういう人はあまり高く評価されないとのことである。たしかに元首相ヒース氏は、アドミラル・レースに参加するヨットマンであり、交響楽団を指揮する人でもある。他にも才能を発揮する場があり、閉鎖的なクラブにも加入しているだろう。

しかし——と私は鈴木氏に申し上げたのだが——、わが国でも、そのような生き方をしている人は決して少なくない。むしろ、それが社会的パワー・アップにつながらないだけ、より〝純粋〟なあり方とみられてよいのではあるまいか。

私自身の体験であるが、私はおよそ十年、五千戸ばかりの団地に住んでいた。団地の発足以来の十年の歴史をみると、興味ある現象が浮び上ってくる。

ほとんど一、二年のうちに、全員がいっせいに入居したので、いわばスタート台に同時に並んだことになる。その大部分が結婚直後である。その点でかなり均一な集団であった。

発足の第一、二年目の団地自治会の活動はめざましかった。第二群である。主役は弁護士、建築士、公認会計士などだった。彼らはきわめて有能だった。建築士は建物の原価計算を行った。公認会計士は、決算書の盲点を発見した。たとえば、建物の補修費の積み立てであるが、建築士は、七年間はほとんど補修費が不要で、八年目から急激に必要となるだろう、と見積った。税理士は、その間の利子が算入されていないことを指摘した。現実に一部の返却が行われたのは、官僚組織に対して、彼らがいかにヴォルテージの高い説得力のある論拠を呈示しえたかの端的な証明である。彼らは、きわめて有能な専門家だった。「この道に生きる人たち」だった。

四、五年目になると、彼らがいなくなっているのに気づいた。当時、団地から出て一戸建にうつることは、一つの「成功」の標識だった。まっ先に「脱出」に成功したのが彼らであってもふしぎはない。

代って、次の時期に活動したのは、組織力を誇る野党の政治クラブや宗教団体に属するらしい人だった。第二群である団地はさまざまな同好会やクラブ活動が盛んとなったが、その大半は、辿ればどちらかのヒモがついている、などとささやかれるようになった。

彼らは、第一群の登場人物のように、単独では有能な専門職の人でなかったかも知れない。しかし、組織指向性がつよく、少なくとも集団の中の一人としては有能な人たちだったのであろう。多くは勤勉実直な人であった。

七、八年目になると、彼らも次第に減っていった。そのころから、集団活動はにわかに低調になり、団地は急に静かになった。しかし、そのころから、私にきこえてきたのは、高音部にかくされていた低音部の活動だった。残った人たちのうち、生活に張りのある印象の人たちは、鉄道趣味の人であったり、UFOの研究家であったり、書籍の収集家であったり、要するに、思いがけない趣味の持主であった。これを第三群としよう。

彼らが社会人として決して有能でなかったわけではない。ある人は、ある業種にコンピューターをはじめて導入した人であり、その業種全体が彼のシステムをモデルとしているという話だった（しかも彼は文系大学卒であった）。多くの人が、それぞれの業種で「ユニークな仕事」をしている人だった。ただ〝多数者〟と違っているのは、彼らの労働に対する価値観であった。「社と運命を共にする」「男子一生の仕事を求める」のとは対極的に、職業は「世を忍ぶ仮の姿」であり、「この世に生きるために払う税金」のようなものであった。といって、この価値観は彼らが仕事を楽しみ、また十分有能である妨げになっていなかった。

彼らは、人嫌いではなかった。ただ、彼らの奥の院に参入する人を選んでいた。

## 6

私は、いわゆる〝社会復帰〟には、二つの面があると思う。一つは、職業の座を獲得することであるが、もう一つは〝世に棲む〟棲み方、根の生やし方の獲得である。そして、後者の方がより重要であり、基礎的であると私は考える。すなわち、安定して世に棲みうるライフ・スタイルの獲得が第一義的に重要である。「働かざる者は食うべからず」（パウロ）と人はいうだろうか。しかし、安定して世に棲みえない——そのような座をもたない——人に働くことを求めるのは、控え目にいって苛酷であり、そして短期間しか可能でないことだろう。

患者の生活支援組織も、まず、そのようなライフ・スタイルの獲得と保持への道をなだらかにすることが望ましいと私は思う。いうまでもないが、支援組織とは、どのようなライフ・スタイルであれ、患者に押しつけるものでなく、その患者が探索行動の結果、次第に獲得するライフ・スタイルを支持するものであり、その前提として、探索行動を行うことを（性急に成否をあげつらうことなく）保証するものであってほしい。

私は、安定したライフ・スタイルとして、同心円型のみを考える必要は全くないと主張したい。むしろ、「世に棲む患者」のライフ・スタイルは、自然に、さきに述べた意味での少数者のライフ・スタイルに似たものとなっていることを指摘したい。

それは、ある種の植物が根を張ってゆくのに似ている。「オリヅルラン型」とでも名づけて、同心円の「ヤマノイモ型」と対比すればいかがであろうか。

山中康裕氏が動物生態学者河合雅雄氏より教わったこととして私に教示されたのであるが、私の図式は、子ウサギがはじめて巣から外へ出る時の行動に似ているそうである。つまり、子ウサギは巣から顔を出し、まず、いちばん近くの草むらまで一目散に走ってゆく。何度かその草むらと巣を往復してから、次に近い草むらに足をのばす。ここから第一の草むらに戻る。時には巣にまで戻る。こういうくり返しの中で行動圏を次第に拡げるのだという。寛解途中の患者がしばしばウサギの絵を描いたり、粘土でつくることが思い合わされる。ウサギは長い耳——つまり感覚の鋭敏さを頼りに安全保障感の確保につとめる動物だから親近感をもつのだろう。

このようなライフ・スタイルは恵まれた階層の患者のみがとりうるものであり、現にそういう人だけがとっている、という反論がありうるだろう。たしかに、恵まれた層の患者は、このようなライフ・スタイルを家族や治療者に語る。「働かないくせに」の辱しめをうける心配がないからであろうか。たしかに、都市中間層の患者は、語るに慎重であり、農村部となれば、さらに用心深い。また、たしかに、その生活圏拡大は幅が狭い。しかし単に貧富だけではなく、たとえば農村地帯よりも漁村のほうが、窮屈さが少ないらしい。朝の海でアワビをいくつかとれば生活者となれるからであろうか。それに漁村は別の家の庭を通って自宅に帰るといった開放性があるようにみえる。

なるほど、この形で十分ツルを伸ばせないことはあるだろう。その場合は、大体、社会に根を張れない不幸な人としてむなしく日を送ることが多く、発奮して「ヤマノイモ型」になることを私はほとんど知らない。そもそも統合失調症を経過した人を、うつ病親和性格へと「性格改造」を試みるのは、かなり途方もないことではないだろうか。

そして、少なくとも、「オリヅルラン型」のライフ・スタイルの方が、より豊かな「感覚型の人生体験」を与えるだろう、「行動型の人生体験」ではないまでも、である。

しかし、行動をしないわけではない。一般に患者は、思わぬ体験をしており、思わぬことを知っており、思わぬところに知人をつくり、思わぬところに行き、思わぬところに旅をし、思わぬ親戚の家族に親しみを持ち、思わぬ親戚の子になつかれ、思わぬ動植物を育て、思わぬ免許をとっている。われわれ周囲の者は少なくともこのツルを切らぬように心がけるべきだろう。

## 7

もとより、このようなライフ・スタイルで根を張るためには、いくつかの前提条件があるようである。

まず、社会の側の要因から述べよう。

第一に、兎の巣に相当する中心、すなわち「基地」が必要である。

この「基地」の中心には、イギリスの作家ヴァージニア・ウルフが女性にとっていちばん必要なものとした「女がひとりでいられる部屋」にも似た、「患者ひとりの部屋」であろう。患者であろうとなかろうと、誰でも、どんな恰好をしていようととがめられることのない部屋を一つ持っているかいないかで精神健康が大いにちがうものだ。百歩をゆずっても、せめて誰にも侵されない一隅があって、そのうえ物理的にも何らかの仕切りがあるとよいだろう。

とくに、病気を経た人には、問いただすような視線がつらい。この有害な視線の「被曝量」は少なければ少ないほどよい。そういう意味で、この「基地」の周囲は、一般の世間よりも「被曝量」の少ない空間であるべきだろう。誰でも必要十分の理由をまって行動している（あるいは行動しない）わけではない。たえず、頭の片隅に自分の行動が問われた時の答えを用意しておかなければならないことは、非常な緊張の源泉であるばかりでなく、理窟をこえた（感覚＝運動的な）生きる喜びをますます枯らすことになるだろう。

さきに述べた「橋頭堡」は、一般に「基地」にはなりえないものである。ある患者は病院からの外泊中も、日曜日には「家にいないでほしい」という家族のことばに従って喫茶店を転々としなければならなかった。彼はいったん退院はしたが、一年で再入院になった（四十年後の今、彼は病院の近くのアパートに住み、年賀状を送ってくる）。「デイ・ケア」や「リハビリテーション・センター」が「橋頭堡」の域を出て「基地」になりうるかどうかはなお今後の問題である。しかし、患者が下宿し、それに対して支持組織が機能することのほうがより自然であろう。この下宿に患者あるいは元患者があつまる、自然発生的なクラブに対して、非公式的なアプローチで支持を加えるほうが、「患者クラブ」を組織するよりもよいかもしれない。一般に「非公式的」であるほうがよい。ただ、見守る誰かも必要である。すでに、散発的ながら多くの試みがなされていることも私は知っている。

この「基地」が、どういう形にせよ、存立を脅かされるか、変質するか、端的に消失すれば、患者の伸ばしているネットワークは、直ちに消失するか、さもなくとも、萎縮してゆく。

次に、本人の側の要因を列記したい。

一般に、「基地」を出て戻れないほど遠くに行かないほうが望ましい。たとえば、住み込み、寮なども、それが「基地」となりうるか否かを吟味せずに「とび込んでゆく」ことはすすめられない。

また、「基地」からの、枝ののばし方自体も〝非公式的〟であるほうがよく、公式的なものに本人が固執したり、周囲がさせたりすることは望ましくない。少なくとも、いきなり「公式的な」場へとび込むには十分慎重である人のほうが世に棲みやすい。

高度成長には少なくとも一つはよい点があった。それは「アルバイト」、パート・タイム勤務、家庭教師、塾の先生などになる機会を大量に提供してくれたからである。一般にこういう非公式な仕事の場での足ならしは実りあることが多い。それも、ことわる自由、やめる自由のあるほうがよいのは、知人や治療機関の紹介よりも、本人自身が発見した仕事、あるいは（元）患者同士で紹介し合う職の方が長つづきする印象がつよいことからも分る。患者はしばしば、求職広告の中から味のある仕事をみつける力を持っている。時には、「海外派遣の優遇措置あり」などに目のくらむこともあるが。

仕事の方への枝ののばし方について、もう少し言えば、試行錯誤は、元来の——病気になる前の——志望から少し斜めに下ったところで安定することが多い。たとえば、画家志望の人が画廊の店員になり、哲学的詩人たろうとした人が美術教育の教材を作る仕事を選び（のちに郷土詩人になった——追記）、会社で営業部に配置されなかったことを遺憾としている人が、セールスマンとなる、という場合。考えてみればたいていの人生は「棒ほど願って針ほどかなう」ではなかろうか。

これらの場合、十年近い迂回ののちに、元来の志望に次第に近づくことに成功している。遠まわりのできる人のほうが長期的には収穫がしばしば多いのは、何も病気を経験したかしないかには関わらないだろうが、迂回できる能力の大きな力をやはり言っておくべきであろう。「迂回できる能力」は治療者にもほしいところだ。

また、寛解後の達成を誇らないということも、重要であるようだ。たとえ、著書が出版され、作品が入選し、短期間に高額の収入を得ても、課長その他に昇進しても、どこか、そのことから超然としていることである。周囲の人にそのことを秘めている場合もあって、それはさらに一つの強みとなる。

一般に、成功は危険なものである。病気を経過していようといまいと、失意の時よりもむしろ得意の時の方が精神的に不安定となりやすい。周囲も、さりげなく祝福するにとどめたほうがよい。激賞などするよりも、そのほうが、一般に、「あなたならそういうこともあってふしぎでない」という含蓄がつよく、より強い、そしてむろん、より安定した支持となる。

些細な好意にも敏感である人が少なくないが、反面に押しつけがましさに対しては、拒絶できるか（神田橋條治氏が「拒絶能力」を重視するゆえんであろう）、そっと回避できるほうがよい。これは、一般的に、さらりとした対人関係をもち、人にふりまわされないことである。自らはめだたぬようにしながら対人関係を観察する機会をもつことは、かなり重要な意味のある体験である。

このように、のめりこまない良さは、仕事についても言えることで、仕事なり勉強を途中で切りあげて床につくことができる、といった「能力」は、つねにプラスに働く。逆にいえば、発病直前にしばしば行ったような「一夜の冴えに賭ける」ことをしないという意味がある。

微妙な（「微分回路的な」）感覚が現実吟味性を失わないこともプラスである。株をやれる人がいることはその例であろう。交通事故にあうことも、病気を経過した人には少ないような気がする（一人の医者が知る範囲はそう多くないので、こういう否定形でしか表現できない事態の確かさは高くないが）。

極端な党派性はマイナス要因であると思うが、そういう人を私は知らない。そして、多少のひいきはプラス要因である。それは、この世に多少の味つけをするものだから。ひいきの野球チームがあること、ひいきの俳優、歌手があること、好みの歌があること、など。

その他にもまだまだ挙げうる、と思う。一般に、このような点は、患者を周囲からみても魅力あるものにし、それは、また好ましい〝良循環〟にみちびく。

一般に、精神医療にたずさわるものは、自分が盲目的でないオプティミズムを持つように軌道を微調整しつづける必要がある、と思う（医師その他医療関係者のペシミズムを敏感にキャッチすることは、精神科の患者に限らないが、精神科の患者は例外でないどころか、その最たるものだと思う）。診察が「君を診察していることは君に匙を投げていない端的な証拠だ」というサインであることが望ましい。それは現実の力を持つものだ。

かつて結核療養所に長く勤めた者は、結核の予後に対して悲観的であった。たしかに、重症の患者、悪循環におちいってゆく患者というものはある。それが濃縮されてあるのが療養所の慢性病棟である。日々そこで働きながら悲観的になるな、といっても、それは無理な相談であったかも知れない。しかし、それが結核患者全体の様相を正しく反映したものでなかったことも事実である。精神科においても事情は同じである。

## 8

しかし、治療者と患者の共有しがちな「哲学」あるいは「固定観念」で、患者あるいは元患者が世に棲む妨げになっているものがある。その二、三については、間接的アプローチによる手当てがとくに必要である。

第一は、「治るとは働くことである」という哲学あるいは固定観念である。これは、容易に逆転されて「働くと治ったことになる」という命題となって患者をあせらせる。あるいは（魔女狩りに代って登場した精神医療の基本線の一つとして）患者を「労働改造」させようとする。

私は作業療法一般を否定するのではない。ヘルマン・ジーモンは一人一人に作業の種類と量を「処方」した。一人一人を識っていなくてはできないことである。西丸四方先生の「行動分析的精神療法」に近いのではないか。私には端的な「労働改造」は陰鬱な思想であるように思われ、その下に行われる成果もはなはだ疑わしい。患者はしばしば「ぶらぶらしている自分」を恥じ卑下するが、この感情は精神的萎縮にみちびく有害なものであり、また事実に即してもいない。病人は「治療という大仕事をしている」者であり、このことをそっと告げることが必要であると思う（現実に「ぶらぶらしている」とおとしめられることが多いのは、かつては結核患者であった。二十一世紀に入ってからはうつ病患者であろう。標的は時々変る)。

この命題を患者自身もとり込んでいることが多いのだが、患者と治療者の不毛な押し問答は、この命題を少し変形した命題にもとづくことが多い。たとえば「治ると薬はいらない」を逆転して「薬をのまなければ治ったことになる」。「薬をのまなければ」を「退院したら」「通院をやめれば」等に置き換えても同じである。

ところで、このような逆転した命題をたずさえて押し問答にくる患者は、実は「治る」ことに深く絶望していることが多い。この場合、治療についての合意や治療の方向について患者が十分知らされていないことが少なくなくて、何から「治る」のか、途方にくれている、ということが背景になっていることも少なくない。

第二には、「健康人とは、どんな仕事についても疲労、落胆、怠け心、失望、自棄などを知らず、いかなる対人関係も円滑にリードでき、相手の気持がすぐ察せられ、話題に困らない」という命題である。患者の持つ超健康人幻想はつとにオランダの精神科医リュムケも指摘しているが、精神科医もこの幻想を分有しているかも知れない。

「完全治癒」（restitutio ad integrum）以外のものを治癒と認めない傾向は精神科医に著しい。マンフレート・ブロイラーのいうごとく、「あれほど大きな体験を経たからには、人柄が全然かわらない方がふしぎである」という見方のほうがまだしも自然であろうか。それだけでなく「発病前の生き方に戻ることは、いつ再発するか分らない不安定な状態に戻ることである」といいうるであろう。

「治る」とは「病気の前よりも余裕の大きい状態に出ること」でなければならないが、これも、よく考えると精神科の病気に限らないことだろう。この超健康人幻想は、患者を不毛な自己点検に追い込み、結局、病気は治っても「本職＝患者」が残ることになりかねない。それだけでなく、しばしば、患者自身が他の患者を（あるいは自分を）「判定」し「診断」し「差別」するという事態が起こる。この眼は、公衆や医者の眼のとり込みであることが多いが、とにかく、こういう眼がつくられると、治癒への歩みを足踏みさせる要因となるのが普通である。

次に、「発病前後の体験からの持ち込み」があるが、その中にはいちじるしいマイナス要因がいくつかある。

兆候性優位の状態がある程度以上遷延したことの結果というべきものが特にそうである。「焦慮の時期」の後遺症といおうか。

まず、「信頼しにくいはずのものに軽信的で、まず信じてよさそうなものへの不信」という逆転がある。これと近縁なものをいくつか挙げれば、「遠い可能性をすぐ実現しそうに思い、手近な可能性を等閑視（遠く感じる）する」という逆転もある。「用心すべきところに大胆で、大胆であってよいところに臆病」という逆転もある。身体感覚の軽視もある。「火事場の力」を出し切って「消耗」する。「行動においては正面からの攻撃に固執し、思考においては裏を考える」という矛盾。「馴れたところに親しまず（「馴染む」より「退屈する」）、みなれない、新しいものに好奇心をもつより先に恐怖する」という萎縮的な事態は、その結果であろう。

これらは、さしあたり病気を経験していない人間のものさしで表現するより他はないような事態であり、個別的には、そのままの形では話題にとりあげにくいだろう。より一般的に、「微分回路的感覚」の失調をきたす因子を考えてみたい。これらは、そういう因子がある期間以上働きつづけた結果と思われるからである。その因子の中で不安と因果思考との悪循環が大きいと私は思う。

この悪循環は、因果思考のほうから外すのが現実的であろう。少なくとも、患者に対する人間が因果思考を強化する態度に出ることは有害であるように私は思う。われわれは、「なぜ」「どうして」ということばを患者に向けて使いすぎないであろうか。かつて神田橋氏は「なぜ」なる語への禁欲をすすめた（名古屋市立大学精神科研究会において）。いかにもと思う。

## 9

多くの患者あるいは元患者が友人を持っていること、時には親友がいることに注目したいと思う。治療者には何かわからなくとも、彼らにはどこか魅力があり、それが人をひきつける力を持っていることを念頭に置くべきである。この友人が利害のからんだ友人でないことだけはたしかである。むろん、これらの友人が何かの自己満足のために友人となっているということは、つねにありうることだろう。しかし、それは他の場合にも言えることである。

長期的にみれば、病気をとおりぬけた人が世に棲む上で大事なのは、その人間的魅力を摩耗させないように配慮しつつ治療することであるように思う。「人好きのするように治す」(近藤廉治)。私はかつて、「心の生毛《うぶげ》」という、きわめて漠然とした表現を用いた。以後、それ以上、表現を彫琢できなかったが、この表現は、臨床にたずさわる者同士ではどうもよく通じることばのようである。

それが摩耗すれば、周囲にとっても困ったことになるだろうが、患者の孤立は結果として非常に深まる。少なくとも、患者の探索行動の描く軌跡を尊重することと患者の寛解してゆく個人的ペースを乱さないことは、患者が、どこか人をひきつけるものを持って社会の中に座を占めるための前提である、と私は考えている。

（『分裂病の精神病理9』東京大学出版会　一九八〇年）

## 注記

なおドイツの精神科医テレンバッハは、破瓜型統合失調症患者の社会復帰問題についてこう言っている。すなわち、「社会は、どんなに僅かの量であっても仕事をさせるということをリハビリテーションの基本方針とするのはやめて、むしろ彼らの孤立化を防ぐ一方で、変容した彼らの願望と可能性の枠内で可能な限りの動きを促進するような活動形態を求める方針で進むのがよいだろう。分裂《ママ》病患者の置かれたかかる状況を正しい光の中でみようとするならば、客観化可能な仕事の遂行を仕事の理想とする考えから離れて、ゲーテ的な活動の概念を求めるべきだろう。活動しているということは個人の主観性と彼の可能性の変遷との表現なのであるから」（H. Tellenbach, Das “Zwischen” und die Rolle——Zur Konditionsanalyse endogener Psychosen, *in* Zeitschrift für klinische Psychologie und Psychotherapie, 26/2, 1968. ——邦訳、鈴木茂・木村敏訳「『あいだ』と役割」『現代思想——特集「分裂病の人間学」』八巻、一一号、九六頁）と述べている。「メランコリー型」の抽出者テレンバッハの言だけに重みがあるだろう。

**文庫版への付記**——その後、患者の世に棲む仕方は変わっていった。病院近くのアパートに住むという形を経て、ケースワーカーなどの職員が関与するグループホームさらに訪問看護、介護という形になりつつあるが、私が働いた時代では、アパート退院どまりであった。

# 働く患者——リハビリテーション問題の周辺

## 1　病者の「権利」と「義務」

アメリカの社会学者タルコット・パーソンズの定式化以来、医療社会学あるいは医療人類学においては、「病人の役割」（sick role）をとる者に対して「二つの権利と義務」を社会が承認している、という考えが存在する。(1)

私なりに日本の実情に合わせて表現し直すとすれば、次のようになるだろう。

第一の権利は、「労働の免除と休息の権利」である。病気休暇をとることが「言うまでもないこと」とされている。

第二は「治療を受ける権利」であるが、第一と関連させれば「治療を最優先させる権利」というのがよいだろう。

これに対する義務は「治ろうとする意志を持つ義務」と「治療者と協力する義務」と表現できる。

この権利および義務を精神科の患者についてみればどうであろうか。義務についてあまり期待されず、権利については慢性的に脅威されていると私は思う。それは已むを得ないことであろうか。

私は、「精神」病患者の「治ろうとする意志」は一般に「身体」病患者に劣らないと思っている。ただし、「身体」病患者が時に絶望するように「精神」病患者も絶望することはある。いや、それは実に多く、慢性患者の長い経過の記録を読んでいると、「この辺りで患者は絶望した」という時点がかなりはっきり指摘できることが少なくない。たとえば、外泊から帰って「もういいんです。ずっと病院にいます」というとか、行動がすさんでくるとか。ここで〝病識〟のないところに「治ろうとする意志」がありうるか、という反問があるだろう。「治ろうとする意志」を「現状から脱出しようとする意志」と言い直せば、絶望していない患者の多くがそれを持っていることは多くの方々が認められると思う。「山の麓へ逃げる代りに山頂のほうへ逃げる遭難者」という観を呈することも、なるほどあるにはあるが、それは身体病者でも決して少なくない事態である。

ついでに言えば、明確な苦痛を伴わない病いは「身体」病といわれるものでも、〝病識〟を持つことはやさしくない。一般に、生命への脅威への、それとない、しかし頭ごなしの言及が死への恐怖を誘い出すことによって、患者に病人であるという自己規定を刻印することが実行されている。それでもしばしば「身体」病患者は二、三人の医師の門を叩いてはじめて納得する。ことに精神科の病いの場合、生命への脅威は一部の例外を除きさし当りないとされ（あるいは患者にとって肉体的な生死は当面二の次、三の次であって）、逆に「病気であること」を承認すれば、社会的なセキュリティーの大幅な減少をもたらすことが明々白々である。それだけでなく、自分の判断が原理的に信頼できず、また周囲に信頼されないことを含意しているという結論に達せざるを得ない。この承認は、病いから独立した別の危機である。

「自分はクレージーである」という認識は論理的にパラドクシカルであり、現実には深淵にまたがったような麻痺作用をもつ。そういう眼で周囲からみられていることは、多くの患者が、ただちに敏感に察知する。周囲は、自分の病いを知らされていない癌患者に対するのに似た、奇妙なあわれみと優越感を示し、混合であって、破りえぬガラスの彼方に人々がある感じを患者に与える。これに患者は苛立ち、端的に「自分はクレージーでない」と強調するか、論理的にクレージーでないことを証明してみせようとする。しかし、その行為はますますクレージーな感じを周囲に与えてしまう。たとえ複雑な因数分解を解いてみせても、長い詩を暗誦してみせても――。「クレージーでないことを証明しようとする行為」はそれ自体きわめてクレージーにみえる。まことにそれは、証明しようとすればするほどますます遠ざかるのである。

しかし、病感は多くの人々の認めるように確実に存在し、「身体」病をも経験した多くの患者は「『身体』病などものの数でない」と、たとえば自らの味わった急性虫垂炎の苦痛と較べて証言する(3)。この証言が正しければ、患者は、病感の欠如ではなくて、あまりの病感に圧倒されて、とても眼前の治療者や薬などの力では現状から脱出できそうにないという感じのために、治療を拒むのかも知れない。急性発症の際にその兄が酒を強いて飲ませて酔わせようとした場合があった。患者は兄に従いはしたのだが、結局私のところに来た。後に彼が語ったところによると、酒などでごまかせるような事態でないことがはじめから勘で分かっていたそうである。

おそらく、この切迫感のためであろうか、私は、治療への協力も、「精神」病患者は「身体」病患者以上であるまいかと思っている。たとえば服薬についてのコンプライアンス(ついでにいえば「患者が医者の言うことを聴いて実行する度合い」という意味に使われているが、語原はまさに「折れ合うこと」である)は慢性「身体」病患者と慢性「精神」病患者といずれが高いか分からないと思う。精神科において、期限を告げられないまま多種類の薬を服用し、一、二週一回、長年月通院する患者が多いのは実は驚くべきことである。「惰性など」では決してない。そして、「治療への意欲」は、漠然とした〝脅かし〟によってしか鼓舞強化されないことが多いにもかかわらず。症例報告などで「多年常同的に通院し」などという報告に接すると、私は、これは患者については何も語らず、医者について語っており、常同的に診療してきたことを自白しているに等しいと考える。

「常同的に通院する患者」など存在しない。なってみればすぐわかることだ。

ここで、患者の権利と義務とが治療者のなすべき仕事をおのずと指し示すことを言いたい。まず、「労働の免除と休息の権利」および「治療を受ける権利」を現実化するのは総体的に治療者の役目である。「社会がすることである」という意見があるかも知れないが、まず家族を含めての社会に対してこれらを説得し承認させなければならない。それも治療者の仕事である。

忘れてならないことは、患者の「義務」もまた、それを現実化するのは治療者の仕事でもあるという事実である。「治ろうとする動き」とはどういう方向にむけての努力なのかを示さなければ患者が彷徨的になったり、絶望しても、ふしぎではない。また、「治療への協力」「患者は非協力的だ」と医者がいうのは逃げ口上だとされても仕方がない。しかし、これらについて患者にわかることばで過不足なく、また患者を脅えさせずに告げることとは、かなりの工夫と努力を必要とする。しかしこれは精神科医（いやおそらく医者すべて）の基本的訓練の一つであり、この工夫と努力は臨床医をおのずと進歩させる。

## 2 「働くこと」あるいはそれへの促しはつねに治療的だろうか

労働の免除が保証されている期間にも、病者、とくに長期間病む患者が、将来働く意志があり、働く必要があるならば、その準備は、治療の後半から始まる。これをリハビリテーションといい、その時期をリハビリテーション段階(4)というのは、もっともなことである。しかし、いくつかの留保が必要である、と私は考える。

第一は、アメリカの精神科病院からの患者大開放以後(5)の経験であるが、治療の後期においても、狭義の治療はリハビリテーション（生活のパターンを――労働を含めてもよい――身につけてもらうことだ(6)）、あるいはソーシャル・ワーク（「世に棲む患者」でありうるように援助することでもあろうか）によって置き換えられないというサーバンの結論(7)は、ニューヨーク州の半ばの地域における十年間の追跡調査にもとづいている。わが国においても、社会復帰病棟は、治療陣が手薄であり、中間施設というに近いものであるところが少なくない。否めない印象である。

第二に、リハビリテーションは、単純に「働くこと」に向けられたものでない。それは、人生のもつ多様性にむかって患者の個々の人生を開こうとするものであり、したがって単なる職業教育ではない。身体病のリハビリテーションは精神科のリハビリテーションよりも全面的な生活の取り戻しをめざしており、これは精神科医が見習うべきことではあるまいか(8)。

第三に、リハビリテーションが狭義の治療およびソーシャル・ワークの代わりにならないということからの当然の帰結だが、リハビリテーションの目標をただちに治療目標と等置するのは正しくないだろうということである。

これをわざわざ言うのは、リハビリテーションの一部である「働くこと」が、広義の治療目標と同じ意味として掲げられていることが少なくないからである。極端な場合、「働くこと」が、患者にとっても家族にとっても、いや医者にとっても「治ったこと」とほぼ同じにみられてきた。

これは一見もっともらしく見えるが、実際は、さまざまの混乱を生み、長期的には再発促進的な見解であるとさえ私は思う。むろん、病気が治れば、多くの人々は、他に事情がなければ働こうとするであろう（倫理的に働かなければならないのではない）。しかし、「働ければ治った」のでは決してなく、それは一つのステップである。なるほど多くの慢性の病いと同じく、治っていなくてもある程度は働くことができる。働きつつ治すのは、多くの慢性病においてありうることであるが、この場合も「治療優先」が社会によって保障されている必要がある。しかし、「働くこと」と「治癒」とをイコールとすることは、「服薬しないこと」と「治癒」とをイコールとするのと並んで、患者自身も周囲も陥りやすい誤りである。その結果は無益な焦慮であり、性急と挫折である。

まだしも「服薬」についてならば、多くの人は「薬さえ飲まなければ治ったことになる」は患者の誤まりだとわかるであろう。しかし「働くこと」となると事は格段に曖昧となる。「働けば治ったことになる」は、周囲の圧力があってのことだ。患者が自分の考えのように語ることもあるが、その口調には復唱するような感じがないか？「働けないこと〕をめぐって、患者は慢性のおとしめを受けつづけており、そうでなくても深く傷つけられた自尊心の回復をめざして、多くの患者は無理にでも働こうとする。「ほんとうに働くってそんなによいことと思う？」といってみると（信頼関係の前提下に）患者はこの辺りの機微を語る。しかし、患者であろうとなかろうと、このような労働は長続きしにくいだろう。

「働くこと」に触れて、それが治療的なのは、健康化を促す限り、すなわち治療者は決して匙を投げていない、というサインである場合であり、もちろんこのことばによって患者を追いつめない場合だけである。そして労働は心身の余裕と生活の基盤を確立する以前に無理強いするべきことではないと付言したい。

書いてみれば、わざわざものものしく主張するまでもないことにわれながら思えるけれども、この主張は予想外に強い抵抗に遭う。一つは物質的理由にもとづくもので、「そのような悠長なことは経済的に言っていられない」「人生はもっときびしい」という反論である。この反論にはもっともらしいところがあるけれども、私の観察では、これは「病者の権利」の否定であり、どのような社会のルールにも反している。早すぎる労働再開は長期的には再発、慢性化への途を、したがってより大きな経済的損失の途をひらくことが多いのは、結核と変わらないと思う。

ところで、患者が回復してきて、本人も家族も「働き」「働かせ」たがる時、そこで冷静かな立場に立っておられるのは治療者だけである。「十分手元に引きつけておいてから矢を放つ」ような気持でいてちょうどであるとは私の経験からの結論である。

物質的な意味合いからの反論には、「労働はやむなくするものである」「この世に生きるために支払わなければならない税金のようなものである」という現実性がある。けれども「お前と同級生の誰彼はもう何々の役についてかくかくの収入を得ているがなあ」という家族の歎きとなれば違う。これは家族の願望と幻滅が混じっていて、ほんとうの経済問題ではない。この延長上にある問題は労働をめぐるイデオロギーともいうべきものであって、「働くとは良いことである」「働かざるもの食うべからず」というたぐいのものである（日本国憲法にも「国民の勤労の権利と義務」の規定がある）。しかし、この種のことばを一般に病める者にむかって放つのは控え目に言っても心ないしわざであろう。最後の一句はパウロのことばであり、労働する人々が卑しめられていた古代ギリシャ・ローマ世界のことばである。

この種のことばは、しかし、家族はもとより、治療者あるいは福祉担当者も不用意に使いがちである。これはどうしたことだろうか、彼らは一面では「精神」病を、声をひそめて語るような重い病いとしつつ、同時に根づよく「病者怠け者」説を採っているのではなかろうか。この思想は、近世の西欧が「魔女」を焼くことを止めて、その代り「働かざる者」すなわち浮浪者、売春婦、精神病者を労働改造しはじめたことにはじまるものであろう。それは一六世紀後半、カルヴィニスト・オランダの「糸繰り場」「木挽き場」に始まる。それが近代精神病院の暗鬱な起源であって、一八世紀になると多くの西欧精神病院は着実に収益を挙げていた。跡形もなく消滅したとはいえ、一〇世紀のアラビアの精神病院が「休息、音楽、水浴」をモットーとしたと聞けば、こちらにはプラトン哲学の「メランコリー」治療の考え方の影が感じられるとともに、この沙漠の商業民族はオアシスの持つ救いと療しとの意味を身をもって知っていたという気がする。もっとも、西欧でも刑務所モデルと並んで修道院モデルも存在した。

労働は神聖であるか、というたぐいの議論には巻き込まれないでおこう。[10] その内容は狩猟採集民社会と農耕社会とでは違ってくるのである。

## 3　一般に人は何のために働くか

マージャンにおいて有能でありながら簡単な労働ができない患者が存在する、という指摘は、たしかに一つの設問ではあるが、それを解く前に、そもそも人は何のために働くかを考えてみよう。[11]

第一の目的は言うまでもなく「金銭取得」である。これが労働を限界づけ、健康なものにしている大きな一要素である。[12] ただし、貨幣取得は当然、欲望の充足をめざすか安全感の増大をめざすかである。一般に両者の混合であるが、患者の場合、もっぱら後者である。

わずかな期間にかなりの収入を得た患者もいるが[13]、その強力な動機づけは威信でも所有欲でもなく安全保障であり、彼は税を支払ってから「これでいつでも病気になれます」と語った。この安全保障感の増大は当然彼を病いから遠ざける力を発揮した。一般に患者が作業で得たわずかな賃金の貯蓄率は異常なほど高い。浪費家はいないも同然である。これは患者と馴染みになればすぐ分かることである。しかし同時に、大多数は決して単なる溜め込み屋でない。ただし、もっぱら安全感の増大にささげられた貨幣取得は心理的にも現実的にも満足感に乏しい。

第二の目的は、何らかの職についていると「社会への安全通行証」が与えられ、これが安全保障感のもとになることである。これは、わが国の文化においては強力な切り札である。患者は——躁うつ病圏の人と反対に——一般に何かの組織への帰属感に強烈なプラスの感情を感じてはいないように思う。患者は現在の勤め先を——その社会的威信の如何とは別個に——躁うつ病圏の人と違って気恥しそうに、あるいは気乗りのしなさそうにぼそぼそと語る。彼らが勤め先の「格」を誇るのには全く出会わなかった。たとえわが国第一級の会社であっても、である。しかし、彼らも「寄らば大樹の陰」ということは理解しており、必要なものであることは認めている。

第三の利益は、自尊心の増大である。もっとも増大というより自尊心低下の程度の減少である場合が多いかも知れない。これは社会に大きく規定されるが、現代のわが国においてはおおむね「働くこと」は自尊心の減少を招かないであろう。もっとも問題は残る。もっぱら働くことに自尊心を置く生き方は、偏った危ういところがある。病み、老いた時、その人の精神健康はどうなるのであろうか。仕事の出来不出来によってその人の自己価値感情は株価のごとく上下しないか。とくにわれわれの患者の場合、病いのために再び働けなくなることが実際にありうるので、度重なる自尊心の低下は、長期的には回復困難な自尊心喪失に陥る可能性を強めると私は思う。そして患者であろうとなかろうと、自尊心を失くした人間は自他ともにとって不幸な、始末に困る存在でないだろうか。

私は、患者の自尊心は「治療という大仕事」を行っていることに置いてもらうのがいちばんよいと思う。それは治療優先の原則にもかなったことである。「君がブラブラしているなどとはとんでもない」「君が意識してもしなくても君の身体は治療という大仕事をしつづけている」ということを本人と家族の前で告げる治療者がほんとうにそう思っているならば、また病者の中にあるものへの畏敬を失っていないならば、そして、おのれがこの患者の「治療という大仕事」に関与し一種の共同作業をしていると考えているならば、このことは多くの患者に通じ、少なからず家族をも動かす、と私は言うことができる。癌患者に医師はそう言うではないか。なぜ精神科ではいけないのか。

さて、「働くこと」に戻って、第四の利益は、ほとんど身体感覚的な「機能快」(Funktionslust)とでもいうべきものがある。成功した外科手術後のビールはうまく、精神科医でも一仕事したあとは快い空腹を覚える。これは「働く」という「ケ」に潜む「ハレ」の面すなわち祝祭的な要素である。機能快を味わえるような労働が、リハビリテーションの中でも味わえるなら、と考えたい[14]。

第五の利益は「働くこと」にひそむコミュニカティヴな価値である。何かをつくる、ということ、何かの仕事を達成するということを媒介として生まれる生き生きとした対人関係は積極的なメッセージをはらんでいる。これは、第四のクリエイティヴな（一人関係――自己関係――的な）「機能快」にどこかで通じているであろう。

第六の利益は「休息」を引き立たせ、「休息」を深いものにするということである。これは意外に本質的なものである。「あそこまでやったら休もう」「ビールがうまいだろう」という動機づけはかなり順位が高く、またなくてはかなわぬものだと思う。生理学的にも「反跳現象」といわれる休息の深まりは生理学的に証明されているのではないか。快く「休む」ために働くということである。リハビリテーションの科学はまず休息の研究ではなかろうか。

第七は人生のメリハリを与えるものの一つである。ただし、あくまでその一つであって、それ以上ではない。

第八は対人関係体験の一つの基盤である。これは周知のことだ。

このように見てくると、リハビリテーションにおける「マージャンはできるけれども働けない患者」の存在は、それほどふしぎではないであろう。第一に患者の賃銀報酬は一般に少なく、威信あるいは自尊心への向上、帰属による安全保障感の増大も、B級労働者あるいは恩恵的労働者である限りさほどの動機づけとならないであろう。機能快、コミュニケーションの増大となると区々だろうが、一般にそう高くなさそうな気がする（休息の深化以下は周囲の配慮如何で変わることであろう）。全体としてみれば、どうも患者がマージャンという複雑な四人ゲームをやれるということは、患者をもわれわれをも勇気づける面と、働くことも休息することもできないところに封じ込められてしまっているという面があるのではなかろうか。

## 4 「働く人」としての非患者と患者

人間のさまざまな労働をじっくりと観察する機会は存外ないものである。関与的に観察する機会はさらに乏しいであろう。非常に単純な、たとえば菓子折りつくりのような仕事しか、なかなか体験できない[15]。

この限界を認めていただいた上で、非患者の労働を観察する時、そこには驚くほどきめ細かに休息が織り込まれているのを発見する。忙しそうに働いているサラリーマン[16]を観察しよう。彼は次々に書類を片付け、電話に対応してゆく。しかし、その間に彼はタバコに火をつけ、お茶を一杯のみ、「やれやれ」とか何とか言って椅子に坐り直して椅子をくるくる二、三回廻し、同僚に軽口を叩くだろう。トイレに立つ途中で窓外に目を走らせて何十秒か佇むかも知れない。その帰りに一寸別の課へ廻り道するかも知れない。用などはその気になればすぐ思いつくものだ。

なるほど、すべての労働がこうではない。たとえばキー・パンチャーをみれば、こうはいかない。そこでは腱鞘炎が多発するので比較的頻繁に休み時間をとらねばならぬようになっているはずである。一般に、近代労働において管理者と労働者とでは休息へのアクセス性において相当以上に落差がある（バートランド・ラッセルは労働を分けて、「物体をA点からB点へ移動させる労働」[17]と「それを監督する労働」[17]と呼び、なぜ後者がよいとされるのかをいぶかっている）。現実に労働者の方がきゅうくつである。休息の自己管理性の差である。管理者は自分の休息をも管理できるのである。もっとも精神健康を維持しようとする人間の心理的傾向性はきわめて強力なので、いかなる職業でも監督者に知られない「ささやかな遊び」と「ひそかな楽しみ」があるのがふつうである。奴隷労働にさえそれはある。

私が強い感銘を受けたのは前近代労働、具体的には山林伐採の老練な労働者たちであった。彼らはアルバイターの私の性急さを戒めつつ、ほとんど禁欲的なほど小さな歩幅で膝を高く挙げて山道をゆっくり登った。十分「食休み」を取り、最後まで汗をかかないで仕事を終えて山を下った。長老格の人々の話は面白く、若者を退屈させなかった。

ところが患者は、世馴れぬためか、見とがめられることを怖れる心の習慣からか、とにかく、このようにきめ細かに休息を織り込んだ労働は苦手のようだ。むしろ、彼らは休息が不得手で、そのために結果的に働けないと言ったほうが当たっている。実際、休息時間も、仕事のあとも、緊張がつづいている。非常に強く動機づけられた患者の仕事ぶりは、ほとんど休息抜きの労働であり、しかも非患者よりも長時間続くことがある。信じられないかも知れないが、患者の仕事話が延々と続き、聴く者のほうが先に参ってきて、「もういいや」という気持ちになりかねない。それは患者が十分動機づけられた時に示す持続力である。しかし、その翌日、翌々日の患者をみれば、疲労困憊の挙句、時には微小再燃さえ来たしていることが稀でない[18]。患者の「動き」のパターンは、どこか、あとのことは考えずに（あるいは考えている余裕なしに）高山に、それも迂回せず、休息もとらないで、いわゆる「鉄砲登り」をする人に似ている。あるいは、呼吸でいう「肺の死腔」がないといおうか「二重底がない」といおうか、とにかくエネルギーを最後まで使い尽くしてしまうような働きとなる。いつも〝火事場の力〟を出しているようである。単純作業ですら、能率がうなぎ上りになることがあるが、これは挫折、放棄、時には再発の前兆である。

ふつう人目にふれるものは動機づけの弱い「だらだらした」労働が多かろう。しかし、それは生命保護的なのかも知れない。過度に動機づけられた労働は、しばしば心身破壊的だからである。

## 5 「働く患者」の前提

「働く患者」は、なお患者である。したがって「働くこと」については試行錯誤が大幅にゆるされてよいだろう。また「治療優先」の原則下にある人である。社会的に〝正規の職〟であってもなくても同じである。

まず、患者が「働く」ための前提を考えたい。それは、生産活動をその一部とするリハビリテーションが踏むべき順序を踏むということである。

そのための私なりの提案は、次のとおりである。

第一に、生活再開活動を、経済活動を含めて、何よりもまずコミュニケーション活動とみるという提案である。[19]

このようなテーゼから出てくる一つの結論は、いささか意外かも知れないが、貨幣取得（生産）活動よりも貨幣消費（購買、贈与）活動を先行させるべきであるということである。

それは、一般に生産活動よりも消費活動のほうがコミュニカティヴおよびクリエイティヴな価値が高いからである。

貨幣取得活動は一般にごく少数の比較的固定した人間と共にする拘束度の高い活動である。大規模な活動でも、個人の周辺には少数の人間しかいない。そして、一般に単調な、ほとんど強迫的なまでに反復的な活動が多い。外部からは祝祭的にみえるものも、当人にとっては、大部分が単調である。たとえば、医者の仕事は一部の人間が羨しがるようなものではなく、汚物相手の単調な労働が多い（精神科医にしても〝心理的汚物〟相手の仕事である。――患者との共同作業であることをわざわざ言わねばならないだろうか。そのことは精神科医の特権ではない[20]）。

これに対して、消費活動は、より多数の、より自由に選択しうる相手と共にする、拘束度の低い、多様な活動である。お菓子づくり、料理など、消費のための生産に移行するということが入ってくるからにはなおさらである。片づけ、掃除だって十分クリエイティヴであり、コミュニカティヴな場で行われることが多い。そしてこれが人間の再生過程で、一般に生産活動に先行するのも自然であろう。

個体は、子どもとして一般に家族の消費活動の一部に受動的に参加することから始め、ある時点から独立した消費活動を開始するようになり、家族の活動の一部である場合も、より能動的（お使いなど）となって、次第に自立的な部分が拡大し、完全に自らを中心とする消費活動に達する。

家族的生産活動の一部を荷うことは農漁村あるいは家内工業では普通である。そして、はじめは周辺的労働か本業の見習いかであるが、心身の機能快の多い労働であることが多い。しかし、都市生活者にとっては、消費活動の完全自立後も、生産活動（貨幣取得活動）はなお自立的でないことが多く（親からの援助あるいは親の家計への寄生）、結婚まで、あるいはそれ以後まで自立が持ち越されることも稀ではない。勉強が家事への参加に優先する青少年の日常はモノクロームになりがちである。

いずれにしても、新しい段階へ進む「初体験」は重要な祝祭的出来事である。実は貨幣活動においてよりも、消費活動（購買あるいは贈与）においてこの祝祭性は著しい。われわれは、はじめて自分ひとりで買い物に出た日、ひとりで切符を買って電車に乗った日の、てのひらを汗ばませる体験を思い出すことができる。そして子どもたちの経済活動は、少なからず贈与という重要なコミュニケーション活動にあてられる。これは、長じて友人あるいは恋人、さらには配偶者、家族との重要なコミュニケーション活動の一部としての贈与に成長するべきものである。もっとも、このような活動の段階的発達に、発病前の患者はすでに欠けるところがあるかも知れないとは、公立リハビリテーション・センターを運営した経験を持つ小山内実氏の示唆である。(21)

消費活動はそもそも「選択」という重要な活動の大きな一環である。患者はしばしば選択が苦手であり、選択を回避しようとしたり、盲目的な選択を行うことが少なくない。しかし、貨幣消費においては、不安を伴うことなしに模索、試行、中止、やり直しが大幅にできる。一般に、現在わが国では買い手のほうが優位に立ち、選択権を持ち、また過程も結果も買い手に威信と余裕をもたらすことが多い。精神科病院の前の商店でも、ものを買えば患者に然るべき礼とお愛想の一つぐらいは言う。むろん、こういう体験は精神健康にわるいものではない。

このように消費活動は生産活動よりも一般に密度の高いコミュニケーション活動ということができる。(22)やりとりされるものは金銭と商品だけではない。ことばと微笑であり、さらに、一種の〝呼吸合せ〟(tune-in)のごときものがある。この対人的やりとりが快感を伴わなければ、買い手の足が遠のくほど、それは重要な要素である。そして、生産活動にまさるとも劣らず、余韻を楽しむことができる。理髪師とのやりとりを面白そうにいつも私に話してきかせる患者がいた。老理髪師の前で彼は病者であることを話し、病院の体験すら語っていた。

さらに、生産活動は、有効な消費活動につながることによって、はじめて満足の源泉でありうる。そうでなければ、貯蓄も含めてそれは実は安全保障追求活動なのであって、直接の満足をもたらすものではない。現実にも、生産活動の再開を先行させれば、非常に殺風景な生活を営む人になることが少なくない。

すなわち、消費のための探索活動は「生活視野の拡大」となる。これに対して生産活動は「世界の一隅への順応」といおうか。外泊の時、実に多くの患者が百貨店へ行く。それは「世界の縮図」であり、また、マン・ウォッチングの好猟場である。人に見られないと分かれば患者の多くは第一級のマン・ウォッチャーである。それは語られざる彼らのホビーである。たとえば長期入院患者は医療従事者の行動特性や個人的事情を知りつくしている。

この探索活動は単に消費に終わるものではない。私がすでに述べた「オリヅルラン」型の生活基盤拡大[23]をもたらす。逆に、この拡大は一般に小消費を行わなければ困難である。行きつけの店をつくるのも、一寸電車にのって出かけるのも小消費を伴う。小贈与を必要とすることもあるだろう。贈与は安全保障確保のための活動でもあるが、コミュニケーション活動であり、「相手を念頭に置いて選択する活動」であって、これは患者の生活再開において現実吟味を高める重要な活動となるだろう。しかも、これはフィード・バックされるという効果もある。実際、患者の小贈与はコミュニカティヴな価値の高いものであることが多い。そして、このコミュニケーション活動は間接性が高く、患者の精神健康を悪化させる「正面からの排斥」に遭うことが少ない活動である。一般に間接性が高いほどコミュニケーション活動は安全でしかも内容が豊かになる。患者はしばしば「押し問答の達人」であるが、コミュニケーションにおける間接的アプローチへの馴染みは一般に患者の対人関係の無理ない発展をゆるす。そして、実際に多くの患者の好みとなる(たとえば同じく間接的アプローチであっても、より間接性の高い「手紙」に訴える患者は、もっぱら「電話」にたよる患者よりも予後がよいように思う[24]。そして、患者は、現在のわが国では、非患者よりもよく手紙を書く人であると私は思う)。

こうして、小消費活動と絡み合う生産再開の基盤づくりがあってはじめて、患者は「世に棲む人」となり、したがって生産活動をも安定して行うことができる。このことが蔽いかくされてきたのは、一つは生産の場での対人関係を中心に日常生活の基盤がつくられ、職場の同僚が友人であり、趣味、旅行の相手であり、家庭の話題の種でもあるという、わが国の主流となっている日常生活のパターンによるものであろう。しかし、わが国も、近代以前はそうでなかったのであり、おそらく急速な近代化に伴う根こぎが、職場を擬似家族的なものとしたのであろう。これは過渡的現象であって、「やむなくそうなっている」ことであり、「世に棲むこと」の狭隘化である。否定されるべきものではないが、特にすすめられるべきことでもなく、またそれ以外の可能性がない事柄でない(25)。

いま一つの障害は、「働かずにいるのに消費活動を行うことは容認しがたい」という「働き文化」のイデオロギーである。これによって、消費活動の資金が与えられにくく、また、「働いていないのに」と「オリヅルラン」型の生活基盤拡大、より一般には「生活のひげ根」とでもいうべきものが抑止あるいは断ち切られる。しかし、小消費の資金は、おそらく治療には薬物と同程度に必要であり、また、一定額を可処分的なものとして供給されてはじめて価値がある。必要な時に使途を申し出て与えられることは、患者を子どもあつかいにすることで、多分、患者が子どものようになる確率を増大するだろう。精神科医がお小遣いの額に口をはさまざるを得ないことは意外に多かった。病院や家族が代理者として消費活動を行うことは最小限にしたい。一般に小病院の回復率のよさには代理行為の少なさが寄与していると思う。

家族あるいは公共が出す消費活動資金は、生活再開のための必要な費用とみなされるべきであるが、また生活基盤を入手する努力を身につけるための投資とみなしても、あるいは「治療という仕事」への報奨と考えても、よいのではあるまいか。

ついでながら、私の経験では、患者がもっとも良質の生産活動の場を発見するのは、その人の消費生活世界のフロンティアにおいてであった。そこでの情報交換が有益であった場合も、端的にそこへ就職してしまった場合もある。実際、このような前哨点ほどハプニング（思いがけない出来事）に開かれている場合は他にない。逆に、管理中心の病院などがもっとも欠如しているのは、世に棲む人には宇宙線のごとく気づかれずに日々降り注ぐハプニングである。患者の家庭も、なぜかハプニングの少ない場であるという印象を持つ。患者がハプニングに開かれた眼を持ち、それを活用する姿勢に出ることとは、長期的に重要である。それは治療の場の対話において留意さるべき点の一つである。治療開始一〇年以後の患者の予後は、ハプニングあるいは「運」によるところが大であるというのが私の結論である。いや、人生経路は誰でもそうであろう。

## 6 「働く患者」について治療者のなしうること

まず第一は、条件の整っていない患者を性急に働くよう促さぬことである。そんなことはただ屈辱感しか与えない。その条件とは、第一に、急性精神病後の「基本消耗[26]」からの回復であり、第二に、患者が疲労感をはじめとする身体感覚、余裕感や焦慮感、快不快をはじめとする一般感覚を安心して意識にのぼせうることであり、第三に、「基地」と「前哨点」を持つ生活基盤がすでに生まれていること、である。

第二は、その上に立って、なお、患者に背水の陣を敷くように脅かさないことである。「君はこれが最後のチャンスだ」「もう何回も職を変えていて長つづきしない。社会の信用もなくなるよ（われわれも見放すよ）」などと付言することは、挫折へと患者を促しているようなものである。「背水の陣」でなく「逆櫓の構え」が患者の精神健康に必要である。つねに、就職の「実験的性格」を患者にも家族にも強調し、家族の前で「合わぬと感じたらすぐやめるのがよい」「就職試験の朝イヤな気がして、その場に近づくほど強まったら、さっさとやめてよい」「それで実験のデータが一つ得られた。実験は成功です」「世間への義理は私があずかっておこう」と言うのが習わしである。このときに実験精神を病者と共有している限り、パターナリズムをまぬがれるか最小限度に抑えることができる。一般に模索と試行を大幅に認めることを明言し、かつ態度で示す（たとえば「アルバイト」を数多く経ることは、いきなり「正社員」になるよりよい）。実際、第一の条件を満たしていれば、数日でやめるという例はほとんどない。

第三は、患者の選んだ職ほど結局成功率が高いことである。早すぎなければ、患者の選択はそう現実離れしていない。早すぎる証拠は、患者が同時に、あるいは頻繁に、方向性の区々な提案をすることである。これは「模索期」[26]であって、小実験は承認し「実験」として支持するが、〝大実験〟は「三週間待って君が同じ気持なら」と待つことを提案するのがよい段階である。

第四は、労働それ自体の価値についてはアンダーステートメントを行うことである。で「働きたがる患者」にはむしろ冷水をかけるくらいがよいと思う。真の動機づけが強いのでなく、安全脅威感に駆り立てられてのことが多いからである。「働くために働く」ようにすることは、はかない。たとえば、家族に十分な不労所得のある患者を働くことに向って動機づけることは実際やれるものではない。周囲が「いつまでも頼っていられない」「ひとりになったらどうするか」といっても、不安と緊張を高めるだけに終わることが多い。そして非患者であっても、そのような未来には漠然とした不安を持っているが、それはさし当りどうしようもないものである。

第五は、休息のほうを重視することである。「休めないが働ける」者は、いれば怪物である。したがって「安心してひとりでくつろげる」「不意に誰かが侵入してこない」場を持たない人間は働けなくても自然である。すなわちこれは「働くことの限界づけ」である。これを告げられない患者は、「働くこと」について非常に不幸な誤解をしやすく、現実に長く働きつづけられない。休息によって限界づけられていない労働は、結局、生活の中に位置づけられず、したがって生活に統合されない。彼が働いているとしても、それは表面的な悲しい対社会的糊塗にすぎない。

一般に働いていない状態を大幅に承認している文化、たとえば漁期や天候によって、時には胸さわぎによって舟を出さないことが承認されている漁村や、船が入らなければ働くわけには行かない沖仲仕の文化が核になっていた港町では、農村あるいは大企業地帯よりも患者の受容性が一般に高く、社会復帰がしやすい印象がある。[27] また農村は、たとえば漁村に比べて「オリヅルラン」型の生活基盤がつくりにくいところにみえる。[28]

第六は、休息をきめ細かにとりにくいという患者の短を補うために文末の「付録」(68頁)のようなアドヴァイスを行う。これは勤めのはじめ、一般に顕著な生活再開にあたって一種の「贈り物」のように、しばしば目の前で紙に要点を書いて渡したりしている。

第七は、気ばたらきを強いられる職場はできるだけ避けることである。私は、実験的見地から必ずしも止めないが、わが国の社会復帰のハードルの高さにこれがあると感じている。実際、わが国の精神科医は、非常な精度で治すことを要求されていると私は思う。「どこか目つきがおかしい」「姿勢がしゃんとしていない」と周囲は追究する。精神科医もいわゆる「欠陥」に過敏となる。実際、わが国の精神科医ほど「欠陥」を云々する者はないのではなかろうか。残業が必要な職場も避けたい。労働時間の長さよりも、いつまで居残るべきか、誰それよりも先に帰ってはまずいなど、決定を「気ばたらき」的に決める場合がとくにそうである。

第八は、治療継続について合意に達しておくことである。職場や親戚、友人に「薬害」などについて患者に説いて——しばしば無責任に——治療を中断させようとする人が時々あって、生活周囲の拡大とともにこういう人に遭う確率が大となる。こういう人が、患者の生涯にわたって影響のありうる決定を、患者に代わって下しているということを自覚しておられればよいのだが。

第九は、すでに述べた理由によって患者の自尊心を「働くこと」に置きすぎないことである。そのような仄めかしは一切避けるほうがよい。「治療という大仕事」をしていることが患者のもっとも安定した自尊心の根拠となりうるものである(これは患者が意識的にしているだけでなく、何よりも先ずその無意識が、身体が、生命が行っていることである)。そして、治療は何よりもまず病者の「権利」である。これを時々思い出してもらう必要がある。それを治療者が伝えるには、ていねいに、なつかしそうに、「おお」などといって迎え入れることになればよい。

第十は、不規則な時間帯の勤務、とくに夜勤は避けたい。つまり睡眠の保証がなされない職場は精神健康によくないということである。もっとも一部の患者は夜警としてつとめられるようである。対人関係の少なさと、昼間の睡眠は浅いけれども夜間より不安が少ないためであろうか。

## 7　おわりに

私の提案はまったく現実主義的根拠によるものにすぎない。精神科チームが不備であった時代の賜物として、医師がリハビリテーションもケースワークも行ってきたことがこのようなプログラムに私を導いた。一つの目安は「自分ができそうにもないことをひとにすすめない」であった。むろん逆は真ならずである。

（『分裂病の精神病理11』東京大学出版会　一九八二年）

付録――仕事のみならず、一般に顕著な生活再開に当っての助言

一　同時に新しいことを二つ始めない。それは、ヤマ場が重なったら、一つずつなら越せるものでも越せないということがあるからだ。"One time one thing"（小田実のモットー）

二　一日のうちでは、午前一一時ごろと食後の二時から三時くらいは、疲れて眠くなるのが自然であること。この根拠としてはいろいろな説を労働科学から引用できるだろうが、とにかく、一日をのっぺらぼうな時間と観念するよりもよい。患者は「超正常人像」に照らして「自分だけが疲れる」「昼食後ねむくなるのは自分だけだ」と考えてしまうか「薬のせいだ！」として廃薬することが少なくない。

三　仕事をはじめた第一日は一週間ほど長く、第一週は一カ月ほど長く感じる、これがだんだ

ん短くなる。そうならなければ、ひょっとしたら仕事が合わないのかも知れない。

四　七日目、三〇日から四〇日目、九〇日から百日目、それから三カ月ごと、一年目。このあたりは疲労しやすく、仕事をやめたくなる。しかし、それは自然なことで、一時的であり、調子を少しおとすか、いっそ休むと、また力が出てくる。だから「もうダメだ」と思う必要はない。一年もてば三年もつだろう。あとは仕事との合い性である。

七日とは、あるところの就職放棄のピークより少し前をとったのだ。三〇―四〇日は、戦後一時期の労働争議期間の平均と戦争医学において古参下士官の起こす〝戦闘消耗〟までの期間、三カ月は多くの生理的周期でもある。仏教の初七日、四十九日、百箇日、一周忌と重なるのは偶然かも知れないが、あるいは「喪の作業」の節目に関係者一同会合し、ごちそうをたべて励まし合うという機微があるのかも知れない。中里均氏は別の周期（一〇日、三〇日、三カ月）を提出しているが、大差はなく、いずれにせよ時間はのっぺらぼうでないほうがよく、一時的なものを恒久的と考えやすい悲観論者である患者への支持となる。実際、患者が疲労を訴えてきた時、数えてみるとその時期に当たることが多く、「予見されていたことだった」という発見が患者の気持を大いに軽くしているようである。たまたま、私の周期に従えば、四月から新しいことが始まる場合、順々に「五月の連休」「お盆」（新暦）、「秋の〝シルバー・ウィーク〟」（運動会や文化祭も休みやすい）、「正月」に当たり、めだたず手が抜けることになる。

五　「一日の苦労は一日にして足れり」は理想かも知れないが、四八時間で〝収支〟を合わせれば、まず大丈夫である。つまり、一日やりすぎたと思ったら翌日は手を抜く。一日睡眠不足なら翌日はさっさと寝る（多くの非患者があまり意識せずに実行していることだと私は観察する）。

六　二日睡眠不足がつづき、三日目に頭が冴えてきて「今までの自分は半分寝ていたようなものだ、今こそほんとうの自分がついに生まれた」と思ったら、それは残念ながら行き止まりの途に入りかけたので、すぐ来てほしい。一般に寝不足の頭で考えたことは、よく寝た頭で考え直すと、がっかりするほど大したことがないようで、これは経験がおありではないか。この辺に気をつければ、まず再発はしない（「再発の怖れ」への限界づけ）。たいていの人間は二日も眠らなければ欲も得もなく眠くなるもので、ますます冴えるのは長所のようだが、長所とみえるものが危ないことはよくあって、病気になるならぬの差はもとを辿れば紙一重かも知れない。誰しも弱点の一つや二つはあるもので、それを心得ているかどうかだ（患者の自尊心を低めない表現を考えている）。

七　楽しいことも、それなりに疲れるものだ。成功した旅行でも、友人との談論でも（向井功氏の示唆）。

八　治療という大仕事を別に続けながらであるから、他の人並みの仕事をしていることは、その人よりも多くの仕事をやっていることになる。無理がかかってもふしぎでない。無理に人並みを心がける必要はない（こういうとかえって患者の能率が上がるようである）。

九　薬は無理していなければ、水のように何とも感じず、無理をすると眠くなるように処方する。無理をしても一寸それを感じるのが遅れるところがあるのを薬で補っているわけだ（思い当たるふしのある患者が多い）。眠くなったら「休憩しなさい」という信号と思って、できればひそかにでもそうしてほしい（そしてそのような処方のポリシーをとる）。

十　薬はだから保険のようなもので、だんだん身体からの警告が分かるようになると必要性は下ってゆくから、教えてほしい（実際にそれが分かるようになった患者から応時服薬に切り替えてゆく）。

文献と注

（1）Parsons, T.: The Social System, New York, The Face Press, 1951, pp. 428-479. ただしLeigh, H. and Reiser, M. F.: The Patient——Biological, Psychological and Social Dimensions of Medical Practice, Plenum, New York, 1980. より引用。

パーソンズの原定式は、

一　通常の社会的役割の責任免除。

二　自力によってよくなることが期待しえない——すなわち他者に依存する権利が正当化される。

三　病んでいることを望ましからざる状態であるとし、〝よくなりたい〟と希求する義務。

四　有効な治療技術を以てする援助をもとめる義務。

で、パーソンズはこれを普遍的なsick roleとした。本文にあるものは、著者の再定式化である。

（2） これはむろん慣用に従ってのことである。
（3） 一般に自分の病気をもっとも重要あるいは重大な病気とみなすという、あらゆる病気の患者にみられる現象とは違ったもっと直接的なもののようである。

少なくとも精神の傷は肉体の傷よりも永続する。「四〇年前の心的外傷は些細な刺戟、たとえば一片のハガキを目にすることによって受傷当時の苦痛をほとんど完全に再現しうる。肉体の傷にこういう現象はあるのだろうか」（ヴァレリー『カイエ』にこの意味の記事がある）。

どういう病感か。こういうものには準備されたことばはないが、「奇妙なきゅうくつさ」（自由ということが考えられない、偶然ということも）、「ある時からすべてがさかさまになった」（星野弘）、「蟻地獄におちこんだような」「頭の中がいそがしい」（神田橋條治）、「何のためにあせっているのか分からないがあせりの塊」（「feeling of urgency ――サリヴァン『精神医学の臨床研究』）、「考えようとしても沢山の堅い塊に当ってうまく考えられない、ちょうど石の多い土地に鍬を入れようとする時のように」など。私は『分裂病の精神病理8』所載の論文において、発病前後の病感に迫ろうと試みたが、ある患者によると、もう一つ先があって、それを踏み破って奈落に落ちるのが発病だそうである。発病と同時に自己治療的な過程と破壊的過程がからみ合いつつ進行し新しい病理をつくる（「もがけばもがくほど変なことになる」「一つの問題を解決したかと思っていると、その間に三つくらい問題がふえている」）。このような認識、しかも患者にも通じることば――かぼそい架橋であろうが――

によってそれを語ろうとする試みは、患者が絶望しないための対話に必要である。

古典的（正統的）精神医学の「統合失調症」の項は、患者が読めば「外から見れば自分はこう見えるのか」といぶかしく思うであろうし、力動精神医学の公式は理解不能であろうし、人間学的精神医学の説明は絶望をさそうであろう。いずれも、漠然とおとしめられている感じを抱くであろう。むろん、一部の患者には「知性化」の道具ともなるであろう。まだしも生物学的精神医学の説明がましかもしれない。何かうまく言いくるめられている感じはあるにしても——。

（4）『分裂病の精神病理10』所収の村田信男論文。
（5）一九六四年以来、五〇万床から一五万床へ。
（6）『分裂病の精神病理8』所収の小山内実論文によれば「生活を自らの手に奪い還すこと」。
（7）Serban, G.: Adjustment of Schizophrenics in the Community, Spectrum Publications, Jamaica, N. Y., 1980.
（8）身体障害のリハビリテーションは、「表面だけのかっこうをつける」在来型から、基礎から積みあげてゆく方向、たとえば、系統発生の跡を辿りなおそうというドーマンの尖鋭な主張などにみられる方向に進みつつある。そういう眼でみると、狩猟採集民の文化にまず学ぶべきか。特に得たものの分配法と料理法である。一般に、精神科医は身体障害のリハビリテーションを先進医学として学ぶところがもっとあってもよいと思う。
（9）精神科リハビリテーションにたずさわるものが、「健康者は働く喜びを日々感じている」かのように患者を「指導」することはいくぶん偽善的である。それにとどまらず、患者が誤ってリュムケの指摘する「超正常人像」を持つように促すものである。多くの慢性患者が、「正常人」とは、いつでも働く喜びや生き甲斐を感じ、いくら働いても疲れず、どんな人ともよい対人関係を結べ、話題につねに困らない人間であると思い込んで絶望している。これは治癒への途をはばむ余計なものである。この「超正常人」像に照らせば、いかなる人の生も無残なものであろう。少なくとも、患者が、「正常人であること」が、そのようなお伽噺のようなものでない、あまり見栄えのしないことを知ることは、現実吟味を高める方向への一歩であろう、もしあまりシニシズムとともに語られるのでなければ。私は、成人の一部が子どもに対してみずからを現実よりもりっぱな、力あるものに見せつけたがるように、患者の周囲の人々の一部は、同じように、現実よりも「超正常」的なみずからを患者に誇示しているのではないかとひそかに疑うものである。病者を、一般に弱者をおとしめたいという衝動はあまり自尊心の高くない人の間では結構みられる。そういう人の中に治療者が加わっていなければよいのだが。

蛇足であるが、これが単純作業を患者がしてはいけないという主張であるかのように誤解されては困る。作業それ自体は、状況によって、患者によって、有益でも有害でもありうる。ただ、それに非現実的な後光を添えて患者を幻惑しないことである。患者が楽しくないことを楽しいと錯覚することはまずないが——彼らは催眠のかからない人たちである——、「正常人はこれを楽しんでいる」と間違うことはありうる、少なくとも慢性入院患者は。

(10) 私の、家内労働を除く労働の初体験は〈勤労動員〉であった。

(11) こういうことをわざわざ考えてみる必要があるのは、私を含めて、精神科関係者の一部がかなり世間知らずだからであろう。

(12) 無給で働いている人には病人は正当な苦痛を言うことができない。熱心なヴォランティアが丸一日でなく半日来てくれるならば、もっとよく自分で自分のことをやってみようとすることができるだろうに、とある老病人が、ある時、治療者に打ち明けたそうである。治療者はヴォランティアに話したが、断わられた。半日にするためにはかなりの根まわしが必要だったそうである。実際、老人は自分の言の正しさを立証したのだが、そうでなくとも実験的に状況を変える好機であろう。こういう話をきくと、ヴォランティアなどの「昇華」が潜在的には病的現象でありうるという、アメリカではかなり反撥されたサリヴァンの主張がもっともと思えてくる。わずかの金額でも支払うほうがよい。

(13) 高度成長時代である。彼はセールスマンであった。ついでながら、患者は必ずしもセールスマンが苦手ではない。まず、休息ができるからである。治療後の新規就職で、三交代二四時間のベルトコンベヤ労働(自動車製造)に適応した私の患者は一人である。このほうが離れ業である。彼は提案箱に年数千回の提案を行い、何回か賞をとった。周囲の見る眼が、こうなると変わってくる。彼は孤児の女性と結婚し、よい家庭をつくって、定年後の今も賀状が来る。しかし株を操作して生活している患者のほうが多い。これは患者の慎重さ、微分回路的認知などに適している。株の売買では躁うつ病者やいわゆる正常人の多くのほうが、人に追随して損をするようだ。もっとも、不意打ちには弱く、スターリンの死に際しての暴落で発病したという患者を診ていたことがある。

（14）祝祭的な「芸術療法」あるいは「作業療法」をしている病院がいくつかある。もっとも患者が祝祭的な共鳴を起こしているかどうかは資料に乏しい。

（15）「アルバイト」は患者にとって貴重な体験であるが、医者のような特殊な職業者にとっても学生時代の体験として重要である。とくに医者が若い時から比較的高収入を得るようになって後は、労働者、農民、失業中の人などの生活を想像し、それに感情移入することが困難になったと思う。たとえば、農民などの病いを重く、知識人、学生の病いを軽くみるバイアスを感じる。なお付言すれば「患者」のほうが標識づけられ、指定されたものであって、それ以外の人は「非患者」と呼ぶのが正当だと思う。「健常者」「正常人」などは標識ではなく、したがって定義しにくい。私のアルバイトは中学三年生の時の「家庭教師」に始まり、野球場での売り子、砂糖の箱づめ、トラックの上乗り、百貨店での販売員、総選挙の際の臨時記者、山林での樹一本一本の取引きなど、数えてみれば四十種を越えていた。成績の振わない下級生の家庭教師としては、食事中の雑談と小旅行とで子どもの士気を立て直していた。百貨店では接客態度がいいとスカウトされかけた。

（16）現実に比較的長期間観察できるのは銀行員のほかは区市役所職員や税務署員、郵便局員といったところであろう。私のスケッチは銀行員にはあてはまらないところがあると思う。

（17）『怠惰への讃歌』（Homage to Idleness）。

(18) サリヴァンは、統合失調症患者の過活動のあとの、この〝ツケの支払い〟が、それを躁病の人の過活動から区別するとしている(『精神医学の臨床研究』)。しかし、統合失調症患者だけでなく、もう少し広い範囲の人の特徴だろうと私は考えている。統合失調症の人の疲れやすさは、急性精神病状態がわれわれの予想以上の「大仕事」であって、その疲労が十分償却されないうちに、働くことを求められるからかも知れない。

なお、躁病の人の大部分はうつという形でツケを支払っている。

(19) こういう観点は、最近興った経済人類学のとるところであるらしい。その創始者K・ポラニーあるいはわが国への紹介者栗本慎一郎の諸著作を参照のこと。しかし私としては、さし当たり、このテーゼそれ自体から直接導出されるいくつかの結論だけで十分である。

(20) 患者の生の多くのきらめきは、したがって、われわれの眼を逃れている。それでよいのであるが、われわれの知るところが全体像に近いと考えないことである。

(21) 小山内は、たとえば成人に達するまで大都市に育ちながら地下鉄にひとり乗る「体験」が一度もなかった統合失調症患者を記述している(『分裂病の精神病理8』所載の小山内論文)。

(22) 「値切る」ことを認める関西の文化において友人の商店主は「実にうまく値切る」客とのやり取りがあった一日を充実したように感じると言っている。この型の文化は衰退しつつあるが、「バーゲニング」を欠けば商人生活はいく分索漠とするらしい。実際、店頭でこの活気に満ちた客とのやり取りは、人々の足を立ち止らせ、商店は繁栄するので損はない

（「バーゲニングの美学」のごときものがあって、この見地から〝汚ない〟値切り手は見物人の非難を浴びる）。患者は値切らなくても、しばしば「一寸したおまけ」を貰う。また熱心な見物人となりうる。

(23)『分裂病の精神病理9』所載の拙論（本巻「世に棲む患者」）。

(24)一人も友人がいないか一人でもいるかは、患者の予後を大幅に左右するとかつて私は述べた。友人とのつながりを全く失った患者にしばしば私は、クラス名簿によって、かつて口をきいたほどの相手に年賀状を書くことをすすめる。患者をなつかしむ同級生はけっこういて、何分の一かは年賀状が返ってくる（そこから先は運である）。一般に患者が自分宛の（たいていは僅かな）年賀状を実にいとおしむのは、想像以上である。「必ずお返しをくれますね」と私に年末には予め駄目を押す患者もいたくらいである。

(25)われわれが友人を選択する範囲は数百人、配偶者を選択する範囲は数人から数十人を出ない。学校と職場以外の対人関係を獲得する社会的装置が乏しいことはわが国の特徴かも知れない。

(26)「基本消耗」とは急性精神病という異常過活動のあとの消耗期間である。これを終えると患者は最初の生活再開である「模索」をはじめる。「模索」の特徴はそのベクトルが区々なことである。

(27)東海地方の農村と漁村の比較、および名古屋市と神戸市を比較した個人的体験による。

(28)伝統的農村は造りつけの装置たとえば若衆宿を持っていた。私の念頭に置いているのは

〝先進的〟といわれる機械化された単作農村地帯である。

追記

働くことが問題にならない多数の高年者が精神病患者（および重犯罪者）の相当部分を占めるようになった一九九〇年代には、私の主張には新たな意味があると思う。必ずしも患者に限らず、労働年齢以後の生き方を考えることが必要な時代となったのである。

通過儀式のようであったアルバイトは、非正社員という恒久的労働階層となった。これは大学卒業者が過半数を占める高学歴社会になったことと大いに関係があるだろう。

また、年金が高かった時代の親に経済的に従属した「ひきこもり」が数百万に及ぶというが、この人たちの将来はどうなるのであろうか、あるいは親の年金が低額となった時代の若年失業者の運命は？

# II

# 統合失調症をめぐって（談話）

今日は統合失調症をめぐって何か話をせよということですけれども、さて、どこからはいりましょうか。

統合失調症が軽症化してきたという話があって、私は、最初は眉唾かなと思っていたのですが、どうもそう言ってもいいらしい。アメリカでは麻薬のほうが大変だとか、ロシアではアルコール症のほうが大変だとか言います。精神療法は境界例を対象にするのが多くて、統合失調症は広い意味でのリハビリテーション、社会復帰、アフターケアのほうに重点が移っていますね。

どっこい、統合失調症をそんなに簡単に考えてもらってはこまると言いたくなる人も多いでしょうけれども、そういう考えの出てくる根拠というものもあるわけでしょう。どの辺が軽症化の根拠かなと思って調べると、どうも、スイスのブルクヘルツリ病院の統計らしいんですね。この病院は、そもそも統合失調症という名の命名者であるオイゲン・ブロイラーと、その子のマンフレート・ブロイラーが院長をしていた病院です。そして息子のブロイラーは、引退する時に、自分の診た患者の詳しい記録をまとめています。これは、最近アングロサクソンのほうでも高く評価されている。アングロサクソンの精神科医は実践的なところはいいんですけれども、やや眼が荒い。スイスは実践的で、ヨーロッパのアメリカ合衆国といわれるのだけれど、見る眼は精細です。で、息子のブロイラーの一九四一年の統計だと、発症してそのまま荒廃状態に陥ってゆくのが一六パーセントもある。ところが一九六七年でしたかの統計では、それが一パーセントになっているというわけです。

スイスで起こったことが、他の国でも起こっているという保証はないんですけどね。あちこちで賛成があるのは、思いあたる節があるのでしょう。

クレペリンのころは、荒廃状態になるのを取り立てていうまでもないことと思っていたのでしょう。今では、統合失調症の典型は、これではなく、再発を繰り返す型になっている。

だけれども、最重症のが一パーセントになったからといって、他の人が同じように動いているかというと、そうではない。けっきょく中間の人が増えているということになりそうです。リハビリテーションとかアフターケアというところの比重が重くなっているのは、そのためでもあるでしょう。

それから、精神科病院に入院している患者の年齢が上がっている。昔は若い患者さんが主だったように記憶しますが、今は中年から初老が主です。病院の雰囲気も、それはずいぶん変わっていると思います。

この高齢化のために精神科医に内科の知識が必要になってきているという現実があります。私が精神科病院につとめていた一九六〇年—七〇年代前半では、三百床くらいの病院でしたけれども、年齢の高い方の中にも一〇年間に癌の患者は一人も発生しなかった。原因不明の衰弱死というものがなかったので、まず間違いないと思います。ところが今はそうではない。

余談ですが、昔は統合失調症患者に癌なしといわれていました。先のブロイラーの本にも、癌は「きわめてまれ」とあって数字が出ていない。これはこの本では珍しいことで、多分、彼は見なかったのだが、ひょっとして見落としていたかも知れないと思って、そう書いているのではないでしょうか。私の存じている院長さんで、胃癌になったのですが、統合失調症には癌がないのを、戦後導入された向精神薬のせいではないかと思って、クロールプロマジンをのんでおられた方がある。実際、その方は一〇年くらい再発していないのですが、それはクロールプロマジンのせいかどうか分かりません。精神健康のいい人は癌になっても長く生きるという統計がいくつかあるので、クロールプロマジンで精神健康をよくしているという可能性はありますね。しかし、癌が少なかったらしいのは、向精神薬以前からのことです。むしろ、向精神薬が普及してから、癌の発生率が上って一般人と変わらなくなってしまったといえるかも知れません。不思議なことですね。

もっとも、精神科病院入院者の高齢化は、その病院の歴史が長くなったせいもあるでしょう。それから、戦中戦後は患者の結核死や栄養失調死が多かったから、その後に異常なほど若い患者が多かった時期がある。新しく入った方々が主だったわけです。それと比べているのではないか。そうでなくとも、平均寿命の伸長ってものがある。こういう保留は必要です。

しかし、大きいのは、外来治療技術の発達でしょうね。(元兵庫県立光風病院長の)山口直彦先生が教えてくれたのですが、千葉の精神科救急センターの長がテレビで話していたそうです。一〇年前は外来に一〇人来たら六人入院させていた。今は一〇人に一人だと。もっとも、これは、その救急センターのことでなくて、一般精神科病院のことだと思います。一〇年前には千葉に救急センターがなかったし、その人はある精神科病院の副部長でしたから。それに救急センターは、すぐに帰れる患者が来ることは少ないと思います。

こんな画期的な変化が起こっているのか、ほんとうかどうかとちょっとびっくりするんですが、たしかにそういう感触はあります。その間にめざましい技術革新がないのに、とちょっとふしぎです。あるいは、一つの技術、たとえば向精神薬を使いこなすのには二〇年くらいかかるものなのかも知れない。また、ひょっとすると、精神科医になった時から向精神薬があった精神科医がようやく大部分を占めるようになったということがあるかも知れません。

それから、意識が変わってきた。医者も外来でやるのが普通だと思い、一般の人も、家族も、そう思うようになった。入院のほうが特別な場合、例外的な場合になってきた。二〇年前とは逆です。

これは日本だけじゃない。昔のドイツでも患者は皆入院させていた。ドイツのヘフナーなどは、外来で統合失調症をやることが大学病院でも許されなかったために、苦しまぎれに神経症という診断をつけて、外来治療をしていたそうです。一九五〇年代の話です。

一九七〇年代だと思いますけれど、世界の八つぐらいのところで、延べ一〇〇〇人ぐらいの統合失調症の患者を各国から集まった医者の集団が診察した結果をレポートしたのがあります。国連をスポンサーとしてやったのですが、そのレポートをみてますと、統合失調症の患者さんの問題というのはだいたい四つぐらいある。

ひとつは症状がとれない。もうひとつは退院ができない。もうひとつは対人関係がわるい。最後にもうひとつは職業生活につけない。そして、この四つはそれほど関連性があるわけではない。このレポートは私どもの臨床経験にあっているような気がします。つまり症状はとれないけれども、たとえば幻聴を聞きながら働いている人というのはいるんですね。けっこういます。症状をすっかりとらないと先にすすめないかというとそうではない。

つまり、症状はあっても、その症状との平和共存の度合いが患者さんによって随分違っている。ちょっと幻聴が聞こえたらパニックを起こして錯乱する人から、症状を持ちながら学校へいっている人とか、「まぁちょっとうるさいですけどね」とかいってやっている人まであるということです。いわれてみると当たり前の事だけれども、世界全部にわたって一〇〇〇人以上の患者さんから得られた結論とほぼ同じなんですね。逆に症状がないのになぜか退院できないという人がいるわけです。なんとなく病院から仕事にいくことはできるし、対人関係も悪くはないんだけれど、病院という基地がないと社会に出られない。そういう人はたくさんいます。

また、精神病症状もなくて、退院させると職場にいって何かはやれるが、対人関係が非常にまずい人もいるわけです。私の記憶している人だと、短期間で退院しては洗濯屋（ランドリー）なんかですぐ就職するのですけど、二、三カ月すると社長をなぐったりして戻ってくるんですね。どうもこういう人もいる。

最後に症状もないし、退院してるし、対人関係も狭いながらになんとかやっているけれども、仕事がどうもまずい。仕事にいくと一週間から一カ月ぐらいでやめて帰ってきちゃうと。そういう人がいるわけです。主な原因がここだ、という四種類の人があるというと、単純すぎるでしょうけど、症状のある人が全部いけないかというと、そうでもないんだというのは新しい見方だと思うのですね。社会に復帰できるかどうかは患者さんの狭い意味の病気というよりも患者さんの二四時間の生活全体あるいは行動のパターン全体に関係していることになります。それぞれについてどうしたらいいか、ということを別々に考えてみる必要が出てくる。

最初に、他では問題がないのに仕事のできない人について考えてみますと、仕事ができないということはどういうことであろうかというと、休むのが下手だということがひとつある。私は、患者さんは働くのが苦手なんじゃなくて、休むのが下手だから結果として働けないんだとまで考えたことがあります。患者さんが働くのをじっとみてますと、働くときは全く「しばしも休まず」である。ときには昼休みもどうしていいか分からないから働いていて、まわりの人からバカにされたという人もいる。

クレペリン作業テストというのがありますけど、クレペリン作業テストが非常にいいA″ぐらいの人にもそういう傾向がある。リラックスするということが苦手である。そこを掘り下げてみると、患者さんのなかに疲労感があまりはっきりしない人がいる。これではメーターのない自動車を運転しているのと同じですから、なかなかうまく運転できなくても無理ないだろうと思うわけです。

患者さんが働くようになるまでに、まず身体の感じですね、まず疲れたとか、肩が凝ったとか、いまリラックスしてるとか、緊張してるとか、そういった身体感覚を味わえるようにという主旨の面接をかなりの期間やってから就職してもらうようにしています。身体の感じをつかめるようになると、仕事が挫折しない。

もうひとつは患者さんの完全主義であって、ちょっとでも休んだらいかんのじゃないかとか、人がみてる、休めない、そういうことです。そういう場合にふたつのことを患者さんにすすめています。ひとつは、前日やりすぎたと思ったら二日目は手を抜く、二日合わせてとんとんになればよろしいと。ここで、その前に「やりすぎた感じ」ということがわかってることが大事なんですね。一日の苦労は一日にして足れりというのは聖書の中に確かにあったと思うのですけれども、まぁそれは理想であって、考えれば実際の職場ではそこまでは求められないのですな。しかし患者さんは、やりすぎたら翌日はそっと手を抜くことでかなり落着きます。

実際に働いている人、郵便局か区役所なんかへいって働いている人を順番待ちの折りに観察していると、役所だから特にそうなのかもしれませんけど、ちょっと仕事が溜まっているとちょぃと片付けて、一服するとか、お茶をいれるとか、あるいは書類をどこかへ持っていってかえりについでに仲間のところへ肩叩いて「よう！　やってるか」なんていってだべって、席へ戻る。いつのまにかトイレに行くとかしていますね。これが患者にはむずかしい。どうにも落着かない患者さんにはトイレで休みなさいといいます。少しぐらい長く行っていても、五分ぐらいなら呼びに来ないですから。

それから、特に疲れやすい時というのがありますので、それを患者さんに言っております。よく職人は三日、三〇日、三カ月といいますけれども、まぁそういう感じですね。私は一週間と三〇〜四〇日目と一〇〇日ということを、それからまぁ、あとは三カ月ごとに疲れる時があって、一年目にまた疲れると。そういう時は手を抜きなさいと。二、三日力をぬくか休んだらいいと。これを最初に気がついたのは、患者さんが働きに行って三〇〜四〇日目に「先生もう私やれませんからやめさせて下さい」という人が非常に多かった。四月から始めることが多いので連休明けですね。学生の五月病もこれかもしれない。自分がアルバイトをした時を考えてみても最初の一週間が一カ月ぐらいの長さに感じました。三〇〜四〇日目というのは、アメリカの戦争医学なんかのいう、兵隊が突然やる気をなくす時ですね。ベトナム戦争の時に三〇日ぐらいでヘリコプターで後方に連れ返して休養させたのは、四〇日目のくたばりを防ぐためだったんです。また人間の周期は三カ月周期だということは、いろんな所で言われていますが、三カ月ぐらいでくたびれがくると、仕事に就く時、私は紙に書いて渡すわけですね。ちょうど三〇〜四〇日目というと、四月から働き始めますと連休にあたりますし、三カ月ぐらいたったら、夏休みに近づきますし、またた三カ月ぐらいたったら、文化の日前後で休みが多いですし、それから、次は正月に重なりますし、わりと休めるんですね。そういうこと、仕事のリズムというものを患者さんに教えて軌道に乗せる。

私が言うとおりの間隔でなくても、とにかくあそこまでいったら休もうというふうに目安がありますと、人間余り疲れないんですね。目安を言ってあげると随分違うんですね。内科の病気でもなんの病気でもそうです。大体入院はどれぐらいかかりますか、ときく患者さんがいる。言ってあげると、スタミナの配分ができるんですけど、精神科の大きな問題は何カ月と言ってあげられないことですね。

たとえばマラソンだったら四二・一九五キロメートルとわかっているわけですから、スタミナの配分ができるわけですが、できるだけ遠くまで走れるところまで走ってください、というのは、非常に苦しいわけです。私は少し前、負荷心電図のためにベルトの上を走らされたわけです。「もういよいよ走れないというまで走ってください」と言われたのですが、自分が何時いよいよ走れなくなるかわからないもんですから、スタミナの配分ができなくて苦しかったですね。「ぶっ倒れたら何とかします」といわれたけど、命懸けで検査とはねぇ。

できるだけ期限を切ってあげるというのは重要なんですけど、医学が進んでくると期限が切りにくくなってくる。昔のドクターは、あんまり薬もなかったし、治療の方もあんな薬でよくお金もらってたなという感じでしたけど、その代わり予言は非常にうまかったですね。この患者さんは三カ月です、というと三カ月でお亡くなりになる。もうぽつぽつご親戚をお集めになって下さい、というとだいたい皆揃ったところでご臨終になる。非常に予後判断がよかった。今のドクターは三カ月といっても、二年もったり、親戚が集まっても、さっぱりなんともならなくて皆だんだんもういいかげんなんとかなってくれんかな、それともう一回帰って出直そうか、なんてことがよくある。治療の技術がいくらか力を持ち出すとそうなるんですね。医学が多少生命を左右できるようになると予言があたらなくなってきた。精神病でも昔のほうが予言できたと思うのですね。今は予言がしにくくなってきた。しかし患者さんは悲観論者ですから、入ったら一生出られないのかと非常に心配になる。入ったらすぐ出してくれと。すぐ出してくれ、という患者さんに聞いてみると、だいたい一生治らんと思っているのですね、皆が皆ではないですが――。私は友人のやっているのを真似したんですけれども、患者さんに聞くわけです。「だいたいどれぐらいで治ると思うか」と。だいたい三カ月とか六カ月とかいわれる方が多いですね。それでは私も頑張るからあなたも頑張りましょうと。こっちから言うよりも、患者さんに言ってもらう方が無理ないようです。

「明日」とか「私は病気でない」という患者さんには、ちょっと心配そうな顔をして、「ひょっとして、もう治らないと思っているのではないか」というふうに聞いてみるのです。「わたしは病気じゃない」と主張している人は、もし自分が病気だったら一生治らない病気だから、断固として、病気じゃないといわずにいられないという気持ちがかなりあります。まず入院の時、家族と本人の前で、予後にお互いの協力の呼吸が合うかどうかで大いに違ってくるから、どうかよろしく、と言うことにしています。

それから、患者さんの座談会の載ってる雑誌を見たんですけれども、患者さんの疲れというのは、二日ぐらいおくれて出ることが多いということを言ってましてね。「われわれの疲れは二日ぐらいおくれて、他の人にわかってもらえなくて、非常に困るんだよなぁ」とだれか言うと、皆「そうだそうだ……」と言っておりますので、どうもその傾向があるようです。われわれはこれを知っておく必要がある。たとえば、外泊してきたら、外泊疲れというのがあります。楽しくても疲れます。しかし、外泊から帰ってきてグタッとねて、翌日ケロッとしている人、あるいはその後の一週間スカッとしている人はわりと軽い人ですね。二、三日たってからグタッとねこんでいる人が多いでしょう？

外泊の期間をきめるには、「この前の〝外泊疲れ〟はとれましたか」と患者さんにきいて、決めたほうがいいと思います。あんまり頻繁に、つまり前の外泊疲れのとれてないあいだに、次の外泊を重ねると、患者さんがだんだんへばってくることがあります。

そういう話を別のところでしましたら、整形外科でも老人の疲れはおくれて来るということでした。

患者さんは多分、緊張がほぐれるのに二日かそこらはかかるんでしょう。私も年とってきて疲れが遅れて出るのがわかるようになってきました。その晩、風呂に入って早く寝たら翌日なおっているというのは若さの特権でありまして、二、三日たってなぜか今日はしんどいなぁと思って、ああそうかと三日前のやりすぎに思い当たる。これを周囲が理解しておくことが仕事に関する第三の点だと思います。上の三つを注意して行うと働けるようになる人は決して少なくないと思います。

それから、私の経験では、患者さん仲間が職を紹介したほうが長続きするようですね。職業安定所とか公立病院、リハビリテーションセンターの相談所とか、そういうところよりずっと成績がいいんですな。これはいったいどういうことかと思うんですけど、患者さん同士では、どうもお互いの回復の程度がかなりわかるらしい。「おまえまだ早い」などと言っています。また、患者さんを雇っている店や職場に直接新しい患者さんを連れてくるということは、その店は今労働力を必要としているからうけ入れやすいんだ、と。義理で頼まれて、あるいは、職安からたのまれて、というんじゃあないからいいんだと。それから、すでに患者さんを雇っているから、たとえ患者さんとわかっていなくても似た人にすでに慣れていて何となく心得ができていて安心があるのだろう。

新聞広告もバカにはならないのですが、ときにはだまされることがあります。患者さんにも今までの人生をとりもどそうとして、一旗あげてやろうという気持ちが強い人がありますから、だまされるんですが、なんとかの技術を身につけさせるとか、封筒の宛名書きをするとか、その時に授業料をあらかじめ要求する場合がありますね。教材代とか、テキスト代とかいって、五万円送って下さいとかいうのは、大体ダメですね。私の患者さんも何人かだまされています。もう送ってしまったとかいってね。そして、仕上げたものをこんなのは商品にならないからといって全部突きかえす。そういうのは先に金をとるのに多いと経験上いえそうです。

逆に職業としてセールスマンがダメかというと、必ずしもそういうことはないですね。セールスマンの対人関係というのは一時的なものですし、口から先に生まれたようなセールスマンがよく売れるかというと、必ずしもそうではなくて、ちょっとオズオズしているような人から買ってあげようという気になることも結構あるわけです。そして、セールスマンは仕事をちょっと休んで喫茶店に入ったって大丈夫です。そういう点がいいですね。

それから、これはうっかり勧めるわけにいきませんけど、株をやっている人はかなりいます。あまり投機的な株じゃないですけど、統合失調症の患者さんは損しないですね。うつ病の患者さんのほうが損をするらしいです。あれは、株の勘は統合失調症の人の勘が向いているのかもしれません。うつ病の人は人が買った時にワッと買う。時代の流れにうつ病の人は合わせようという努力をするものですから。だいたいうつ病の人が株を買うときはもう遅いんです。失敗しても恥かしいから言いませんがね。統合失調症の人は株の取引は電話だけでするものだから対人関係に気をまわさなくていいし、それから非常な用心をする。大暴落があったらさすがに具合が悪いですが、だいたいにおいてやっていける。

それから、私最近気づいたのですけど、患者さんが「しんどい」とか「つかれた」という時にはふたつありましてね、緊張して疲れているときと、患者さんは、長いことリラックスの味をしらないもんだから、リラックスして、体がぐたっとしているときに疲れたというのとふたつあるということですね。

そこで、患者さんがくたびれたというとき、かたい疲れか柔らかい疲れか、気持ちのいい疲れか気持ちの悪い疲れかということをききまして、柔らかい疲れ、気持ちの悪くない疲れはリラックスできるようになったことで、むしろプラスの傾向だと。長らく緊張しつづけてきた人は、筋肉のゆるみと疲労感との区別がつきにくいものです。

薬を出しているからということもあるでしょうが、患者さんで眠気を訴える人がいます。この場合も嫌な眠気か、それとも気持ちのいい眠気かということをきく必要があります。嫌な眠気というのは、まだまだということですし、気持ちのいい眠気はおおいに味わってもらうといいのです。眠れない患者さんは、働いても長続きしないようです。休息がとれていないから当たり前のことですけど、眠る気持ちよさを味わってもらうというのも回復の土台だろうと思うのです。

退院できない人は、仕事できない人と同じように、いわばその前段階にいると考えてもらったらいいと思います。退院できない人というのは、病院の中では適応しているけれども、外ではうまくやれないということですが、随分いろんな人がいますね。名古屋でデイケアセンターが始まってびっくりしたのは、所長にきいたのですが、二三歳ぐらいの患者さんですけど、生まれてから物を買ったことがない。全部お母さんに買ってもらっている。センターからすぐみえるところにいつも駐車している車がいるんで聞いてみると、お母さんがじっとみているんだ。これは過保護といえば過保護ですけれども、患者さんにも、お母さんもじっとみていられない、ハラハラさせるようなところがあるんでしょう。しかしいずれにせよ、人生の経験で当然しているだろうと思うようなことをしていない場合があるんですね。このころ、みんなで考えた合言葉は「はたらけるように……」だけじゃなくて、「生活の再建」ということですね。トータルな生活の再建ということを目指すのですが、まず地下鉄にひと駅乗ってもらうことから始める必要があったのですね。それからレクリエーションの計画を立ててもらうとか、そういうふうなことからひとつずつやっていったことを記憶しています。入院している間でも「生活の再建」という目標を置いてもいいんじゃないかと思うのです。精神科病院への入院も、急性の患者さんの場合、外から奔流のようにワァーとはいってくる体験に振り回されないように刺激の入り口を狭くするという意味で非常に重要な意味をもっていて、病院への入院がなくなり、全部外来でやれるということはまぁ、よほど病気そのものが変わらない限りはないと思いますけれども、刺激を最小限にして安定を保とうという急性期と、それからすこしずつ外からの刺激に反応していくということを主体にする時期とは、病棟なども別にしなきゃあならないだろうと思うのですね。

私が勤めていた精神科病院は非常にいい病院だとされていましたけれども、それでも慢性期の症状のとれない人と、急性期の患者さんとは、同じ病棟だったわけですね。新患を何十年も入院している患者さんと同じ病棟にいれていたわけですけれども、あれは患者さんには必ずしもよくなかったと思うのです。たとえば、どうしても牢名主のような人がいて、「おお入院してきたか、オレはもう五年もおる」とか「一〇年もおる」と言っておどかす。そういう人が必ずいるんですね。

病棟の中には、医者も看護師も知らないような患者同士のコミュニケーションが必ずあるんです。医者にあだ名つけて、子どもがいるとか、結婚しているとかいないとか、趣味はなんだとか、そういうことをどこから聞いてくるのかものすごく知っています。敏感なウサギは耳が長いといいますが、患者さんのアンテナは少し敏感すぎます。ことに急性期の患者さんというのはアンテナがふるえすぎて、かえって雑音まで拾ってしまうようなところがあります。ひろやかな空間があり、個室にこもることもできるのが理想でしょうがね。騒がしい新入りに煽られて、鎮静しかけの人にまた急性症状が燃え上がることがある(精神科医の市橋秀夫さんの指摘)。

鉄は熱いうちに打てという諺がありますけれど、症状がなかなかとれない人という問題は、急性期病棟の整備ということでかなりよくなるんじゃあないかと思うんです。

私は古い精神科病院に勤めて、戦前からの記録を読んだこともあるんですけれども、二〇年三〇年と入院している方でも、何回か退院のチャンスがあるんですね。あるんだけれど、それが気づかれずにやり過ごされている。

それと、慢性期の妄想というのは急性期の妄想とだいぶ違うんですね。なんか現実離れをしているんだけれども、まぁ私は仮に「不死なる意志」と名付けたことがあるんですが、たとえば飛行機乗りになりたいと思って自衛隊にはいったら、整備の方にまわされた。そこで発病して送り返された。こういうテーマはこの人が四〇歳になっても五〇歳になっても変わらない。パイロットになりたいという意志が根本にあって、それがいろんな妄想になっているのですね。飛行機を今からつくると言って、水をグーッと飲んで、水をコップに一杯飲んだら飛行機がどこかで一機できている。バケツ一杯飲んだら、航空母艦が一隻できていると。

こういうふうになってくるのは、どうも急性期の妄想とは違って見果てぬ夢みたいなものです。そういうのは、どういうところから出てくるかというと、病院が隔離的であった時代と関係があるんじゃないか。かなり親しい関係ができた患者さんですがいつもテレビと話しているんですね。テレビを〝コンピュー〟といっていましたが、〝コンピュー〟がいろいろ教えてくれると。「その教えることは確かか」と聞くと、「イヤあてにならないんだけれども他にどこからも教えてくれるところがない。これしか頼りになるものはないんだ」というようなことを言いましたね。なるほどと思いました。

日本でもいわゆるICUというんですか、集中治療室を精神科でもつくるべきだという意見、あるいは実際にやってみたという病院がありますけど、そういうところでは家族も住める部屋を隣につけた急性期の病棟をつくってかなりの成績をあげています。

退院できない人は、これからは、だんだん減ってくると思うのですね。そのかわり、結核の病棟の華やかなりし頃からあとですか、結核の引潮の時期に、患者さんの年齢がどんどん上がっていって、どこが悪いのかわからない、たしかに結核は治っているんだけれども退院できないという人がいたのですけれども、それに似た方《かた》が主になってくると思いますね。そういう人と急性期の患者さんとは、分離する方向に進むだろうと思います。

バンクーバーのシステムはひとつのモデルのようにいわれていますが、よく聞いてみると、あそこの市立病院でも何十年も入院していると思われる人もいるわけでして、そういう人は病院の中でまあほどほどにやっていく病棟で、患者五〇人に一人のドクター。一方急性期の病棟は患者一〇人に一人のドクターにして、急性期の治療をきめ細かにやってきたということだったようです。

最後に対人関係の悪い人ですけれど、これは非常に難しいですね。なんていうんでしょうか、これはいろんなところに原因があるんだろうと思いますね。

われわれが手をつけられる面だけを考えますと、まず入院は依頼があったときすぐ入れられるという方がいいんですね。二、三日家庭で待機させてる間に家族と患者との対人関係は急速に悪くなるんですね。それはいくら病気のためだと思っていても、ののしられたり、乱暴されたということは頭にのこるんですね。

家族は病気のためだからと自分にいいきかせて、怒ったらダメだと腹立てないようにしようとするけど、じゃあ忘れるかというとそれはできることではない。患者さんのほうもそんなときに家族の人から「何をいっているんだ」とかなんとか普段きかないような言葉を聞く。それが非常に記憶に残る。そういう意味でも二、三日待ってもらうことは患者さんの方でもしんどいですね。

それから、これは名古屋市立大学に勤務していた時代に一緒にやっていた若い人たち、たとえば向井功さんなんかが言っていたことなんですけど、家族に、どこか治療の一翼を担っているという感じを持ってもらうことが必要だと。集中治療室に入っていて、全く何が起こっているかわからないというのではいかんということを言っていました。

それと関連して、入院してから四〇日目ぐらいには、患者はかなり治ってて家族の不安の方がたかまってて、家族の方がおかしいようにみえると。「あの親の方がおかしい」とよく言ってしまうのですけれども、どうも入院後四〇日目ぐらいが家族のおかしくなる時期であると。家族には一方では、治療にある意味で参加してもらうというような気持ちをもってもらうようにしむけながら、もう一方ではせっかく入院したんだから今まで大変だっただろうから、まぁゆっくり休んで下さいというふうにして、同じように家族の人の睡眠の状態ぐらいはきいて、必要なら治療するのがどうもいいようです。

発病前から親との関係がうまくいかないという人もあるわけです。英国でいわれているのは、患者さんに注文をつけるのが多い親があると。たとえば患者さんが出掛けようとしたら何か一言いいたい人というのがあるんですね。「ちょっと服装おかしいからこっちのセーター着ていきなさい」とか、「今日は寒いから明日にしなさい」とか、「どこへ行くんだ」「ちょっとそのへん」「ぶらぶらそのへん歩かないでどこそこへ行きなさい」とか、一《ひと》言《こと》いいたい「一言主《ひとことぬし》のみこと」みたいな人がある。こういうふうにコメントをサッとつける親の場合には、一週間分の親への被曝量を減らしておく方がいい。多少引き離す方がいいということですね。イギリスの実際では一週間に九〇時間以上親に会わせてはいけないとか、親と子のいる時間を具体的に決めていますけど、そういうことが必要な場合もあるだろうと思います。

最近、家族療法、――家族もこみで治療するということが統合失調症の場合でも行われていますけれども、家族精神医学会の最近の雑誌でも、統合失調症の人の家族集団療法というのは一生懸命やっているが、こうしたらいいというのはまだないですね。今後に期待したいと思います。

ではこのへんで……。

【問】

ＩＣＵみたいな形の病棟の逆の反対側の試みになるんですけど、退院できない人の病棟のなかでできた人間関係というのは自分たちでは好ましいという気持ちのいい人間関係みたいなのができますね。精神科病院の病室という場合も含めて、患者さん同士の集まりも含めて、もちろんそのなかに看護師も医師も入ってくると思うのですが、あるときはその場自体をくずさなければ治療が完結しないわけです。退院という形で社会に出ていくことがそうであるとしたら。その時に今の保健所なり、政府で考えているデイ・ケア・システムとか、共同作業所的なものとか、場合によっては寄宿舎といった形のものを将来の像としておいて、それが制度上社会福祉的なものになるか医療的なものになるか別にして。先生は外国でいろいろな所をみてこられまして、退院した後こういった別の環境をつくっていくのか、また退院すれば個人の責任だというかたちをとっていくのか、先生はどうお考えですか。

【答え】

私自身の経験から言いますと、入院している中でできた友人関係、さっき就職の話をしましたけれど、これを大切にしようとしてきました。僕の診察の日に皆集まるわけです、待合室に。待合室がデイ・ケアの感じで集まって一緒にコーヒーをのみに行ったり、今働いている人がおごるといったルールができたりしていました。その時に一〇年ぐらい入院してて退院した人が、「おれたち同士じゃなきゃ話通じんよな」と言っていましたが、長く入院していた人は退院後もこのような人間関係を続けるのが非常に大事なように思うのですね。病院の中に起こったことを話し合ったり「誰某について、××先生が○○言っていたけど」とか情報を交換したり。他のどんな話ができても患者は家族とは病院の話だけはできないですね。病院の話をすると家族は「もう、うっとうしいからやめてくれ」と。「そんな話がどうしてしたいんだ」とそんなことで喧嘩になったりします。入院している時の人間関係は退院して後にも持ち越してよいと思うのです。私は、そういう人間関係をくずす必要はないと思います。患者さんはお互いに心配しあってますよ。そこから引き抜いて人工的に割り当てた環境ではなかなかうまくゆかないのではないかな。外国のことはよく知りませんけれど、最後の決断は患者本人にまかすという姿勢が強く、周囲はあくまで助言です。本人の責任をみとめるわけです。入院中もそうあるべきだという考えもあります。ここ二〇年ぐらいに出てきたことですが。

【問】　急性期の患者さんで病識のない場合、退院されて外来通院しますのに、本人は病識がないから薬もいらんし治療も勝手に止めてしまいますでしょう。それをどういうふうに考えたらいいのか……。

【答え】

これは精神医学の責任でもあるように思いますが、患者さんが辛いと思っていることと精神科医なり世間がみて異常だと思っていることとは一致しないみたいですね。病識を幻覚や妄想中心にするだけでは狭いのではないか。幻聴とか妄想というのはどうも幻聴や妄想の前にもっと怖いことがあって、幻聴や妄想が出ると少し楽になるみたいですね、そのためになかなか病気と思いにくい。脳がこうありましてね（絵を書く）、こっちが前なんですが向精神薬が効くのはこのドパミン経由システムがあって、それが幻聴とか妄想をつくって、これに対して薬が効くと考えられているんだけれども、このシステムが病気のもとかというとそうじゃないという意見が出てきて、もうひとつの所に病気の本体があって、ドパミン系は脳が暴走せんようにやっているシステムだと。これがふだんは有効に働いているけれども病気になるとここがガタピシいい出すと。これのきしみ音が幻聴とか妄想というもので本当のところではないんだという意見がありましてね。僕もどっちかというとそっちの方が正しいんではないかと勝手に思っています。私の友人で若くして病気になったのがいるんですけど、あとでいろいろ聞きますと幻聴が聞こえたらほっとしたというのですね。

幻聴にも二種類あるんですよ。しょっちゅうグチャグチャ言っているんだけれども訳がわからんというのが一つ。何かわからんけど何か自分のことを言っているみたいだけどつかめない。そしてどんどん変わっていく。これがとても辛いみたいですね。

もう一つは同じ繰り返しの幻聴。内容にもよりますが、それ程は辛くないそうです。患者さんが幻聴を訴えるようになるとだいぶよくなっていることが多い。最初グチャグチャいう幻聴の虜になっている時は余り訴えないですね、幻聴がこうこうというのは少し過去のことを言ってるんですね。妄想も、患者さんを楽にする面があるようです。というのは何もわからんけど圧迫されている感じが「こういう原因でそうなんだ」とか「どこがあやつってる」とか「どういう人間からこうされてる」とか「隣の家がどうこう」とか原因を思いつくとほっとするんですね。われわれもそうでしょう。今ガーンという音がしたらみんな「何だ何だ」いうでしょう。向こうの方でタンクローリーが爆発したんだとか何とか聞いたら、「すごい」とか何とか言ってるけどほんとうはだいぶほっとするでしょう。患者が本当に辛いのは何だというのは、ぎりぎりのところは私にもよくわからないんですが、どうも発病の前の方が辛いようですね。われわれが外からみて病気になったなあと思う直前が一番辛いみたいです。私も学生の下宿に往診した結果などを書いたことがあるんですけどね。最初に、だんだんだんだん深入りしていく時が非常に怖いと。それを読んだ患者が「先生、もうひとつ奥があるんだ」と。「病気になる直前には深い穴にポーンと落ち込むような、パアーッと裂け目ができるような、裂け目を覗くような、なんとも表現できないようだけれどそこがあるんだ、そこが一番怖いんだ」と。北大の諏訪望先生が書かれた本を読んだら、昔からそういうことを言う患者さんが時々いるということですね。だけど

「先生あれはもうきかんといて下さい、思い出すだけで怖い」というようなことを言いますね。どうもそれが一番、体験談としては怖い。その前にね、てんかんか統合失調症かわからないような現象があって、身体の中からパアーッと光がでるとか……身体の中からそれが出たのか外の世界が光ったのかわからないとか、ある患者さんの手記ではそれが一番怖いと書いていましたね。また、何が病気かと患者さんに聞けば、必ずしも幻聴・妄想じゃないんですね、私が山口（直彦）先生と共著の論文で書いているんですが、治る途中で「発作」と患者のいう、頭痛や、何か急に電灯がギラギラみえたり、そんなに大きくない神戸駅が壮大に見えたりという短期間の意識変容があって、これはマイナー・トランキライザーでなおるんですね。そして患者さんはこのための薬は欲しがるんですね。「先生あの薬出してくれ」とか「あの薬よう効いた」とか。病識という問題も、「高校時代も今と同じ?」とか。「生まれてからずっとこう?」ときくと「少し違った」という答えになることが多いです。妄想が確信されている場合は「僕としては本当かどうかはわからないけど、とにかくそれ程悩んだらノイローゼになっても不思議じゃないね」というと賛成してくれる場合がある。実感は論理より強い。幻聴とか妄想とかは、病気のせいであると押し問答しても余り身につかない。無理にとろうとしてもとれないし、なくなる時はいつの間にかなくなっています。むしろ私は妄想をとろうとするより夢に注目しています。夢を詳しく聞きすぎるとこれはこれでまずいのだけれど……、幻聴とか妄想とかを夢にみたという人が出てきたらそれは消える前兆です。何度も再発している人には発病の寸前に見た夢がしばしば出てきます。「七転び八起きだね」と言います。病気の長さ自体が一番の苦痛になってくるのです。再発した時の入院は短期間に退院して、また気安く来れるということがこれから大事じゃないかと思うんです。神戸大学の医局は石垣島にある沖縄県立八重山病院の精神科医療を担当してきましたが、「どうも調子がおかしいから入院させてくれ」とやって来て、病棟へ行って注射を一本打ってもらって数時間のうちに「楽になったから」とそのまま帰ってしまう例が多いということです。開放病棟であるだけでなく、外来と病室がひと続きで、病室が見えるのです。これで済んでいるんですね。このように病院の敷居を低くすると、こうなるのは、患者は初期の変調をすばやくキャッチしているということです。こういうふうにだんだんなるんじゃないでしょうかね。

それに薬が合っていない場合もあるでしょうね。ほんとうにその人に合った薬は「水みたい」といったり「今の薬合っていますす」と患者さんがいいますね。しかし、患者にしてみれば医者に文句をつけるのは大変なことなんですよ。ですから医者から「のみ心地」をきく必要があります。私はずっときいてきました。

（「兵庫精神医療」八号　一九八七年）

文庫版への付記——当時の考え方の一端が出ているかと思われる。私の考えは基本的に変っていない。他の文章と重複する部分があるのはお許しいただきたい。

## 対話編「アルコール症」

「今度は対話編かい」

「一方的に話すのに疲れたのさ。年とともに一方的に演壇からしゃべることが多くなる。これは微妙に自分を変えてゆくね、あんまりよくない方向に——」

「少しずつ独善的になるかな。それより、反応を期待しないでしゃべる癖がつくと、自己模倣に傾くね。つまり、自分の語り口ができて、それをなぞってゆくということだ」

「そのとおり。それが私らしい話ということになって、悪循環が生まれてしまう。画家の林武だって一生バラばかり描いていたかったかどうか。別の描き方をしたくなかったかどうか。だが、『林さんはああいう描き方のバラでないと』と画商が受けつけない。若い時は自分の語り口や文体を持てないことに苛立つ。それができると、今度は自家中毒を起こす。難しいものだ。世間には既成概念を聞くと安心するという心理があるしね」

「きみはアルコール症を診たことがあるのかい」

「そう、東京で精神病院に勤めている時が主な体験かな。こっちでも診ているが、少ないね。名古屋では診なかった。あすこはアルコール症が少ないんだ」

「そんなところがあるのかね」

「うん、東京では大工さんのアルコール症は治しにくかった。建築の祝いには酒がつきものだからね。それを名古屋で話すと、いや、ここでは酒を出さない。五合瓶を持って帰ってもらうようにすることが多いといわれた。びっくりしたね。自動車の普及のせいかなと思ってみた。たしかにあの町は自動車がないと暮らせないようだ。だが、それだけではない。東海地方は全国でいちばん単位人口当りの精神病床数の少ないところだ。それにはアルコール症の少なさも手伝っているだろう。むろん、アルコール症がないわけじゃない。だが、それはよそから来た人が多いというのだ。この言い方には、土地の人の排他的な感情が混じっているかもしれないが。繁華街が少ないのは事実だよ。他の都市から見ると、桁違いに小さい女子大小路とかいうのがあるくらいだ。そうそう、東京の浮浪者のアルコール症は治りにくい。繁華街の裏口に置いてある空き瓶の酒を集めると結構の量になるというんだ。それは名古屋では通用しないといわれたね。空き瓶に酒が残っているなんて考えられないのだってと」

「ずいぶん違うんだな」

「そう。アルコール症は地域によって大違いだ。それによって治療法も変わってくると思う。九州の精神科医、北海道の精神科医、関東の精神科医、それぞれがアルコール症の治療法を書いているが、そこの飲酒文化の違いを反映しているという感じがとてもする」

「たとえば？」

「九州大学の精神科に碇《いかり》さんというドクターがいる。彼は宴会療法というのを提唱している。患者と一緒に宴会をするのだ」

「えっ」

「彼は北九州の炭鉱地帯で仕事をしていた。あすこは昭和三〇年代から、エネルギー政策の転換といって、要するに石炭から石油に換えるということなんだが、それで沢山の炭鉱を廃山にしてしまった。その一〇年前は、傾斜再生産といって、石炭が最重点で、都会から炭鉱へ行く人を美談だと新聞が書きたてたり、天皇が坑道の奥深くはいったりした。政策転換とはむごいものだね。炭鉱の社会は非常に緊密な共同体だった。それが根こぎされたわけだ。アルコール症が激増したのも無理なかろう」

「第二次大戦中にアメリカ軍の基地に雇われたりして生活のスタイルを失い、貨幣経済に強制的に編みこまれたエスキモーやカナダ・インディアンが人口の半分ほどもアルコール症になってしまったのに似ているね」

「生きがいが確立していた人が、社会変動のために生きがいの基盤を掘り崩されて、もう一度生きがいを求めようもないという事態だとこうなるのだろうね。一民族がアルコール症になってゆくとは悲劇だね、まったく」

「酒は人類最古の安定剤だというが、安定剤がわりに使うとよくないようだ。いくら飲んでも、心の安らぎが得られるわけでない。いや、得られる人はわれわれの目に留まらないわけか。得られない人がいるということ、得られない人は、とにかく意識を失うまで飲んでしまうということだね」

「そうだ、楽しみながら飲むといいわけか」

「酒を味わうのはいいんだろう。うっとりとしたところで止めるから。だから、碇さんは、酒を楽しく飲めばずいぶん状況はよくなるだろうと考えた。彼の挙げている例では、四〇年くらい飲酒歴のある女性が出てくるが、このおばさん、酒がうまいとは一度も思わなかったそうだ。宴会療法は、医師や看護師、看護士も交えて、酒と肴を用意し、カラオケも準備して、どんちゃんさわぎをする」

「医師も座持ちがよくないとだめだろうね」

「必ずしも座持ちのよい人とは限らないらしいよ。精神科医が対人関係の達人とは限らないのと同じだね。碇さんはたしか酒を飲まない」

「結局どうなるんだ」

「酒との関わり方が変わる。結果として酒量が減り、いつでも酔っぱらっている必要が減る。小諸で一九八四年にあった精神病理懇話会の席上、ビデオを見せつつ発表した時は、聴衆は皆うなったね。壮絶というか、何というか」

「なるほど、きみのいわんとすることはこうだろう。それは北九州の、一部かもしれないけれど、その現実に即したやり方だと——」

「そのとおり。だから聴衆もはじめは抵抗を感じていたけれど、途中からは引きこまれて声もなかった」

「どうして地域によって違うのだろう?」

「それはわからないね。緯度の高いところほど強い酒を飲むという原則も日本にあてはまらないね。蒸留酒の技術がポルトガルかオランダだか、ミャンマーからマレイシアだか、とにかく南西の方角からやって来て、まず八重山群島、それから琉球本島、そして薩摩にはいったという事情もあるだろうがね」

「よくいわれるのは、酒を飲む地方と飲まない地方の差がかなりはげしいこと、それから、同じアルコール消費量でありながら、東北と九州および高知とではアルコール症発生率が非常に違うこと。これは社会精神医学が取り上げて調べているみたいだが、要するに文化の相違だろうね」

「世界的にも文化によって酒に対する態度は幅があるだろう」

「そう。イスラム圏は酒を飲まない。インドネシアだと薄いビールはいいらしいが、アラビアでは酒類は禁止で、重い罰を受ける。ヒンドゥー圏も禁酒地域だが、罰はどうかな。アメリカ、西欧、中国ではお酒を飲むのはいいが、酔っぱらうのは社会的に排斥される。

もっとも、コーカシアンはアルコール分解の過程でアセトアルデヒドの加水分解酵素を皆持っているが、日本人は持っていない者も多いらしいね。あるいは能率のわるい酵素（アイソザイム）しか、ね。日本人が酔っぱらいやすいのには生理学的な根拠があるわけだ」

「しかし、外国のアルコール症にくらべると日本のアルコール症はかわいいものだというね」

「ほんとうのところは知らないのだけれど、アメリカでは、「ドランカードとコミー」は職が得られないというね。コミーとはコミュニストのことだが。だから、アルコール症の人は失業してますますアルコールに溺れてゆくという悪循環があるだろうね。サウディアラビアなんかはアルコール販売が死罪じゃなかったかな。あすこのアルコール症ほどひどいのは見たことがないと実見した精神科医が言っていたね。地下室で酔いつぶれているアルコール症者の群――」

「ハワイで、カナカ族の、高見山みたいな大きさの青年が、そう、ダイアモンド・ヘッドの少しワイキキ寄りの誰もいない浜で、真昼だった、仁王立ちになって海のほうをぐっと見つめていた。よく見ると、足元のアイスボックスから罐ビールを取っては一息に飲み干してポーンと海に空き罐を投げる。いつまでも、いつまでもそうしていた。雄々しくてとても孤独な感じだった。日本のアルコール症の崩れた甘えた感じから遠かったな」

「眼に浮かぶようだな」

「一休みしたいね」

「ああ、少し疲れた」

「話が世界に広がりすぎたかな」

「うーん、私の言いたかったのは、アルコール症は地域によって違うということなんだ。それから、階級によっても違う」

「アルコール症の治療者も地域によって違いそうだね」

「多分そうだろうね。碇さんの宴会療法は他地方では実践しにくいだろうね。それは患者側だけじゃない。精神科医の側にも九州には骨太の実践的精神があるように思うね」

「そうだね。けれどもそれだけじゃなくて、あれは難しいアルコール症の治療に挑戦したという、地域を超えた意義があると思うな。つまり家族から見放され、友人もなく、趣味もなく、野球や相撲にひいきのチームや力士があるわけでもなく、酒の種類や銘柄はおかまいなしで、ひたすら麻痺と意識混濁を目指す、そういう患者は治療が困難だと君が書いたことがあるね。それを碇さんは読んでおられると聞いた。これにヒントを得てひとつ挑戦してみようとしたんじゃないかな。そういう例はまわりにいっぱいいたろうしね。あの試みは困難な例の治療に初めて道をつけたといえると思う」

「私が挙げた中で「家族が見放していず、友人と飲むことが多く」ということはどこか人間的魅力があるということだね——、「何かの趣味があり」——世界に向かって部分的にせよ開かれているということだ――、「野球や力士にひいきがあり」――ということは同一視する対象があるということだね――、「酒は何で、銘柄が何という好みがあり、ほろ酔いを楽しむことができる」、こういう条件の全部が揃っていたらアルコール症にならないだろうが、多いほど治療がしやすいのは当然で、こういう条件の多くを充たしている患者しか結局は治療になっていないね、残念だけど」

「その範囲できみが書いている経験をもう一度述べてくれないか」

「繰り返しは残念だけど、新しい体験に乏しいから、そうするよりないな。私が最初になるほどと感心したのは、ヴァルター・シュルテという南ドイツはチュービンゲン大学の教授でもう亡くなった人の指摘。独特の恥辱感あるいは劣等感――ひがみというか――がアルコール症の人にあるということだね。彼は、サン・テグジュペリの『星の王子さま』の中の「アル中の星」を例に挙げている。アル中は王子さまに「ああ恥ずかしい、恥ずかしい」「何がそんなに恥ずかしいのですか」「アル中であることが恥ずかしいのです、ああ恥ずかしい」と言ってアル中はまたぐいと一杯ひっかけましたとさ、という話だ。恥の文化とか罪の文化とかいうけれど、これで見ると西欧でもアルコール症者は恥の文化だな。私は、この恥意識に注目して対応の仕方を考えた。もう一つはかねていわれているのが、アルコール症の人はブラック・ユーモアを使うし、わかるということだね。ユーモアがわかるのなら、これを放っておく手はあるまいと思ったのさ」

「両者は無関係じゃないね。恥にまみれた自分をユーモアで捉えるということは、ひとつの健康化への試みだろう？」

「ユーモアの極致は、例の『宝島』のスティーヴンソンの『ロバを連れての旅』だということを昔読んではっとしたことがある。南フランス旅行の話だが、昔のこととて荷物をロバに積んで行く。ロバがぬかるみに足をとられて倒れる。民衆は見ているけれど、手を出さない。こちらはあれこれ意志を通じさせようとやってみるけど、だめだ。この旅行記がユーモアの極致だというのだね。つまり、惨めさの中にある自分を距離を置いて眺めるということだ。これは成熟した態度だけど、アルコール症の人に話すユーモアはだじゃれ程度でいい。あまり深刻なのはどうかな。治療者からは、相手ほどブラックでないユーモアを返す」

「どういうふうに？」

「いや、むつかしいことじゃない。酒というかわりに「米の汁」でいいんだ。それだけでアルコール症の人は治療者の「武士の情」を感じるはずだ。入院治療でも最初が肝心で、家族に「簡単だが実行はなかなか難しいことを一つ守ってくれますか」と言い、これに同意するのを入院の条件とする。当方が引き受けるまでに言わないと、家族は真剣に聞いてくれない。それは人情だから、必ず、同意してもらってから治療を承知する。それまでなら家族は「治るためなら何でもしますから」と言うからそのうちが花だね。もっとも、その時も「それで必ず治るとまでは言えないけれど、少なくとも実行してくれるのとくれないのとでは大違いだと思う」と言って、安請け合いはしない。お願いするのは「恥をかかさないこと」で、「むろん酒飲みへのいろいろな説教はみんな恥をかかせるようになっている。それで治る人もいるだろうけれど、そういう人ならここまで来ていない」と言い、「酒を止めてえらいね」という言葉でも、「どうせ俺はそれぐらいしか褒められることのない奴さ」とひがんでしまうという話をする。また、私も患者が聞きあきたような説教はしないという。実際、それは同じ穴に何度も釘を打つようなもので、だんだん力を強くしないと同じ効果が得られない。強くすると副作用、反作用が大きくなる。これは、一般にスパルタ的といわれる方法の欠点だね。ハト派のやり方は手ぬるいかもしれないけれど、何度でもやりなおせる。七転び八起きってわけだ。実際、このせりふは口癖のように使ってもいい。しかし、たいていは患者の側に初めて聞くという驚きがないと治療的な対話にはならないものだ。「またか、この先生も同じことを言う」と落胆するだけだ。この患者がまだ聞いていないことはどういうことだろうと考えをめぐらすことが、治療者の進歩になる」

「新しい内容なんてなかなか思いつかないだろう」

「いや、たとえば、患者が私は酒が好きで、といったら、いや、きみは米の汁が合わないと答える。どうして、と聞かれたら、何でもやりだしたらやめられないものはその人に合っていない、と言い、誰れでも苦手なものが一つや二つはあるものだと言う。そういう問答でも結構耳を傾けてくれるよ」

「入院したら、きみはどうする?」

「点滴して電解質を正し、肝庇護に葡萄糖を入れ、時には非常識量のビタミン$B_1$を初め、向神経性ビタミンを加え、よくルシドリールか何かを入れる。振戦せん妄は最後の良心の現れで、治療のチャンスだというシュルテの見解もあるけれど、私はせん妄を防ぐほうだ。アルコール症の人は、一見大丈夫にみえても、どこか神経系をやられていることが多い。内科的に親切に看護することは、アルコール症の場合にもよい効果がある。

こういう状態は二週間くらいで終わる。後は一見普通の人だから、扱いが微妙だ。一見普通に見えるのに、絵画テストやロールシャッハ・テストをしてみると、慢性分裂病かと思う例が結構ある。こういう構造のゆるいテストで暴露され、構造の硬いテスト、たとえば知能検査やクレペリン作業テストではあまり欠陥がでない。画なんかでは統合失調症と似ているが、社交性は一見よいし、職業的行為はちゃんとやれるところが違う。その代わり、人格の芯は統合失調症より崩れているかも知れないね。たとえば、統合失調症の人にとって、言葉は重い。重すぎるくらいだ。しかし、アルコール症の人には言葉は紙のように薄っぺらだ。私は、アルコール症の人の行動を信じ、言葉は信じない。両方とも信じなければ治療関係が成り立たないから——。で、禁酒を誓っても、気のない言い方で、「ああ、それは結構」くらいの返事をする。「酒を断って三カ月になります」と言えば、「三カ月は三カ月の値打ち、一年なら一年の値打ちだね」と言う。これは、実績はそのかっきりの価値を認めるという意味だ。それ以上にも以下にも評価しない。これが、患者にとって結局いちばん楽なのだ。

入院中、重要なのは、文化祭とか何かの催し物で役につけないことだ。あくまで平《ひら》で参加してもらう。いろいろ気の利いたことができるので、つい使ってしまうが、こうした患者は、外での劣等感を内で威張り人を使うことで代償しようとする。この味を覚えると、治りがぐっと悪くなる。部屋の責任者にすると病棟のボス化したりする。

その代わり、奇装をしたり、髭を立てたりすることは認める。髭は立てたら剃らないように勧める。これは男性の象徴である。これを簡単に母親や妻の「何よ、むさくるしい」という台詞で剃ってしまうことが多い。こういう去勢的な台詞を家族に禁止しておくのが重要である。実際、ヒゲを立てた患者の予後は一般によい。

退院の時には、「酒を止めたということを友人にいわないこと」と言う。実は気が付かれるのが意外に遅いことを味わってもらう。他人は、それほど自分に関心を持っているわけでないという現実を体験してもらうことだ。耐えられなくて言ってしまう人は、どうも予後が悪い。もう一つ、酒を止めたことを知ったら友人が「おまえはえらい。あんな好きな酒をよく止めたな。意志が強い。だから、どうだ、この一杯を飲んで、また止められるだろう」という、そういう悪友が現れるものだと予言しておく。友人にこう言われると、自分の意志が強くて大丈夫だという気になるものだ。だが、これは悪魔のささやきだ。「私はそれを酒をやめたという友人にやったことがあります」と告白する人が少なくないね。それがヤマ場で「俺はそっちは卒業したからジュースにする」と言うかどうかに今後がかかっていると告げる。

後は外来でやるわけだが、時に遅い子が生まれたりするのは良い徴候だ。妻が「このごろ性が強くて困ります」といえば、「一時です」と言う。アルコール症のインポテンスは、生理的なものだけではないと思う。酩酊の時には非常に自分中心になっている——あかごのようにというべきか——ので、自分を性的に開くことができず、相互性のない、力ずくの性になりやすく、ここでアルコールの作用によるインポテンスが露呈するのだと思う。そして、例の劣等感、恥が顔を出して、性的接近を避けるようになるのだろう。恥辱感による悪循環から救われたら何とでもなると思う。かなりの年寄りでもできることである。生理的衰微は、相互の接近で充分カバーできると思う」

「再発したらどうする?」

「まず、患者の顔を心配そうに見て、首を振って、何もいわずにできるだけ大きな注射器を使って注射する。点滴よりこちらのほうがいいんだが。こちらの顔をみたらすこし大げさな身ぶりで、ニヤッと笑う。武士の情だね。これで済む場合もある。だめなら、七転び八起きだね」

「きみの扱った例の予後はどうだい」

「葛藤主題がはっきりしている例はよかったな。葛藤主題がはっきりしていると、治療のタイミングを選ぶことができる。今裁判中とか、紛争中とか、そういう時には健康を維持するに留めて、もっと凪《なぎ》の時を待つより仕方ない場合もある。非常に社会的地位の高い人は、非常に低い人くらい治療が難しいな。ある程度より偉くなると、飲みつづけるままで周囲がカバーしちゃうんだ。男性性を回復した例はよかったな、象徴的次元であれ、現実の次元であれ、ね。それから、老人が意外にいい。統計をみても、四〇代より五〇代、それより六〇代と飲酒率が減ってる。酒に見放されるということがあるのだ。うまく見放して貰えばいい。私の父は酒豪だったが、六五歳くらいで酒に見放されたらしい」

「きみは、アルコール症だという自己規定を患者に叩きこまないのだね」

「いや、「きみには酒は合わない」と言ってある。それ以上はしない。私にはアルコール症だというアイデンティティを患者が強烈に持つということは、彼らのブラック・ユーモアに現れているマゾヒズムに奉仕しているような気がする。短期的にはいいが、長期的にはどうかな」

「そういうやり方はどこで見つけたのだい」

「正直にいうとタバコを止めようとして何度も失敗した自分の体験だ。タバコはなかなか止められなくて、ついに止めたのは、自分の病院に病気で入院した時で、看護師さんにとがめられるのが恥ずかしくて止めた。この機会でないとやめられないだろうという気もあった。せっかく入院したのだから、とせめてもの収穫にしたい気もあった。しかし、振り返って見ると、ぼつぼつタバコに見放されかけていたのかも知れない。タバコを吸うと多少息苦しくなっていた。今日は元気だ、タバコがうまいというのは、あれはほんとうだね」

「薬は何を使う？」

「安定剤としては、古い薬ではレボメプロマジンが好きだった。肝臓障害が気になるが、飲んで肝臓をこわすのと天秤にかける。少量でいい。この薬は、不安を静める以外に、不安とはちょっと違うと思うが、目の前にあるものに手を出さずに我慢するのを助けてくれるようだ。あのじりじりした感じを和らげるのだね。「おあずけ」を耐えやすくするみたいな。この薬を米国でもっぱら強迫症に使うのも、強迫行為を我慢しやすくするのだろう。逆に強迫症に効く薬をアルコール症にも使う。クロキサゾラムとかブロマゼパムだね。しかし、本人が止める気がなければだめなのは、どんな薬でも同じだね」

「精神療法は？」

「今述べたことが精神療法的だと思う。強力な精神療法には私は賛成しない。だいたい内面化することができないからアルコールに走るんだから。絵画療法のほうがすこしましかな。でも、どうでもいい細部にうんと時間をかける人が多いのでやりにくい。粘土を使うほうがいいようだ。いずれにしても補助手段だが、意外なことを教えてくれる場合もある。仕上げに長くかかるのはどうしてだろう。飛躍がないということか。箱庭では、現実にあるもの、たとえば宝塚遊園地といったものを作る。こういう創造性の乏しさも、シュルテが脱核化 Entkernung と呼んだ事態だろう。外側は残っているが人格の芯が焼け落ちているということだ。統合失調症より治りがいいとか、軽いとか言えないのではないかな。早期発見、早期治療がありえないせいもあるかな。酒を飲んで味が判らなくて、しかもだんだんピッチが上がる青年、または欲求不満の際に飲酒がまず頭に浮かぶ青年は止《や》めるほうがよいだろうね」

「断酒会やアルコーリック・アノニマス（ＡＡ）はどう思う？」

「ああいうやり方を否定しているわけじゃない。私のは精神科医単独でせん妄状態で担ぎこまれた患者を治療しなければならなかった時代に作った方式だ。断酒会向きの人とＡＡ向きの人とがあるね。向き向きでいいんじゃないか。いずれの方式でも治癒率は二〇パーセントくらいというね。私の考えは、強いていえば、そうだなあ、アルコール症の治療者には宗教的信念を持った医師がやや多くて、それで治る患者もいるだろうけれど、その外にはみ出た部分を対象にするものかな。私の考えの底には、タバコ一つ止めるのに苦労した自分だからアルコール症の人を意志が弱いとは到底思えないということがあるね。私はアルコール症の人より自分のほうが、「意思が強い」なんて思ったことはないね」。

（「兵庫精神医療」八号　一九八七年）

**文庫版への付記**――私はアルコール症の専門家では全然ないが、こういう関与をしていた。

# 慢性アルコール中毒症への一接近法（要約）

慢性アルコール中毒の治療は、ほかの精神疾患と違って早期発見が事実上ありえず、家庭面、社会面でさんざんこじれてから医師を訪れるためもあって、なかなかむずかしい。再発を反復する点、人格の低格化（脱核化 Entkernung といわれるのは外面は整い、浅い交際は如才なくやれるからである）を起こす点など、統合失調症と同じくらい真剣に取り組む覚悟で臨まなければならぬ場合が少なくない。ロシアなどいくつかの国では社会的に統合失調症以上の大問題とされている。

ここでは慢性酒精中毒専門の治療施設外で慢性酒精中毒専門医以外の医師が治療にあたる比較的軽症例への一接近法を述べる。

軽症例とは、（一）妻子友人が見放していない、（二）対人緊張、対人恐怖の緩和など、酒精耽溺の〝目的〟がまだ透見できる段階である、（三）ひとりでこっそり飲むのでなく、対人的な場の中で人と共に飲むことができる、（四）忍耐の必要な趣味を持っている、たとえばヘラ鮒つり、日曜大工、油絵など（車を超スピードで走らせるとか、猛犬猛魚を飼う趣味はプラスにならない）、（五）酒に好みがある（〝ビール党〟、特定の銘柄ファンなど）。その他同一化対象がある——たとえばジャイアンツ・ファン——、ということもポイントに加えてよいだろう。以上の反対はすべてマイナス要因と考えてよい。つまり、妻子友人がすべて見放し、一切の趣味がなく、飲むものもアルコールであればよく、ひいき力士も野球チームもなく、ひたすら、意識混濁をめざす場合である。これは、ハト派的にもタカ派的にも治療がむつかしい。心理テストや絵画も空々漠々たる反応であることが多い。こういう場合も、意外な偶発事によって、彼の対人的パラメーターが変る場合がある。その場合、さきの五条件のいずれかが復活する。たとえば身体病が disguised blessing（不幸にみえる吉事）でありうるが、残念ながらいつもそうとはならない。

なお振戦性せん妄など一過性の精神病状態はむしろ治療の好機と考える。これはしばしば末期的状態と考えられやすいので、一言しておく必要があるだろう。ここから治った人が少なくない。神が与えたもうた最後の好機である。タバコの害を説かれてタバコを止める人は少ないが、現実に狭心症を経験するとたいていの人が止めるのに似た機微か。

別に統合失調症、躁うつ病、てんかんなどの基礎疾患があって酒精耽溺に走っているかどうかは是非とも知る必要がある。この場合、原疾患の治療が有効だからである。

初診の時は以上の五、六点について本人、家族を問診し予後を判断する。そして治療契約を結ぶ。結ぶ前に本人に対しては「アルコールを飲むことが病気ではない。やめられないのが病気である。何でもやりだしたら止められなくなるのは病気だ」といい、「どうやら君は酒が苦手なようだね」と述べる。「とんでもない、私は酒が大好きです」と患者は反論するだろうが、「止められなくなるのは苦手な証拠だ。だいたい、飲めない人は好きでも嫌いでもない、無関係なのだ」といい、ちょっと間をおいて「誰でも苦手なものが一つ二つあってもよいのだよ」とつぶやく。家族はだいたいこまり果てているのが普通だから、「本人が治るためにはどんなことでもしていただけますか」と問い、「はい」といったら「たいへんやさしくて誰でもできるが実際にやるのはむずかしいことを一つだけお願いします」という。「何でしょうか」といわれたら「本人に恥をかかせぬことです」と答え、「時には酒をやめて偉かったね、ということばも恥をかかせることになります」といい添える。「どうして?」ときかれたら「薬も量がすぎれば毒になりますね」という。実際、患者は「おれはどうせ酒をやめるくらいしかほめられない人間さ」と辱しめを感じることが多い。これは引き受ける前にとりつけるべき合意である。その他「退院したら引き取る」など、あたりまえの合意も、医者が患者を引き受けてしまってからあとでは効力がうすい。不都合なこと、治療の不愉快さも予め話しておく。

治療の原則を、私は次のように考えている。

（一）恥をかかせないこと。患者は一般に辱しめに敏感であると同時に、傷口に塩をすりこむように自虐的に恥にまみれることを求める。実際、家族とのそういうやりとりの果てに医者に来たのである。医者が傷口に塩をすりこまずそっといたわってくれることを、患者は敏感に感じとり、ひそかに感謝する。

(二) そのために慢性酒精患者の持つユーモアの感覚をフルに利用する。初診の時から語調に軽み、ユーモアの感じを交えて話す。慢性酒精患者のGalgenhumor(曳かれ者の小唄)は有名だが、それがブラック・ユーモアになり、not so blackになることが治療の一つの標徴である。治療者は〝酒〟のかわりに〝米の汁〟といったり〝人類最古の安定剤〟(ただし副作用の大きいこと)といい、「私はアル中です」ときかれれば「ああ、米や麦の汁が苦手の人のことですね」とちょっと間をおいて答える。ちなみに、患者が〝アル中〟と自己規定することは何の益もないと私は思っている。だいたいこれまでさんざん人にいわれてきたことだ

(三) これに対して治療者のユーモアには〝患者に気持のよい思いがけなさ〟が一本通っている必要がある。慢性酒精中毒の家族や友人がこれまで本人にどんな忠告、脅迫、約束を押しつけてきたかを想像し、それを一切使わない。釘をさんざん打ち込まれた釘穴と同じくそれは役に立たない。一般に治療には不安を起こさせない快い驚きがなくては活きないので、人に言われてきたことを医者がいえば、患者は「この医者もまたか」と思うだけである。また、この患者は周囲の人物にどのようなことをいわれ、それにどう反応してきたかを思いめぐらすことは、治療的想像力の訓練として大事で

ある。その上で、それを使用しないではずみのある会話を行うよう心がけるのが治療者の力の向上になる。ただし、ユーモアとしては初歩的なダジャレくらいでよい。

(四) しかし、患者になめられてはいけないので(第一、本人のためにならない)、患者の言葉は軽信せず、行動は信用するという原則に立つ。禁酒の誓いを治療者の前で熱烈にやってくれても「ああそうですか、それは結構」とそっけなく答えるにとどめる。私は面接の場で絵画療法や粘土造形をさせ、黙って受け取ることをよくやる。絵や粘土を使って嘘を吐くことは理論的にも実際にもできないからである。

(五) 入院患者の場合、病院行事の実行委員や企画者には絶対にさせない。one of them というかヒラとして行動する体験が貴重なのである。彼らはとにかく役員に選ばれがちであるがそれがみのることはまずない。院内でこの形で自尊心を回復させてみても、それは身につかない。人を見下すことは、自分の自尊心の低さを苦く味わい直すことである。少なくともアルコール中毒の人はその程度には感受性が生きている。

(六) 薬物には私はレボメプロマジンの少量(五~七五mg)を好む。緩和安定剤は一般に無効のようだ。肝機能に注意して可能な限りレボメプロマジンを使う。一説に目の前にあるものに対する自己抑制に伴う苛立ちには、この薬の少量がふしぎな効力を持つ。なお急性中毒には強力な肝庇護を行い、しばしばルシドリールなどの脳代謝改善剤を併用する。

（七）退院の時、「しばらくすると必ず君の友人か親戚の中で「どうしてあんなに好きなものを止めたのだ、一杯くらいいいじゃないか。そしてまた止めればよい」といって目の前で、さもうまそうに飲んでみせる者がでてくる」と告げる。そして「君も酒をやめた人をそういうふうにからかった覚えはないか」とつぶやく。たいてい覚えがあるようだ。退院後しばらくすると「やっぱりいってきました、先生のいう通りでした」と報告にくることが多い。「君は？」、「その手は喰わぬとお茶ですしをつまみましたよ」。こういう時も激賞せず「それはよかったね」とぼそりとつぶやいておく。「実は私もそういって飲ませたことがあります」という告白が出てくることもある。同様、退院の時、禁酒の誓いをしても激賞しない。ちょっと間をおいて「君がその気ならそれもいいでしょう」とさりげなくつぶやく。家族には例の〝ただ一つの約束〟の駄目を押す。

（八）退院後、夫婦仲がよくなって妻がみごもることは一般に良徴である。性衝動が亢進してこまると本人か妻が訴えることがよくあるが、よく聞くとオノロケであることが多い。配偶者が本当にこまる時は一時的であると告げておく。患者が奇装をしたりヒゲをたてたりすることも少なくないが、家族には、これが良徴であることを告げる。「ヒゲをそれ」という周囲の圧力に抗する能力（剃髭圧力抵抗能力）と酒をのまずにいられる能力とは平行するようだ。まちがっても母親や妻が剃らせたりしないようにいう。これは端的な「去勢」に近い意味を持ちうる。

(九) 外来では対人関係、とくに対人緊張に焦点をおき、はじめは「苦手な場面は避ける」、「イヤなことはあとまわしでよい」ことを方針とする。酒のことはこちらからきかない。きくとしても「ジュースでやってますか」というふうなきき方をする。「ジュース」ということばに一寸ふつうと違うアクセントをつければよい。相手が「はい」といってニヤッと笑ったらこちらも笑いかえす。

(一〇) 飲酒の再開が家族から知らされても私は本人には知らん顔をする。そのかわり、身体診察を大げさな態度で行い、ものものしく採血し、時にはみた目に迫力のある量の注射をする(点滴じゃなくて)。これらを必ず主治医が自分でする。注射しながらニヤッと笑う。患者はたいてい苦笑する。これで十分である。患者はおおむね「武士の情」と受け取るようだ。ただ対人緊張を最近高まらせている原因があるはずで、それをたずね、患者の力量範囲内での解決法を模索してゆく。薬物は相当長期用いつづける。職場と家庭の対人関係を状況的に把握しておく。職場では「憎めない人」となっていることが多いが、それもあって、酒についてからかわれ、飲酒に誘い込まれやすい。家庭では夫婦関係が第一の重要性を持つ。「あんたってダメね」と切って捨てる妻がそれが何ごとについてであれ、患者は実際に去勢されるような激痛を味わう。逆に、あくまで貞淑な妻も、患者に「道徳的敗北」をその都度味わわせ、妻の仮面をひんむいてやりたい衝動を覚えさせる。しかし、前述の五条件を満たしている場合は、付き添う妻はだんだん血色がよくなり、薄化粧をし、目元をほんのり赤くさせてくることもけっこうあって、夫婦の機微は仲々医者に分り難いところがあるけれども、一般には医者が微笑してもよいだろう。さらにはっきり見立てようと思えば診察から帰る二人の後姿をみればよい。離れて歩いていたり、一方が他方に「先に帰って」ということもある。しかし、そっと腕を組んでいることもある。そんな忘れ難い光景もあった。その人の場合は十五年間再発せず、多分夫人がこの世にある限り再発しないだろう。

　以上の方法は、完全禁酒を目的に据えないが、この微温的とみられる方法は、再発のたびに重症化しないし、したがって、再発のたびに同一効果をえるためにより強い圧力を患者に与えなくてよいという利点があろう。

なぜか、治療の終り頃にパイプを粘土でつくったり、本物をくれる患者がすくなくない。そして患者もパイプを出して火をつける。インディアンの酋長同士の〝平和のパイプ〟という儀式を思わせる場面である。「私も男、あなたも……」ということだろうが、彼らのユーモアの一つの花だろう。気持よくくゆらし合って終るセッションになるが、次の回がもしあるとすれば、私はもらったパイプでなく、自分の愛用のパイプをもち出す。この辺の機微は何となくわかっていただけると思う。酒を贈られるうちは、まだまだである。医師を共犯者にしたい心の動きは、あってもふしぎでないことだ（私はその後禁煙し、こういうことはなくなった）。

（一九七七年）

## 一九八二年追記

こう書いてくると家庭内暴力がアルコール中毒と似ていることに思い至る。第一に、ともに、最初の行為には何らか意味があることが多いが、どちらも次第に、いかなる種類のいかに些細な欲求不満も飲酒へと暴力へと走らせる。母ないし妻の去勢的態度と忍従的態度との併存が悪化因子であることも似ている。そして、慢性化してから医師を訪れる。恥を中心に病理がめぐることも似ている。どちらも内面的になることがほんとうはあまり上手でなく、言語表現も一本調子でうまくない。自分の身体にせよ、母や妻にせよ、貴重なものを破壊する倒錯的快感という、蟻地獄の中に陥りやすい。ともにすぐ「追いつめられた」と感じる。

そこでユーモアが、家族内暴力にも通じるかどうかが問題になるが、もっぱら予備校生を診ていた矢花芙美子氏に聞くと、思いの外通じるそうである。多分治療者は少しとぼけた味を出すのがよいだろう。同じ穴に釘を打つの愚は言うまでもない。少年の場合には、初期に母親の叱責が「一事が万事」式の叱り方であること、とくに現在の失策の時に過去の失策を次々に引き合いに出すこと、そして、考える時間を与えず、とにかく何が何でも凹ませようとすることが誘発因子である、という。異性への思慕は、たとえかなり幻想的であっても、この種の暴力から自己離脱する力を与えるようである。同性間の友情も多少たすけになるだろう。ヒゲをたてたのが転機となったことをも思い出す。息子のオス性にハッと気づいて母子の距離があいて安定したわけだ。

しばしば反問されるので記すが、決して、社会階級の上層部を治療しての結論ではない。むしろ、上層部は治療が困難である。それはアルコール中毒でも家庭内暴力でも変わらない。衰退してゆく階層、たとえば職人、坑夫などもやはり困難である。屈辱体験が深刻であるということだ。逆に酒への近づきやすさは、それほどは決定的でない。たとえば酒商、建築業など。一方、日本では地方によって、飲酒が規範的習慣の中にとり込まれている地方とそうでない地方（ウェット・カントリーとドライ・カントリーというべきか）の差が相当ある。私は、ウェット・カントリーで働いたことがないと付言しておきたい。ついでにいえば女子アルコール中毒治療の経験を欠いている。これは私が長らく男子病棟の医師だったことと関係している。

# 説き語り「妄想症」——妄想と権力

## 1

　妄想というものにはなぜか精神科医の関心が集まって、幻聴とともに人気がある。一般の人も、ある人に妄想があるというと後しざりするようだから、妄想には一種のカリスマがあるわけだ。オランダの精神科医ファン・デン・ベルフによると、ドイツやオランダでは妄想に人気が集まって、フランスでは幻覚に人気がある。ベルフさんは最初フランスに留学してさっぱりフランスの精神医学が分らなかったが、ある時、「連中は世界の知覚の〝味〟に興味があるのだ」と気づいたとたんに分るようになったそうだ（『メタブレチカ』日本版への序文）。

　わが国ではどうだろうか。ドイツから精神医学を学んだのだが、も一つ妄想論がなじまないような気がする。木村敏先生によると、ドイツ人のつくるような立派な妄想は日本人はつくらないのだそうである。それかあらぬか、身辺で聞く妄想論はどうもどこかぎこちない。

また、あまり感服するような妄想の定義に出くわした気がしないのである。これは私だけの感じかもしれないが。

「社会的通念と違う信念」といってみても、なるほど、名の無い人物が後をつけられているのはおかしいかもしれないが、おもいがけないことが真実だったということもある。

「もらい子妄想」で実際にもらい子だった例を経験した。お母さんは「どうしてわかったのでしょうね」と私に打ちあけた。他に派手な症状があったし、こういう場合も「妄想」とすることは承知しているが、ひょっとすると患者はそのアンテナでどこか「もらい子＝養い親」的対人関係をキャッチしていたかもしれない。

荻野恒一先生の本からの孫引きだが、アンリ・エーは「妄想には人間的な欲望や恐怖が反映している」と言っていたそうだ。たしかに追跡妄想と被害妄想がいちばん多いのは、社会から疎外され敵視されたら大変だ、という気持ちがわれわれの心の底深くに潜んでいるのと関係があるにちがいない。

妄想は訂正できないという頑固さも、妄想の条件にしてよいかどうかわからなくなる。案外訂正の仕方とタイミングによっては納得する〝妄想〟もあるのではないか。そういうものはそれ切りで舞台から姿を消すし、定義上妄想から外すから、訂正できない妄想ばかりが溜まって人目につくのではないか。患者の座談会で、「あなたは007ではないのだから、秘密がつつぬけでも大したことないのではないか」と医者にいわれて「なるほど」と思って楽になったという述懐を読んだ。

人間に共通な性質として「訂正しようとすると訂正しにくくなる」ということがある。患者にも意地がある。まして、「お前は自分の考えることは大体皆まちがうということをわきまえ、自分の考えどおりに行動してはならない」という意味のことを言われれば――、言い方にもよるだろうが――「理不尽な」と反発しても「じゃ、どうしたらいいんだ」と途方に暮れても当然であるまいか。特に、訂正しようとする人間が信用できない場合、あるいは訂正の意図がはっきりしない場合、訂正を受けいれたら安心感が増える見通しのない場合、いや逆に低下する場合には、修正を拒絶しても無理はないだろう。「溺れる者は藁をも把む」とはことわざテストで患者が「実感である」と答えたことわざの一つである。妄想をもつようになると患者は急に安定するとは、誰しも経験する臨床的事実である。

## 2

まず、サリヴァンにならって、統合失調症の急性期の妄想的色彩は別のものと考えたい。急性期にも妄想へと向かう水面下の流れのようなものがあるのは事実だが、コンラートのいう「アポフェーンな」(異常意味意識の)光のもとで眺めたものはすべて、言葉に出されれば妄想的色彩をおびていると判断されるだろうが、のちの妄想とは違うものとしたい。

いわゆる発病の前には、無数の観念とも音声ともつかないものが乱舞してざわめきひしめきあう苦しい時期がある。これはまだ適切な名で呼ばれておらず、そして名のついていないものは無視されやすい。私は、「ウィトゲンシュタインの亡霊のざわめき」と、彼の書簡集の一句（彼の体験である）を取って仮にそう呼んでいるが、原妄想とか原幻覚妄想と呼ぶのがよいと考えている。見方によれば、この状態がもっとも純粋な統合失調症状態で、臨床的発病以後は治療過程と病気の進行過程とがいり混じっている状態である。

このざわめきは内容を獲得して、「たくさんの考えが一度に押しよせる」とか、「たくさんのことを一時に考えさせられる」という事態に変わる。「聖徳太子みたいにいっぺんにたくさんのことを考えなければならないのでつらい」とかもっと簡潔に患者のよくいう「自分は聖徳太子（みたい）です」という発言になる。こうなると前妄想あるいは前幻覚妄想である。一人前の妄想にむかって一種の凝縮が起こりはじめているのだ。「聖徳太子」に似た話は西洋にあるかどうかしらないが、日本のように誰でも知っているというほどでないだろうから、この凝縮過程は案外、日本以外では言語化されにくいのかもしれない。

## 3

さて、一人前の妄想だが、これは、原妄想・前妄想の延長だろうか。無数の前妄想のうちのどれか一つが成長したのかもしれないが、そうではなくて原妄想・前妄想という耐えがたい世界に対する「解釈」であるのかもしれない。サリヴァンはこちらのほうの考えをとっていて、「ああそうか」体験によって妄想の結晶化が起こり、慢性妄想型になってゆくと言っている。私は急性期の間は主に前者であるが、次第に後者に置き換わると考えている。こういう妄想は、反復にとんだ観念である。一見多彩な妄想にみえても、実際は、一つの定式のヴァリエーション、それも形容詞を似た別の形容詞に替え、動詞を似た動詞に替える程度のことで、「ちがえばちがうほどますます同じだ」という格言が正に通用する。宮本忠雄先生が「パラディグマ」的と呼んだのはこういう意味である。こうなると、コンラートのいうように「アポフェニー（異常意味意識）の光」が照らさなくても妄想は存続する。急性期の幻覚妄想状態は、何かその人が全身でうけとめ、全身で反応しているように私は感じる。それに対して慢性妄想や妄想症の妄想はその人の「寄生虫」という気がする。

「ああそうか体験」を経た、一つの解釈としての妄想は、前妄想の出現によって起こった意味剥奪、混沌化からの意味奪還である。人間には、意味を求める本能がある。突然、空がくらくなったり、轟音がしたら何だ何だと人はざわめき立つ。こういう時、いかに荒唐無稽な説明がやすやすと受けいれられるかは、現場に居合わせた者なら誰でも味わうことだ。「この安定化作用に妄想の性《たち》の悪さがある」とサリヴァンはいう。ぬるま湯のようなもので、でられないというわけだ。

## 4

こういうふうに、コンラートのいう「アポフェニー」という構造からいちおう独立に存在する「寄生体」としての妄想を持つ場合を妄想症といおう。ふつうの意味の意識障害のある場合も除こう。統合失調症を経過していてもいなくてもいいとしよう。サリヴァンは、たいていの妄想症はごく初期に統合失調症を経過しているといいたいらしい。こういう妄想をどう定義すればよいだろうか。定義は私の苦手だが、さきに「寄生体」といったとおり、二重人格—憑依の延長線上にあるものと考える。人格や憑依存在ほどの全体性あるいは擬似全体性はそなえていないが、文章一つ分くらいの全体性をそなえた寄生体である。文章にもならなくなると「固定観念」とフランスの人たちがいっていたものになるのではないか。これはあと一歩で強迫観念である。妄想症と強迫症の間にはたしかに移行形がある。

この寄生体を中心に人生を生きるようになってゆくのが、妄想症の人の人生である。寄生体は、人格の他の部分より大きいパワーを持つことがあって、だから妄想に振り廻されて一生を送る人間もある。

妄想の類似現象は意外なところにある。またしてもサリヴァンであるが、彼は昇華と妄想とが近縁だと言っている。昇華によって、たとえば慈善事業に打ち込んでいると、他のことをしている人間は皆するべきことをしていない人間に見えて来て、自分の仕事に参加すべきだと考えるようになり、「わずらわしい大義の人」になるという例を挙げているが、これはたしかに妄想症の一歩手前である。

また、家庭裁判所調査官を二年程前に退職されたさる人のすぐれた未練論によると、「中核未練群」は、まったく形骸化した婚姻関係をあたかも厳存しているかのようにみなし、配偶者さえ戻ってくれば万事オーケーと思い込み、人生の努力の中心をそこに置く。実際には、こういう「中核群」は境界例人格障害が多いそうで、症例を読むといかにもそうだと思われる。具体例をきくと、嫉妬妄想よりもずっと現実ばなれがしている。何十年も前から別の男性とくらしている、とうに別れた妻をおいかけ廻すというようなことがある。取りもどして何がえられるかというと、おそらく何もないはずだ。万一、戻ってきたら、暴力また暴力か、はてしないくり言、あるいはことばの暴力だろう。妻はそれを知っていて、むろん全然取り合わないのだが……。

さて、これは「意地」という現象とつながっているといってよいだろう。意地については、これも家庭裁判所調査官の佐竹洋人氏によるすぐれた意地論がある。「昇華」の例や「未練」の例、さらに「意地」のさまざまな例を考えると、「権力意志」と妄想とは水面下で通じ合っているように思う。そう思った初めは、ノーベル賞作家の故エリアス・カネッティの『群衆と権力』(法政大学出版局、二巻)を読んだ時である。独裁者は妄想、特に被害妄想の虜である。逆もまた真であることを、彼はシュレーバー症例を例としていわんとしている。

未練から、嫉妬妄想、恋愛妄想まではほんの一歩である。だが未練の場合には愛の存在は信じられていない。権利回復への欲求が前景にあって、だから権力意志との関連が強い。といっても、以前の幸福な状態というものが空想上でしか存在しないことも結構あって、こうなると恋愛妄想に近くなる。周知のように、恋愛妄想とは愛されているという思いこみである。自分が誰それを愛しているという思いこみをすぐに妄想といわないのは、思い込みかどうか判断できっこないからなんだろう。ただ「愛」も権力意志と全く無関係ではないことも言っておこう。実際、恋愛妄想は「自分がそれほど思っていないが、相手がうるさいほど働きかけてくる」という形をとる。嫉妬妄想となると、もっとむき出しに「配偶者の独占」を指向する。嫉妬自体がすでにそうであるが……。

## 5

嫉妬妄想や恋愛妄想や未練もどこか弱さ、あるいは劣等感を底に秘めている人間の持つものということができるが、意地となると、これははっきり、消極的な（受け身の）「権力意志」であるということができるかもしれない。守勢に立った権力意志である。逆に普通の権力意志を、積極的な意地ということができる。「意地にでも首相になって見せる！」とか。

「意地」というものを西欧の「自我」と対応させて、日本人では人格の核心的部分となっている「一寸の虫にも五分の魂」という考えは、大橋一惠氏の主張の中にあったと思う。「意地を張る」ことが、西欧の「自己主張」と対応するわけだ。

こういうふうな妄想観念の拡げ方は、ちょっとふつうとは違うように思えるだろうが、この拡がりを意識しておくと、いろいろな場合の相談に活用できるので便利だと思う。

## 6

このように妄想をさまざまな執念とむすびつけて考えるのは、精神療法的に意味のあることではないだろうか。

執念とは何だろうか。妄想がかくも持続するのはどうしてだろうか。第一に、患者は自分を「善人」と考えていることを指摘したい。自分の側の「悪」を自分の中から排除しつくしているからだ。自分は「真っ白」なのである。「悪」が自分の中にないならば、「善人」である自分が思うとおりにならないのは、外部のせいである。この善悪の構造はマニ教的二分法であって、冷戦時代の米ソの勢力境界線のように長い間変わらない。変わろうとすると復元力が働くので変化しない。

　精神療法、いや一般に患者との治療的対話は、相手をおびやかさないとっかかり点から入るのが常道であるから、どうするとよいだろうか。たいていの妄想症患者は、自分を「善人」だと明確に意識しているのではない。それは彼にとって、わざわざ意識にのぼらせて考察するまでもない自明なことである。そして、患者の自己規定にはもう少し「ひねり」がある。それはどういうことかというと、「自分はお人よしである」という自己規定である。「お人よし」と「善人」とは違う。「お人よし」は権力世界において「利用される側」である。患者は自分を「お人よし」と思い、しかしそれに甘んぜず、「お人よしだから片時もうっかりできない」と警戒心を高めているのが実状である。

　この点をきくと、たいていの患者が賛成する。「人はあなたのことを疑い深い人と考えているようですが、実は、あなたは自分はお人よしと考えておられるのではありませんか？」というと「私はお人よしです」「そうですね」という答えがかえってくる。決して「いや、うっかり者ではないですよ」といわれることはない。

「お人よし」ということは「被害者」になりやすいことだ。患者は「お人よしだから欺されてもしかたがない」とは考えない。「欺されたら大変だ」「一巻の終わりだ」「ふたたびはいあがれない」という感じがある。これは彼の安全感を脅やかす。また、劣等感を刺激する。一方、「欺されてたまるか」という憤激もある。これは権力意志に由来している。

多くの妄想者は、自分がお人よしであることを治療者が判定し、容認し、肯定するとかなり楽になるようだ。おぼれそうになっている者がしがみついている杭から、足をひっぱって引き離そうとすれば、杭をつかむ手に力がはいろうというものだが、そうではなくて、こういう患者の自己規定を肯定的にとらえるならば、手はゆるむ。個々の妄想を肯定してもほとんど意味をなさないが、それとは対照的である。患者の闘っている妄想的な闘いは本質的に孤独な闘いであって、友情や支援はありえないのである。万一、妄想的な闘いに支援者があらわれて共同闘争をしようとするならば、おそかれはやかれ内部抗争が起こって、支援者が一番憎悪される対象になるだろう。権力意志には一般にそういうところがある。だから、ほんものの権力者の内部抗争があれほどに陰惨で容赦ないのかもしれない。

## 7

患者が陥っている蟻地獄からぬけでる道の一つは、自らの「お人よし性」の肯定である。治療者は「お人よしならお人よしでとおしたほうがかえって安全である」ということを時期をえらんで伝えるとよいことが多い。
この感じ方は、患者の全体的な不安がかなり減少してから伝える必要がある。妄想患者への薬物の標的の第一は不安である。決して妄想ではない。これは「抗不安薬」というレッテルを持っている薬を使うかどうかとは別の問題である。妄想の消去を治療の目的にすると患者が薬をのまなくなり、やがて来なくなる。あるいは憎悪の対象になる。これは、彼がすがっている唯一の藁だからである。藁をいらなくなるようにするのが良い治療なのだ。

これは、対象があれこれと変動する被害妄想にいちばんあてはまる。対象が固定していても、被害妄想の範囲だとかなりあてはまる。定義上「お人よし」は「被害者になりやすい人」だからである。

周囲からは「疑い深い」「しつこい」「理不尽な」「うるさく言う」「限度をこえて細かいことを気にする」といわれつづけてきた人の自己規定が、「穴だらけの、警戒心のたりない、うっかりしてばかりいて、どうも損ばかりしてきた〝お人よし〟」であるのは意外である。実は患者にも意外であるらしい。周囲の人間が言いつづけてきたのとは逆のことを治療者は言ってくれる。それも自分を言いあてているという感じがする。その言葉には尊敬の念はなくとも、それほどひどいケチをつけているわけでないから、患者はわるい気はしない。これくらいが治療的にも「ちょうどいい加減」だ。その代わりに、もっと自分をたたえる言葉をきいていたならば、これは油断ならないぞと思い、かえって警戒心を高めるだろう。あまりに肯定的なレッテルは、患者の自己価値感情と相容れないのである。

いうまでもないことだが、〝プライドの高い人〟とは、一般に自己評価の低い人である。だから、他人からの評価によって傷つくのである。逆にいえば、他人からの評価によって揺らぐような低い自己評価所持者が「プライドの高い人」と周囲から認識されることになる。妄想者は劣等感の強い人なのである。一般に権力意志の強い人はそうであろう。

若い人ほど、妄想だけでは止まらないで、全面的な人格のゆらぎを起こして、統合失調症になる。お人よしなどの自己規定が通じるには、当人にある程度の人生経験を必要とする。妄想はある程度俗っぽいものである。権力意志、未練、嫉妬、権利主張（好訴）、意地、いずれも俗世間的な圏内にある。視界がこの範囲にとどまっているならば統合失調症と言い切れない。うつ病者もおなじく俗世間的な圏内での殉教者、犠牲者である。妄想者に抗うつ剤がきくのは、こういう場合であろう。

## 8

嫉妬妄想の人を診ると、身づくろいをせず、歯の治療を怠っている人が多い。これは印象的なほどである。ある初老の女性は、髪はざんばら、歯は欠け、悪臭を放つ状態で、配偶者に性交渉を迫る。配偶者は三舎を避けたいところだが、嫉妬妄想者の配偶者はふしぎに気の弱い人が多く、相手にしようとするのだが、やはり気のない肌の合わせ方となる。これがまた、配偶者が浮気をしている証拠となる。これは全くの負荷試験である。何のテストか？　無内容な「愛」の存在を身を以て示せというテストである。なるほど「愛」があれば、どのような悪臭、身づくろいのなさも問題ではないということは、ほんとうかもしれないが、それは戦時下や難民のような状況の下でのことである。そうでない場合は、土足をなめて愛を示せというに等しい。これは、実はほとんどむき出しの権力意志なのだ。夫婦の間の長い歴史にこれまでどういうことがあったかということ、それとは別の問題である。

## 9

よくいわれることだが、現実に不倫などしていそうにない配偶者相手によく嫉妬妄想が生じる。これはどういうことだろうか。これは、支配—被支配的な配偶者関係の支配者側の安全感に亀裂が生じたからであって、権力意志をこういう形で貫徹させているのではないか。つまり嫉妬者は支配者側なのである。ただし、内容のなさを見すかされはしないかと脅えている支配者である。

さっきの初老の女性は、なぜかわからないが、歯をなおし、化粧をするようになってきたころに嫉妬が話題からきえ、子どもの話から自分の幼い時の体験にはいってゆき、生気がでてきて、私の前から去った。

未練でも、何十年という形骸化した未練の場合は、ほとんどすべて権力意志になっている。いったん結婚したからには自分の権力の輪から出ていることはゆるせない事態だということだ。形骸的な夫婦によくあることだ。

五〇センチの境界をえんえんと訴訟で争う意地の場合となると、全く国と国との領土紛争なみの権力闘争であることに異議はないだろう。一般に権力意志のないところに妄想症はないとさえいいたいくらいだ。

**10**

もう少し意地について考えよう。これはゆずらないという闘争である。人間には一般にここからはゆずれない一線というものが誰にもあるはずだから、意地というものは潜在的には誰でも発動する可能性がある。

しかし合理性から逸脱した遺産争いなどによく見られるように「もう損得ではない。意地だ」と誰かが叫んだら、賢い第三者は身を引くはずだ。「意地」は「自我」に近くても、いたるところで「我」を張る意地人間はいわば「自我」を安売りにする人間であるといえそうである。

日本人はあっさりしているというが、意地が顔をだせば一〇年は争いを続ける。怨みとなると百年あるいは何百年と続く。怨恨や意地の存在は日本文化においては権力側への抑止機構になっている。相手を意地に追い込んだり怨恨を招いたりしないように、という権力側の自制である。この抑止機構が近代化と共に弱まる傾向にあるとすれば、それはよいことかどうかわからない。どういう文化でも、抑止機構がなければ、支配は暴政となる。

逆に意地人間の側も、どこかで誰かが見ていてくれることを期待しているところがある。「これ見てさとれ」とは、意地にもとづく行為の裏にあると指摘されているところで、そこに「甘え」の一つの変形が見られるのだが、さとってほしいのは「心情」である。意地が登場した場合、解決を急ぐ者、特に合理的解決を急ぐ者は、一番「心情」を汲まない人間だとして悪者扱いされる。すくなくとも悪意が底にないかどうかをさぐられるだろう。このために合理人間たちが「割に合わない」と手を引けば、意地の張り合いは無際限につづく。意地の十分なパフォーマンスに必要なある期間は見込まなければならないが、その間を過ぎると「時の氏神」が登場する必要がある。「時の氏神」とはよくいったものである。あまり格の高い神様だといけない。権力で押し切られるのは意地人間のもっともカンにさわるところで意地は強まる。「有無を言わせぬ」方法を取ることが有効な場合が全くないわけではないが、これは「かならず成功する」という見通しがあって、そして「圧倒された相手に対する報復を一時的で象徴的の程度以上にはおこなわず、ただちに一切を忘却するに等しい態度を取る」という、行う側の決意がある時にだけするべきことである。

これにも時期があって、誰が見ても已むを得ないという状況が必要であり、さらに、する側に一つの必要悪を行うという自覚があって、「すまない」という気持ちが何らかの形で相手に伝わってはじめて、怨恨を残さずにすむのである。少なくともわが文化のコンテストでは常にそうなのだ。妄想患者の入院などの時には是非とも考えて置くべきことである。

それほど緊急を要しない遺産争いなどでは、「氏神」程度の格の神さまが適切な時に登場するのがよいようである。これは、力で圧倒しない程度の者で、しかし、双方に縁があって、しゃしゃりでて「くちばしを入れ」にきた者ではないこと、だが調停に不足はない程度の重みはあって、そして、「神」だから利害を超越している。こういう条件をそなえている者である。時期には、遺産争いならば、「一周忌以内」などがゴール設定によい。こういう合意をえやすいゴールをこえると意地はとめどなく続く。弁護士に払う金が尽きるのが次のゴールである。

## 11

妄想症を論じて紛争解決論のようになったが、権力論から妄想論を見るならば、どうしてもこうなる。妄想症患者の治療には、特に、治療者は、いい仕事をしたいという快感は最初から断念しておくほうがよい。治療者の得意は、治療者が一種の権力感を持つことと相手には感じられるかも知れない。してやられているという疑いがきざす。治療者という権力者は、権力をあまりむき出しにせず、一種の「氏神」すなわち触媒と自分を考えるほうがよかろう。精神療法を含めて技量で圧倒するのではなく、妄想過程の政治力学に「格の低い神さま」として加わるというところか。

サリヴァンは、妄想症患者との付き合いは、「フレンドリー」であってはいけないといっている。友好的な態度で接すると彼等の安全感を脅やかすので、不愉快な態度で接して、相手に不快感を起こさせているのがちょうどよい関係だと述べている。妄想症患者には、不愉快な奴のほうが表裏が少ない人間に映るはずである。「フレンドリー」な奴には裏切られるおそれがあるが、敵対的な奴に裏切られるということはないわけだ。サリヴァンの妄想患者との面接記録を読んだことがあるが、たしかにやや強引な感じだった。もっとも、これは彼の三十代のことで、五十代になると、妄想患者には妄想でなく対人関係を聞きなさいといっている。これは大変重要な助言で、治療的意味があるだけでなく、対人関係を話していると、おのずと妄想がその間に混じってきて、ついには妄想の全貌まで見えてくる。妄想そのものを聞こうとするよりも、妄想を正確に聞き取ることができる。対人関係に関係しない妄想はあってもごく稀であって、空想との区別がつかないようなものだからである。さらに対話にふくらみと奥行きとが出てくる。新聞記者のように妄想を書き取ると、妄想の弱いところが自然に補強されるので、二人で妄想建築をつくることになりかねない。

この辺は精神医学的面接が警察の尋問と違うところである。警察の尋問は、一つの事実を話させることに集中する。犯人しか知らないことを自白したら、その人が犯人だからである。ところで、一つの事実だけは確実に把握しようとすると他の多くの事実は把握しがたいものになるか、真実味から遠いものになる。これは法則のようなものであると私は思う。警察はそれでもよいのだろうが、その結果、警察の調書というものは一般に、「これが自分が言ったことだろうか」というものになる。これは肝心の一つの事実を把握しようとする努力の場合である。これに対して、全体像をとらえようとする精神科面接は、個々の事実についてはそれほど正確ではありえない。裁判官が、「精神科医は患者の言うことを鵜のみにする」と内輪では非難しがちなのも、あながち嘘ではない。われわれの場合、信頼関係が優先するからでもあるが、それだけでなく、全体像がゆがんでいないことが、一つの事実の把握よりも優先するからである。推理小説において、探偵が鋭敏で警察がドジなのも、探偵は全体像を提示しようとする役廻りだからである。その理由は簡単で、そのほうが小説が面白いからである。推理小説の最初の一〇ページが読みにくいのは、全体像ができていないからであろう。現実の探偵が推理小説の探偵から遠いこと、言うまでもない。

妄想症患者に対しても、回診や論文作成のために警察調書作成のようなアプローチをしないようにしたい。警察のほうは目的にかなった行動であろうが、われわれの場合にはそうとは言えまい。

## 12

妄想がなかなか消えず、未練がえんえんと続き、意地が何年も張られるのはどうしてだろうか。それは、真の満足を与えないからである。真の満足が得られたら、その追求は止まるというのはサリヴァンのテーゼである。代用満足では無限追求が起こる。十分な満足ではないので、「もっともっと」というささやきが止まらないからである。これらは代用満足なのである。ドンファンも代用満足だから無限追求になる。「発見した」「ああ、そうだ」という喜びの点では科学と妄想とは通じるところがある。科学が人類にとって寄生体のごときものになってきたのも、「発見した」という喜びは代用満足で、真の満足でないからかもしれない。こういう無限追求を起こさせる代表的なものは「昇華」であるが、科学は「昇華」の代表的なものとされ、科学的であることは「大義」の側に立つことを意味している。

妄想からの離脱には、不安の減少だけではたりない。妄想自体にかなりの不安減少作用があり、患者はもっと大きな不安から妄想の力で現状に達したのである。だから、いっそう不安の少ない状態が予見できれば、それが妄想から離脱できる条件だ。

私は、よく、かくかくのこと（妄想的であろうとなかろうと当面の問題）がなくなったら、自分がどうするかが想像できるかどうかを問う。あるいは、なくなった時の気分を呼び出すことができるかどうかを。治ったら何かよいことが予見されていないと治りにくいのは、妄想にかぎらず、身体病でもそうであるが、特に妄想症は、そうだということができる。治療者にも、患者が患者でなくなると得られる（患者にとって）良い状況というものが見えてこないうちは、治療者は事態の根本的改善を図るよりも、さしあたり患者が今よりは居心地よく日々を過ごすことを目標としたほうがよい。でなければ、いかに精神療法に気をくばっても、途中で双方ともに疲れ果ててしまうだろう。目標までの距離のわからない道のりを歩くのがひどく疲れるのと同じことだ。

（「兵庫精神医療」七号　一九八六年）

## 説き語り「境界例」

境界例については、ずいぶんいろいろなことが言われているので、文献に当って見るだけで一苦労である。そこで、文献は一切抜きで、一つ私の無知を曝す覚悟をして、いわば手ぶらで境界例を語ってみよう。

ところで、この無知を曝す覚悟というのは、境界例についての厄介な論議に身を挺する時だけでなく、じつは境界例患者に接する時の心がまえとして、わりと良い構えのように思う。境界例の全部が全部ではないが、どうも境界例の患者の中には、医者の側が智恵比べをしたくなるような患者がある。患者に対して自分の無知を恥ずかしく思うようになる患者である。しかし、患者と智恵比べをして良いことは一つもない。むしろ境界例の患者には、智恵の点でも他のどういう点でも、高く買われないようにすることが重要だ。どうしても高く買われそうになるから、その都度、あわてて自分を買い戻さねばならない。自分の値がつりあがるままに放置しておくと、そのうち株価が乱高下しはじめる。医者としての自分を問い問われる仕事が治療の仕事になってしまう。それが治療的であれば、まだしも耐え忍べるが、果たしてそうなのかどうか、疑問に思う。ただ、精神科医には、やや自虐性があるし、これは加虐性のある精神科医よりも善玉的であるから、良い精神科医、特に「良心的」精神科医とされることが多いのだが、患者に問われ続けることと患者が治ることとは別のことである。これは、境界例が他者の弱点にも敏感であるために、精神科医であることが「うしろめたい」精神科医の自虐性を実に効果的に刺激するので、是非一言いっておかねばならないような気がする。智恵比べより良心比べのほうがさらに深刻だが、医者患者双方にとって実りがあるとは限らない。

患者の中でも一般的には自分を楽にしてくれるというか、楽観的にしてくれるというか、心身の余裕をつくってくれるというか、そういう医者を望んでいるのが「健康的な患者」といえよう。ここで、「健康的な患者」といえば名辞の矛盾だというかも知れないが、患者とは、一時的かつ部分的存在であるはずである。これを永久的・全体的存在にしないことも医者の仕事のうちである。ある程度重症であると仕方ないかもしれないが、それでも事態を良くするかどうかは疑問でせいぜいやむをえないとしかいえない。一般に「病人という自己規定」が恒久的・全体的になると厄介なことになって、不毛に面接がえんえんと続くことになる。これが、第二のポイントである。境界例の場合は、長い経過のうちに、どこかで「恒久的・全体的病者」という自己規定の定着が起こりやすい。なんらかのやりかたで、これを洗い流すような動きを、治療者がする必要がある。

少しもとに戻るが、「健康な患者」に対する「健康な医者」とはどういうものだろうか。家族と自分の生活を細々とやるためにこの仕事にはいりこんで、職務忠実に仕事をしているという医者が、安心して相手にできる医者であろう。患者を食い物にする医者はむろん避ける必要があるが、あまりに崇高な医者も、患者は自分が卑小に見えてやりきれないし、当然の苦情も言えないので無条件によいとはいえない。さらりと苦情がいえなければ、患者と医者の風通しが悪くなって、そのような人間関係において一般にそうであるように、些細な事態をきっかけに、相手の本質までふみにじらねば「気が済まない」ような荒れた関係に一転することがありうる。

治療を含め、一般に人間関係は、行き詰まりにならぬように、修復ができる範囲に留まるようにと「石を打って」ゆくのが基本である。「非常に目ざましいことが起こるが決裂の可能性もはらんでいる」というアプローチをとらないことを勧めたい。

以上は、かならずしも境界例に限らないが、あまりこじれないで治療関係を全うできる方向の治療者のありかたを考えるとこうなる。

実は「治療者」と名乗ると治療をしていないとあいすまないみたいな気になって、今日も前進しなかったと気落ちして一日が終わることになりがちだ。しかし、人間というものはそう前進するものではない。「健康人」はめったに進歩しない。だいたい同じようなことをやって日を送り月を送っているのである。時に日一日進歩するのは赤ん坊と思春期の子と回復期の患者の一部とだけであろう。治療者の仕事とは、「患者の人生をできるだけ無理のないゆたかでふっくらしたような軌跡を描いて全うできるように援助する」というくらいのところではあるまいか。「いやだ」という患者に「いやこうでなくては」と押しつけることはできないが、さりとて目標は何でも患者の注文どおりというわけにもいかない。

右のいいかたは、自己実現という立派な言葉をあまり立派でないように、つまり位負けならぬことば負けしないようにいいかえただけであるまいか。それ以上の「自己実現」ができれば、それに越したことはないのかもしれないが、いかなるものが「自己実現」であるかは全く当人の定義次第であるから、無限に付き合うことはできない相談だろう。第一、精神科の治療者は、おのれのふつうの意味での（あるいは自己愛的な）「自己実現」を棚上げして、他人がそれをできる場所まで他人を連れてゆく仕事をしていると自他ともに思いがちである。だから精神科の治療者は人生の達人とはいえないし、そんなに社会性がないほうだろうと思う。その一つの証拠は、患者が見つけてくる就職、患者が紹介しあう職のほうが、苦心して治療者が探すものよりも、患者が勤めて長つづきするし、患者に合っていて、しかも治療者が思いもよらないものであることが少なくない。精神科の治療者は、他の世界で自己愛的自己実現ができるのに、それを崇高にも断念して、治療を職業とするようになったわけではなさそうである。もっとも、他のことができる人も、精神科をやっているうちにできにくくなるようで、精神科医に他からなる人は多いが、精神科医から他のものになる人はごく少なくて、後者は山口直彦先生の観察によると特に精神健康の良い人であったそうである。

それはともかく、治そうと思うと治らないというジンクスは昔から有名である。ぜひ治そうという気持は視野狭窄を起こす。精神科に限ったことではない。それに有名な転移という奴がある。これも精神科だけでなくて、結核医にもよくあったらしい。たいてい相手がすばらしい、というか、worth-while な患者だ。時間をかけても惜しくないという気持は、みずみずしいうちは良い。恋人とは何時間も他人から見れば空っぽの時間をついやしても惜しくない。いや、空っぽ性に真価があるといっても良いのだろう。ところが、結婚してかなりたつと、時間をかけるのはそれほど感激することでなくなるのに、時間をかけなければならなくなる。同じように、初め worth-while と感じた患者ともそんな倦怠期的な時間をえんえんと持つ可能性が高まる。こういう時間は、始めは患者も持ちたいと思っていなかったはずなのに「水道の栓をひねると治療者がでてくる」状態はそう悪いものではないから、一月一月と人生の退屈を紛らすには格好のものになってしまう。境界例の人の病むものに「苦痛な退屈」があるからだ。統合失調症の人なら「退屈」したらだいぶ治ってきたといえるであろうが。

要するに境界例と〝境界例的でなく付き合う〟にはどうすれば良いかということを考え

るとよいのだろう。「自分が破滅しても患者が救われればよい」などと思いかねなくなるのが境界例の治療で陥りやすい心境である。もっとも、最近の精神科医を見ていると、一昔前と打って変って、境界例と境界例的に付き合いそうにない人が多くなったように思う。案外、境界例問題はそういう形で消えてなくなるかもしれない。

境界例には、独特の苦痛があるらしい。それは、境界例以外の人が、うつ病や統合失調症も含めて耐性を持っている事態Xに対する、耐えられない苦痛であるらしい。これがどういう苦痛であるかは、境界例の人がどういう時に失調を起こすかで推測するより他はないのだが、ここでは、うまく言葉で表現できないとしておく。「退屈の精神病理」というものができれば、少し前進するかもしれないが、私には退屈そうで、どうも試みる気になれない。

境界例の始まりを聞くと、どうも、一見些細なことが多い。「大変な難症」といわれている境界例が初診で訴えたことを聞くと「えっ、そんなことが始まりなの?」とびっくりするほど些細なことが多い。ところが、それに対する初診医の反応がすでに「重症者に対するような反応」である。これにはわけがあるにちがいない。きっと、治療者は、患者の側の苦痛に反応しているので、これはなるほど正しい態度だが、半分だけ正しいのであって、「病気はこの程度でしかない」という限界づけがないと、患者は安心できない。医者は「虫垂炎であり、かつ虫垂炎でしかない」ということをいわなければプロでない。

境界例の患者は、二十四時間中、同じ苦悩の中にいるわけではない。結構、さらりとして暮らしている時もある。強迫症の人が、理論上は、コーヒー一杯もすっと飲めず、とうてい一日を送れそうにないのに、結構歩きまわり、仕事さえしているのと同じことだ。ヒステリーは人の見ていないところでは症状を出さないという古典的ないいぐさを借りれば、強迫症や境界例の人は「自分の見ていないところでは症状を出さない」。つまり、注意がひりつくようにそちらに向かっていない時、意識性をいやがうえにも高めて苦痛に塩を塗るように意識的〝強迫的〟に苦痛を引っ掻いていない時には、患者はわりと普通に呼吸し歩行し生活し食事しセックスもする。古典的な強迫症の人は、不安に対して意識性を高めることで防衛しようとし、意識性を高め、そこで新たに発生する不確実性の除去のためにさらに意識性を高めようとしてついに硬直的けいれんに似た無効でいたたまれない苦痛な努力に陥る。境界例の人にも苦痛と意識性との強迫症的悪循環が確かに存在する。境界例を強迫症と診断することが少なくないのはこのためもある。これは誤診とは言えないかも知れない。強迫症患者として相手にしたほうが実りのある結果に達することが少なくないからである。しかし、それはやはり患者の一面で、苦痛を言語化しようとする悪循環の中で、強迫症類似の悪循環が生じるのではないかという気がする。意識化よりも言語化のほうが問題であるようだ。言語化しようとして、しきれるものではない。しきれないので言語意識をさらに精密にはたらかそうとする。精密な表現は、さらに表現できない余剰を明確にする。そういうことがあるのではないか。だからヒステリーと診断されることもあるのではないか。時には非常に知的な人物と映ることがあるのではないか。この両面があって、だから、境界例には、イメージ型というべき生々しいイメージに悩まされているタイプも、イメージがさっぱりでてこなくて言語意識だけに頼って苦しく生きているタイプもあるのではあるまいか。かつて汎神経症と言われたくらいであるから、まだまだいろいろな変種があっても不思議ではないが、精神医学の世界は分類にみちみちているからそちらには深入りしないことにする。

とにかく、境界例の人も、結構なんとかその日を送り迎えしていることはいっておいたほうが啓蒙的だろう。でなければ、飛行機に乗ってまで治療者に会いにくるであろうか。治療者は「飛行機にのってまで会いにくる」思いの深さに意識の重点がゆく。しかし、飛行機搭乗のややこしい手続きをすらりとやりこなしてくる強さというかまともさにも注目したほうがよい。ついでにいうと、一般に遠くからくる患者は人情でつい長く診てしまいがちであるが、これは近くの患者と同じだけ、つまり必要十分なだけ診るようにすることが正しいと思う。

また、境界例には、おおかれすくなかれ、一種の嗜癖性が成立する。というか、そうでないものは、多分、境界例として認知されないのだろう。嗜癖とは何であろうか。それは、（一）満足と不満足との落差が大であること。だから、淡々としている時とノイジーな時との差が大きい。また急変する。だから希望的観測をする治療者は一喜一憂して振り回される。

(二) その落差が痛いほど意識されること。差異が問題であって絶対値が問題なのではない。

(三) 嗜癖物質による代償性満足を求める。これは、自己の意識状態を変えるという解決で、統合失調症のなしえない点である。この自由が統合失調患者にはない。いや、自己の意識状態を安直に変える道を求めうるのが嗜癖で、これは定義のようなものだが、「安直に」という点が一つのみそで、統合失調症の人ならば、自分がどのように変えられるかわからない恐ろしい道に足をなかなかふみださないはずだ。統合失調症の人に安心して薬が出せるのは、嗜癖の成立を心配しなくてよいからで、これは統合失調症患者側からの知られざる協力である。いかなるものでも嗜癖の対象になるのだから、薬がまずいからというのは理由になるまい。意識変容による解決への真剣性は、嗜癖者が、しばしば安直ならざる意識変容的解決(正確には自己変容というべきか)を求めて、ヨガや断食やなにやかやに走ることからも傍証されよう。これも境界例にみられるものである。

(四) 嗜癖の道に入る最初は人生の重大な問題である(ディーター・ヤンツ)。最初の飲酒は失恋の際に起こりやすく、最初のマリワナ吸引はインスピレーションが行き詰まってしかも期限が刻々迫っている芸術家に起こりやすい。一見好奇心と見えるものも、必ずしもそうではない。私の若い時のシガレット嗜癖は、親友が、私の彼に対するイメージとそぐわない喫煙者であることを知った時に始まっている。半分は彼の共犯者でありたかったのであり、半分は彼からの隔たりをちぢめようとする行為であったはずだ。一般に、仲間外れにされることが重大な意味を持つ場合や通過儀礼に関する場合などは、とうてい軽い気持の好奇心とはいえない。

(五) しかし、嗜癖が進むにつれて、いかなる葛藤でも、嗜癖行為によってその場限りの解決を図るようになる。つまり嗜癖行為は一種のマスター・キーになる。

(六) 嗜癖行為は、真の満足を与えない。満足を一瞬ちらりとかいまみせるだけである。だから際限ない追求となるのだろう。それでは現実には何を与えるのか。一般的にいえば、不安を意識変容(意識欠落をも含む)を経て後悔に変換するのだと私は思う。不安は未来に向けられたものであり、済んだことについて不安になる者はいない。もっとも、済んだ事態の未来への影響、未来における帰結なら話は別だが、これはほんとうは未来に属することだ。後悔は過去に向けられたものであり、未来の事態の生む後悔を先取りすることは、実際は不安に属する。「将来後悔しないかと不安です」というわけだ。このへんは、木村敏が「アンテ・フェストゥム」「ポスト・フェストゥム」のキャッチ・フレーズで一挙に了解させたことだが、嗜癖の場合はどうであろうか。そのような兆候的なものを予め締め出すようにと、いわばすごい先手として嗜癖行為が行われるのではないだろうか。嗜癖行為に祝祭的な部分があるのは木村流にいうと「アンテ」から「イントラ」を経て「ポスト」に変化するのだから自然である。

（七）この人工的な時間軸のねじまげは、ボードレールの詩によく見られるところであり、そこでは死への不安が、飲酒あるいは娼婦宿の居つづけを介して後悔に変容している。その詩集『悪の花』には、純粋に死の恐怖をうたった詩が最後にある。

（八）嗜癖という小道具を使うこの曲芸は、しかし、成功するだろうか。どうも、祝祭的なものを一瞬間の中の永遠として体験したものは、嗜癖におちいらないようであり、祝祭的なことにおいて欲求不満に終った者が嗜癖にのめりこんでゆくようだ。それはオルガズムという祝祭を普通に体験できる者がややこしいパラセクシュアルな行為にのめりこまないのに似ている。嗜癖の最大の欠点は、同じ結果を得るためにますます多量の嗜癖行為が必要なことである。この点では暴力も似ていて、家庭内暴力であろうと、教師の暴力であろうと、嗜癖的悪循環に陥る傾向から逃れることは難しい。始めは、思いあまって行った暴力行為が、あらゆる些細なフラストレーションの解消に使用される。と同時にますます大規模な行為が、かつては些細な行為のもたらしたと同じ効果をかろうじてもたらすかそれとももたらさないかのすれすれに目減りする。

（九）以上の点をふまえて、境界例は、そもそもは嗜癖でないのかもしれないが、容易に嗜癖、それも対人関係嗜癖になる。その特徴の第一は、治療者に対する激しい求めとその結果にけっして満足しないことである。この慢性的な欲求不満と、しかも治療者（たち）から離れずまとわりついていることとによって、さまざまの対人的チャンネルをマスターした達人になる。

境界例の最大の特徴は、一回の面接の間にも頻繁にコミュニケーション・チャンネルを変えることであろう。そうでない患者は境界例といわなくてもよいくらいだ。

たとえば、淡々たる生活報告から、熱烈な（しばしば歯のうくような）治療者への感謝・礼讃に変わり、突然それが痛いところを的確についた治療者攻撃に変わる。この場合、治療者は他の、多くはとうに過去のものとなった治療者への攻撃もあわせ聞かされるが、それを弁護しても、あるいは自分だけは違うということを証明しようとしても、どうもよくない。だから黙っているより他ない。こういう唐突・頻繁なチャンネル変換がもたらすのは一種の目つぶし効果であって、そのために治療者は惑乱し、いわなくてもよいことをいって、よけいにややこしい方向への発展をまねいたりする。

新人はただ惑乱するだけですむかもしれないが、ある程度患者にチャンネルを合わせる術を覚えた中堅の治療者は、このチャンネル変換に対応して、その都度、自分から合わせようとするためにふらふらになる。

必要なのは、相手のチャンネル変換にむやみに追随しないことである。自分がこなせるチャンネルだけを固守して、相手がダイヤルをかちゃかちゃいわせているのに知らん顔をしていると（この時間は途方もなく長く感じられるものだが）相手は諦めてもとのチャンネルに戻ってくる。ここが大切なヤマ場である。こうすることによって、次第に患者との間に有効なコミュニケーション・チャンネルが作られてくる。このチャンネルが、ごく浅いものであってもかまわない。安定性が内容に優先する。これは、境界例の定義が、結局、対人関係や気分やパフォーマンスにおける突変的不安定性をいろいろな局面について述べたものを出ないからである。絶対に不安定なものを対象として治療といわずとも対人関係を構想することは不可能に近いから、境界例の治療論がなかなか生まれないのだと思われる。いかに見栄えがしなくても安定的なものを発見し価値を密かにそれに置くことのほうがよいであろう。

この型の患者は心の風景だけでなく、薬理学的にも不安定らしくて、「必要量」が刻々変るようであり、薬についての苦情を聞くことは、境界例面接のかなりの部分を占める。「効かなくてもがっかりしないように」と少量を出してすむならそれに越したことはない。処方の内容も簡明なのがよい。

境界例を診ると、一人で五人診たくらいの疲労感を覚えるのは、患者のチャンネル変換に追随した結果である。どうも今日は人数の割に疲れたな、別に難題を持ち込んでくる患者もいなかったのに、という気がした日には診た患者の中に境界例が混じっていることが少なくない。一般に一回の面接で使われる波長帯は二種類くらいである。そして、人によって違うだろうが、私は日に十人ぐらいが限度で、それから先は、ルーティン的な診察で流すより他なくなるのが普通だ。無理にインテンジヴにしようとすることは有害だから、これでやむをえないと思っている。もっとも、その日の最初の患者が一番調子がよいかというとそうでもないので、三人から五人目くらいが一番患者との波長合わせがうまくゆくようだ。ここで、三人分か五人分の波長変更をやってしまうと後の診察がめろめろになる。また治療のチャンネルを支える「雰囲気」とでもいうべきものは、一面接一雰囲気が理想である。雰囲気がころころ変わるような面接は、ある程度で切り上げるほうが、患者の精神健康にもよさそうである。荒れた雰囲気に馴染んだ患者は、些細なことから社会との折り合いができなくなって不幸である。周囲の人も幸福ではない。

治療者の疲労感は、相手の変換が唐突なために、治療者の目ざとさ（アラートネス）が刺激されて、結局、治療者の意識性が超覚醒的に高まってしまうことにもよる。面接の後に不眠などが起こるのは境界例を診た証拠と思ってよいくらいである。意識性の高まりは、無意味なノイズをも意味あるごとくに意識の中に拾って解釈してしまう結果になる。これとチャンネル変換への追随とがあいまって、患者に治療者が振り回される結果となりやすい。特に患者が辺縁的な意味で言葉を使ったり、とうに医者は知っているはずだと未知の事実を省略したりするので、医者もマージナルなものへのセンスが妙に磨かれ、兆候的なものをつかんではうろたえる。

といっても、患者に絶対に振り回されないぞとりきんでもかえってよくないようだ。作用・反作用の法則からしても多少振り回されるのは、むしろ自然である。ある程度のびやかにゆっくりと振り回されることであるが、このコツはヘミングウェーの『老人と海』にある。糸をピンと張らないように、リールをまいたり、もどしたりするという感じである。いつも、すこしたるんだ糸でつながっているというつながり方が、どうも一番楽で（多分お互いに）ながく続きするらしい。患者も朝から晩まで治療者のことを考えているわけでない。そしてそのほうがずっと治療的である。病人といっても、治療中心に人生を設計する必要のあるのはごく一時期だけであるようにしたい。

患者が非常に内面的な人間に見えてしまうことがある。なぜだろうか。フロイトは、自己愛的な人間の魅力について語り、そういう人の周りになんとかしてあげたいと思う人が集まるといっている。境界例は、たしかに自己愛的かもしれないが、それほど内面的な人間ではない。治療者が内面的な人間を高く買うことを探知してそう行動している場合はあるだろう。しかし、内面化という洗練された防衛機制を持ち出せる者が境界例のような行動化や投影的同一視というプリミティヴな機制に訴えるはずがなかろう。投影的同一視とは、簡単に言えば、自分が腹を立てると相手が怒っているように認知するということである。誰でも多少はこれを使っていないわけではないが（特に家庭内あるいは政治的に）、これが主となると、これは現実を全く反映しない対人認知であるから、恒久的人間関係を結ぶことが原理的にできない。それは相手のせいでも誰のせいでもない。

投影的同一視にたいしては、医者なら「医者」、臨床心理士なら「臨床心理士」というように役割的自己規定を以って対するのが一番良いだろう。これから外れれば外れる程、患者の幻想的な面を肥大させることになる。できるだけ素面《しらふ》的な雰囲気を保ち、生活の資を稼ぐための仕事としてやっているのだという裏表のない素面的な態度がよかろう。「せんせいはしょせん医者（なら医者）なのね」といわれて自分の中の何かが揺らぐくらいはしかたないが、そうでないことを証明しようとしたりしないほうがよい。すべての患者に職業的治療者以上の接し方ができるかどうかを考えると、これはいうまでもないことだ。

「へえ、しらなかったの？」というほうがよいと思う。

さらに、外すとか、とぼけるとかの柔かい対人能力が有効である。一般に対人関係というものは波長合わせと波長外しとの適当な混合比がよいのであろう。境界例の患者と医者とが、そういうソフトな応対ができるようになると治療関係がだいぶ境界例性をなくしてきたといってよい。「いやにおとなしい」と表現されるおとなしさは、一般にソフトネスのないおとなしさであり、ただ「下手《したて》に出ているだけ」という場合が少なくない。

ところで全ての患者を治せるわけには行かないのはいうまでもないことである。

自分に成算がない患者には兜を脱ぐほうがよいのではないか。なぜか、「甲斐なき努力の美しさ」という誘惑的な途に入ってしまう医師が境界例相手には多い。抒情詩を愛するとか、妖精的な印象を与えるとか、そういうことが、内面的な人と内面的にみえる人とを混同させる。治療者の側にも、精神療法家になったからには素晴らしい患者とこころゆくまで治療を行いたいという願望がある。これは「治療にロマンを求める」ものである。それは、自分のために患者を使用するのであるから、しかるべき代価が請求されると覚悟するべきである。

じっと耐える以上のことがない場合もある。もし、すべて患者を「徹底操作」してなんらかの洞察に導けると安易に思い描くならば、いかなる熟達者も命取りの危ない途にふみいることになりかねない。荒れた行動化にも、耐える他ないかも知れない。その時は、地水火風の如く、患者を浮かべ支えるように耐えるのがよいとはバリントの勧めである。「もう駄目か」と思ったところに何らかの転回が到来することがある。バリントの「ニュー・ビギニング」である。こういう転回点に達することも、そうでないこともある。自分のところで達しなくとも、別の治療者のところで到達することもある。患者が自分のもとをたちさる時には、呼び戻すのがよいとは限らない。新しい治療者のもとで新しい可能性をつかむかも知れないからである。呼び戻せば、終わりなき治療になる覚悟が必要かもしれない。

境界例に接するには、治療者の精神健康が重要である。よく睡眠をとり、ユーモアのセンスを持てるくらいの余裕を手元に持っていることが、案外の決め手である。

患者が他の治療者に移ることは妙にくやしく感じられるかもしれないが、それは振り切らなければならない。この点はバクテリアと同じく「人体通過」によって弱毒化することもある。治療者を変えることにより治療がシンプルになるということだ。もっとも、治療者はそれぞれ、ある治療者の後はひきうけたくないという、治療者間の相性もある。いうをはばかることだが、境界例の一部は「医原性境界例」でないかという疑いが、この十年、どうも晴れないままである。少なくとも「自分しかこの人は治せない」と思わないことである。

一般に患者というものは、なるべく特別扱いしないことが治療的である。少なくともこれは嗜癖の患者すべてに当てはまることだと思う。患者が「ワン・オブ・ゼムである自分」を体験することは健康化に繋がる。

患者は「独りでいられる能力」（ウィニコット）の増大とともに治療に向かう。これがいちばんの目安である。

また患者は、しばしば、自己治療によって改善する。ヨガやその他の民間治療を試みようとする時ははっきりした理由がない限り反対する必要はないと思う。

結局、境界例に対して、ちゃんとした徹底操作をして、立派な終結宣言をしようとすることは、ないものねだり、治療者のナルシシズムである。いろいろな、一つ一つは不完全な梁によって支えられながら、その日その日を送り迎えすることが、患者の「病い抜け」

に通じる途である。そう、境界例は「治癒する」というよりも「病い抜けする」のではなかろうか。どういう形に抜けるかも、治療者の腕による部分があるかも知れないが、そこまで私は定式化する勇気がない。

――〝境界例〟の治療に悩みすぎる人に宛てて書いた一種の「逆説」である――

（「兵庫精神医療」五号　一九八四年）

文庫版への付記――精神医学界が境界例に「ふりまわされた」時代である。「境界例」ということばを口にするだけで境界例患者が来るという半ば冗談のジンクスさえあった。私がバリントを翻訳したのは、そんな危機感から脱け出そうとしたものであって、名古屋市立大学精神科の面々が合宿して彼の〝Basic Fault〟を一晩で読み上げた。

## 説き語り「境界例」補遺

前回に境界例についてけっこうたくさん話したつもりだけれども、何か足りないという気がする。

けっきょく精神科医あるいは精神療法家は境界例患者に非常に思い入れをしていても、どこか患者の側からすると、勘所をはずしている、あるいは痒くないところを掻かれているということではないだろうか。

その一つの傍証になるかもしれないのは、このごろは、一昔前とはちがって、精神科医の自己診断が、執着性気質ばかりでなくなり、スキゾ気質と自称する者も、強迫性格と名乗る者も出てきたけれども、自分を境界例に近いと言う者にはまだお目にかかったことはないという事実である。読まれる方はどうだろうか。自分の中に一滴の境界例性を認めることも、どうもいさぎよしとしないのが正直なところではないだろうか。つまり境界例とは「ひとのなるもの」なのである。しかし、はたしてそうか、と自らを省みつつ思う。

実際、ＤＳＭ－Ⅲの境界例の定義も、かねがね境界例は「不安定の安定」だといわれてきたが、それを色々な局面について言っているにすぎない気が私にはする。そしてこの定義によれば何が何時突然変化するか分からないようなものであるから、これを相手に治療の手掛りを見いだそうとすることは考えるだけでも難しそうだ。結局、バリントが彼の「基底欠損患者」について言ったように、地水火風になり切って風が鳥を浮かべ、水が魚を泳がせるように、あらゆるアクティング・アウトに耐えて患者を支え続けることしかなくなるが、これはなかなかのことである。地水火風になりきれるくらい茫洋とした奥の深い大人物でなければつとまるまい。ただ、不思議なことにこういう人物のところには境界例はあまり現れないようにみえる。それとも、境界例性が消えて、それと分からなくなるのだろうか。

前に私の提出したのは嗜癖モデルであった。今から考えても嗜癖モデルは実践的にはまあまあの手掛りを与えるのではないだろうか。この辺りは、後で嗜癖についての私の考えを述べるので参照していただきたい。ここでは、境界例と統合失調症との対比に触れておく。

十数年前、安永浩先生が、なにかの折に私をつかまえて境界例は一見些細なありふれた苦痛を独特のつらさで感受するのだよと言われたが、その後、先生はとくにこの点を強調しておられるかどうか、私は不勉強で知らないのだけれども、私なりの臨床経験、いやそれにもまして私の同僚たちのかなり悲惨な境界例治療物語は、この観点が大事なところを突いているのではないかという感じを深くするものである。

　生死を賭けた大治療になった境界例の初診の折の主訴を調べなおしてみると、実に些細な事柄であるのに驚く。かなりの部分が普通の心気症の形をとっている。腹部の漠然とした痛みや違和感、前頭部の頭痛などである。別の部分は強迫症の形をとる。しかも、はなはだしい強迫行為などではなくて、一見軽い強迫観念の程度である。また、一見軽いうつ状態を訴えることもある。しかも、このうつ状態は、ほんものの抑うつ症というより一見普通人の口にする憂鬱、しらけ、退屈、倦怠、索漠感とひと続きのように聞こえる。ときには身体化して「身体がだるい」「そういうたかて、おれしんどうてやれんのや」ということにもなる。対人恐怖もあるが、「ひととすれちがった時に一瞬殺気を感じる」という程度で、これは多くの普通の人が狭い道で人とすれちがう時に感じる緊張と連続ではないだろうか。山の細道ですれちがう時に挨拶する習慣もそこから生まれた。山中の小道で挨拶なしですれちがうのは結構気の張るものだ。

　実際、こじれた境界例の治療の滑り出しは、おおく、治療者が相手の病気を軽症と見てのアプローチであったと推測されるものが多い。これがそのままいかないのは、いくつかの場合があるが、いずれも安永の指摘と関係しているように思う。

　たとえば、主に精神薬理学的方法を取るとしよう。最初の一、二回はいいかもしれないが、そのうちに薬の作用、副作用で通常は意識されるかされないかの程度のものが堪え難い苦情のもとになる。先生の出した薬を飲んだらなんとも言えないいやーなだるさが起こって昨日一日動けなかった。先生の責任です。どうかしてくださいよ、と治療者を責める。時には、慎重な医師が少量出したら、ぜんぜん効かないという苦情となって、それではと増量したら薬理作用に対する苦情になるという二段階の場合もある。

精神療法も、最初進展しそうに見えて、やがて紛糾するが、その多くは、精神療法に伴う心理的圧力を独特の強度と質とで感受してのことではないだろうか。

結局、長期的には、患者は主訴を執拗に訴えてやまないので、平均的治療者は途中で参ってきて、初めの勢いは何処へやら、「それぐらいで我慢せよ」「もう病気といえないくらいだ」「君にぴったり効く薬はどうもないようだ」と逃げ腰になるが、患者のほうでは「だって苦しいんだからなんとかしてくれ」「治せ」「最初治すといったではないか」と責めたてる。

こうなってからではいまさら言ってもしかたがないのだが、治療者のほうでは、最初、訴えは軽く、患者の態度は切実なので「こういう患者ならいける」と思ってしまうのではないだろうか。

じつは、一般に精神科においては訴えがはっきりしている患者が治療しやすいのであって、訴えがはっきりしていない患者のなかには治療が泥沼になりやすい人が必ず混じっている。「重症」対「軽症」の軸のほかに、「難症度」の軸が必要なのである。

ここで統合失調症と対比すれば、統合失調症患者は、質的に異常な体験をするけれども、体験の質と強度とは、病いでない時と比較的連続ではないだろうか。少なくとも患者にとっての異常性というか未曾有性と比例する程度にすぎないと言ってよいのではないか。幻聴は轟音では、むろん、ないのである。ささやく声の呪縛である。

これに対して境界例の人は、質的にも量的にもありふれた些細な異常体験、異常と通常の境目ぐらいの体験をも非常に強烈に感受し、その強さのあまり、量が質に転化して、なんとしてでもそれから逃れたいというのではないか。

ここで、統合失調症患者が、心理的には孤独を堪え難いものと感じながら、現実には孤独に耐える事実を思いおこそう。サリヴァンによれば統合失調症患者は孤独を避けるためなら不安への突入もあえてするぐらいだそうであるが、そうだとすれば、現実にみられる孤独への耐性は驚くべきものである。

統合失調症患者は、ある意味では、普通人よりも他者との共存に耐える力がある。普通人といわれる諸君を精神病院程度の密度に長期収容すれば修羅場が現出するであろう。高校生の時、北アルプスでテントを張って雨に三日降り込められた時には、小便の回数の多少、寝場所の中央からの距離いかんで親友同士が険悪になった。晴れあがったらそんな気分はふっとんだが——。

これを思えば、境界例の人は、孤独でありえない点でも、同居で修羅場になるところでも、いわゆる普通人以上である。境界例が精神病院で混乱を起こすのも、孤独に耐えない（看護あるいは医者が充分来てくれない）か、同室同棟の人とのいざこざか、どちらかである。

ここで、境界例のこの面に類似しているのは何かと考えると、嗜癖者の禁断症状ではないだろうか。私自身のタバコ禁絶体験でも、症状自体を文字に書けば、頭痛、口渇、イライラ、考えのまとまりにくさ、時に全身の熱感や冷感くらいなのであるが、現状が堪え難いとする感覚の程度は強烈で、しかもタバコを一本すえば万事円滑に進行するという幻想が私を圧倒せんばかりであった。実際は、そのような満足感は最初の一服だけで以後はかわりばえがせず、すらすらものが書けるなどは全くの幻想であることを毎度思い知らされたのであるが——。

もう少し長期的経過を見ても、タバコはともかく、アルコール中毒者やその他の嗜癖者は、機嫌よく、対人関係が円滑な時は天使のようによく、悪い時の想像がつかないくらいであり、さらに両者の間の移行が急激であると言えないだろうか。むろん、この急変は嗜癖物質が介在してのことが多いけれども、そこで嗜癖物質がもし供給されなければ万事よしかと言うとそうではなくて、嗜癖物質を求めてかまびすしい音をたてるのではないだろうか。

嗜癖という意味については、私なりの感想をすでに「説き語り「境界例」」に述べた。最初の嗜癖行為との接触には意味深い背景があることが多い。これはヤンツがてんかんと嗜癖との類似性の際に指摘したことである。たとえば、親との最初の対決や異性との接触である。ところが、次第に嗜癖に走る契機は些細な日常的なものとなり、たとえば妻が帰宅の時にちゃんと挨拶をしないからという理由で飲酒に走るという事態になる。

相手の欲求不満に対する耐性が次第に低下する結果、こちらは同じ効果を得るためには次第に強い入力を用いなければならなくなる。嗜癖者に対する干渉が、同一効果を得るためには次第に強い力を用いなければならないのと同じである。これが嗜癖者と対人関係を結ぶ人間の側に起こる〝嗜癖と似た心理構造〟である。たとえば、アルコール飲用をやめさせるために、配偶者は、最初はやさしく慫慂するが、次第に強い説得調となり、さらに酒瓶に「ここまでよ」という線を引き、それも侵犯されることが度重なると別居や離婚で脅迫するようになる。こうしても、最初と同程度の効果が得られれば儲けものである。同じ壁の穴に何度も釘を打つようなもので、しだいに太い釘が要る。これにも限度がある。ここではじめて医者に頼ることになるが、医者が同じやり方をすれば、やはりそのうち行き詰まる。

ここで、境界例の嗜癖類似性は、いつ成立するのかという問題が出てくる。境界例の患者の生活史を見ると、幼少時に少しも両親から離れていられなかったという過去はかならずしも発見できない。むしろ、孤独の中で育った人が多いのではないだろうか。そこで、医師を訪れる直前の状態がどうであったかということになるが、一般に最初の治療者との最初の接触の時に境界例性を示している患者は少ないのではないか。患者の側に準備性、あるいは動機の成熟があるとしても、「治療者という嗜癖物質の提供」によってはじめてウィニコットのいう「独りでいられる能力」の喪失が成立するのではないか。

もっとも、家庭内暴力を契機に医療と接触する一部の境界例においては、家族の一部との間に暴力を介する嗜癖的対人関係が成立していると考えられる。暴力も、最初の行使は意味深いものであることが多いけれども、急速にあらゆる些細な欲求不満に対する反応となる。暴力もそれに対する対応も、これまた、入力量に比べて効果の減少がみられる。こういう点で暴力にも嗜癖性がある。

統合失調症においては、同じ生活危機、対人危機において同じ症状発現を見ることはあるけれども、時間とともに次第に些細な刺激に大きく反応するとか、多種類の刺激に対して同じ反応（症状発現）を見せるとか、同一効果のために次第に強度を増さねばならないという場合は、あっても少ない。

一方また、なるほど統合失調症においても状況によって症状発現が左右されることはあるが、一般に嗜癖においてはさらに著しく、アルコール中毒者での相当末期に至るまで家庭外では礼儀正しい人物と思われている場合が少なくない。境界例はどうであろうか。私の印象では、境界例患者があらゆる対人関係において境界例性をあらわにするのは末期にあるかないかであって、大多数はごく普通の目立たない対人関係を複数個営んでいるのが分かる。アルコール嗜癖でもよく見られることだが境界例においても浅い関係の人に向ける顔と家族に向ける顔と治療者に向ける顔とはちがう。治療者が複数の場合はそれぞれちがう。その結果、境界例の難症度、全行動パターンを過不足なく評価することは困難である。エリック・バーンがアルコール中毒について言っているように、この結果、家族同士、治療者同士、家族と治療者とがいがみ合うことになる。アルコール中毒者の場合はこのいがみ合いの見物がよい酒の肴になるらしいが、境界例の場合はどうであろうか。境界例の人が周囲のいがみ合いに露骨に喜ぶことは観察されないが、いがみ合いを冷静に観察したり、「犠牲者」に対して胸がじんとくるような慰めの言葉をかけて結果的にいがみ合いを助長したりすることはある。そして、私の観察では、治療者同士が長年の友情を反故にするようにいがみ合う原因として、境界例患者処遇についての見解相違以上のものはない。とくに、患者が異性で美貌で犠牲者的な状況にあって、階級的に治療者と同じか少し高い場合にこのリスクが多いと私は思う。自分の家庭の平和が治療と両立しがたくなる場合さえあるようだ。

境界例治療においては、境界例という診断自体が、境界例性をあらわにし、治療者をも境界例治療者らしくする場合が多い。生死を賭けた治療を行っている患者が他方では普通の生活者として生きている場合もありうる。患者の対人関係が単色化して治療者との関係だけになることは望ましくない。こういうふうに単色化した患者ほど、長期的には死を選びやすいのではないかと思う。境界例でも、医師―患者関係だけに収束するのは好ましいことではない。治療者が信頼する他の治療者に患者についての相談あるいは「ぼやき」をすることは、治療者の精神健康を良くし、患者の改善につながりうる。しかし、これは必ずしもスーパーヴィジョンである必要はないと思う。むしろ、治療者の向上のためと患者の治療のためという二兎を追うスーパーヴィジョンに境界例を選ぶのは慎重であったほうがよいかも知れない。聞き役は、むしろ、だまって相槌を打っているほうが治療によい場合が実際は多いのではないか。境界例が、精神医学のモデル疾患となったのは必然性があってのことだろうが、副作用もあると私は思う。

まだいろいろあるだろうが、この辺で終りにする。

（「兵庫県精神医療」六号　一九八五年）

## 説き語り「強迫症」

強迫症患者は、しばしば治療者に嫌われるとまでは言わなくとも煙たがられてきた。二十年前には「強迫症患者をまともに診ようとするのは酔狂だ」とまで公言されていたが、さすがにそれは影をひそめた。多少の進歩はあったのかも知れないが、裏でどうも強迫症は苦手だといっている治療者はすくなくないと思う。面接者は、うんざりしながら、強迫症者の〝しつこい〟繰り返しを「これも仕事の一部だ」と思ってがまんして〝聞いてやって〟いることがしばしばである。実は、そういうことも、面接の初期には欠かせないとは思っているが、しかし、「がまんして聞いてやっているんだぞ」という気持でいるだけだと、この時期が永遠に続きかねない。

さて、しつこいといっても粘着気質の人のような、飛躍がなく、そして少しおくれて追いすがってくるしつこさとは違う。反復強迫という、あせりを伴ったくり返しである。くり返しから脱するというはかない望みを持ちながら、失望とともにカタンともとへ戻ってしまうのはネジ山のつぶれたネジをまわしている時に起こることに似ている。そのようなもどかしさといらだたしさがある。少なくとも治療者からはそのように感じられることが多いだろう。それで治療者との一種のがまんくらべになる。治療者が先へ進もうとすると、引きもどされて、また循環の輪に投げ込まれる。そのうちに治療者も、自分の内なる強迫性を引き出されて妙にしつこくなることが決してなくはない。強迫症者と会っていると、たしかにイライラが伝染してくる。強迫症者と面接したあとは何となくスッキリしないのがむしろふつうである。快い時を過したという感じからは実に遠いが、実は強迫症者もそうなのである。自他ともにたのしめないのが強迫症者の対人関係であり強迫症者相手の対人関係一般の特徴であるだろう。ともにたのしめず、さりとてキビスをめぐらして決然と立ち去ることもできないのが――。

これをいけないとかよいとか言っても始まらない。このイライラも「自然の一部」(こう言ったほうが良ければ「法則の一部」)と思うほうがしのぎやすい、というくらいのアドバイスしか言えない。というのは、初期には患者の訴えのくり返しをじっと聞くのも必要なのだが、治療が進むと、(こちらがあきらめたころに)反復強迫を脱することになるのが少なくないのに、(ぶり返しがないとは言わないが)こちらのほうで「ああ、またあの患者か、三十分はしんぼうして聞いてやるか」という構えを持ってしまうと、面接が半永久的に患者の強迫的儀式の一部と化してしまうコースを辿りやすい。むろん、そういう例を精神科治療者の一生の間に一人も作らずに済む人は少ないだろうが、必ずしもそうならなくてもよいのに、われわれのほうの構えによってせっかくの新しい可能性の芽をつむのは、いかにももったいない。患者のためばかりではない。治療者のほうも、徒労感、不毛感を持ちながら「時間を分け与えてやっている」気であるから、必ず精神衛生が悪くなるだろう。

そう「してやって」も患者のほうではあまりありがたそうにしないようにみえる。それだけでなく、たしかに、患者はいんぎんに、どうか聞いてくれ、とニコニコしながら頼むことのほうが多いが、聞くほうはどこかおしつけがましさを感じてしまうようだ。もっとむきだしに「聞くのが医者の義務でしょう」と〝可愛気のない〟ことを言う患者も時にはいるくらいで少なくとも治療者のほうは、患者がそう言わないまでも内心そう思っているように気を廻しがちである。ここから一種の権力闘争のようなものが始まる。そう、それはしばしば覇権をめぐっての争いになる。

私は、強迫症者との対人関係、あるいは強迫症者同士の対人関係には、どこか権力闘争的なものが混じってくる、それも関係が長びけば長びくほどそうなる、と感じている。それは、パラノイア（妄想症）の諸氏ほど、むき出しの（劣等感のまじった）権力意志ではない。パラノイアと権力の隠微な相互関係はエリアス・カネッティの『群衆と権力』の、邦訳でいえば下巻を読むとよい。もっともすぐれたパラノイア論だと私は思う。ここではパラノイアは措くが、強迫症者は、サリヴァンのいうように、相手に勝ちたいからでなく、相手からくる、自分の安全保障感への脅かしを減殺しようとして闘うのであるらしい。サリヴァンは強迫症者の対人行動を obscure power operation という。「隠微に人をふりまわす対人作戦」というほどの意味であろうか。しばしばイジワルとなり、ときには、死闘とさえなる。重症強迫症者を二人以上同じ部屋に、あるいは近くの部屋に入院させるのは考えものだ。一方が自殺し一方がその現場を勝ちほこったように眺めていることにさえなりかねない。こうなると、相手が倒れてもその頭をつつくのを止めないハト同士の死闘を連想してしまう。そこに至るまでには、キリストが「富める者はますます富み貧しき者はますます貧しくならん」と言っているようなことが起こる。キリストは信仰について言っているのだが、強迫症的対人相互作用においては強いほうはますます強くなり、しばしば治ってしまうが、その代り他方が犠牲になってツブれてしまう。例外も多いが、こういう危険は存在するだけで重大だ。もっとも一般に闘争では些細な力の差が次第に拡大される。艦隊同士の戦いでは勝利の確率は実力の「二乗」に比例するそうだ。こういう関係が権力闘争的な二者関係である。それも強迫症がからんだ場合がいちばん強く現れる性質で、パラノイアでも強迫症ほどではないと思う。パラノイアはひとり相撲になりがちだからだ。

しばしば気づかれないが致命的なのは、強迫的な家族内の権力闘争である（パラノイアならば、そうでない家族や知人は、「迷惑」する程度で、もつれた接近戦とはならない）。そして親子の間ならば、まだしも一方が亡くなったり他方が別居独立したりすれば終りうるのだが、夫婦間では延々とつづき、しかも当事者も気づかないままで進行して、さきの法則にしたがって、どちらか弱いほうが次第に精神的貧血を起こしたり、臨床的強迫症になったりすることになる。

ふつう、ヴァンピリズム（吸血）といえば、もっと短期間の、派手で自己顕示的な「ヴァンプ」を含む対人関係を言う。「妖婦」と訳されてきた「ヴァンプ」はふつうヒステリー的な女性だろうと考えられているが、境界例的な人もまじっていて、このヴァンピリズムは精神科医をもしばしば破滅させる。しかし、もっと隠微でゆっくりした強迫症的ヴァンピリズムもあるわけだ。夫婦はそもそも二者関係であって、成人的な三者関係をこなせない人も一応夫婦にはなれる。そういう人のもつ二者関係が一般にそうであるように、食うか食われるかの関係、一方が善なら一方が悪ときめつけられるマニ教的関係、白か黒かの関係になりやすい（「あれかこれか」は全く強迫的なものだ！）。夫婦関係は依存という面ばかりでなく、権力闘争という面があるわけだが、中には単に相手を支配することだけが目的で人間関係の中で満足を味わおうとしない、はてしない闘争もありうる。

さきに「かわいげがない」と感じると言った。強迫症者の多くはお行儀がよくても、ふしぎに愛されない存在である。遠くから見たところでは必ずしもそうでないが、近くにいると必ずといってよいほどそうみなされる。だから精神科病棟でめだつことになる。「かわいげがない」というささやきが病棟関係者の中から洩れることも少なくない。「せんせい、あの人いい加減に退院させてよ」といわれる患者にはふしぎに強迫症が多い。はるかに手のかかりそうなヒステリーあるいは統合失調症のほうが、歓迎されなくても許容される。強迫症者が病棟で暴力をふるうことは少ないのに、病棟内の暴力の対象になることが少なくないという気の毒なことにもなる。一体これはどうしたことか。

一般には看護者は医者ほどは巻きこまれないものである。医者の陥りがちな、治さねば自分の威信が低下するとか、治さねば職務忠実感がそこなわれるというところからくる「治療強迫」がないからである。世に治らない患者は多いが、どんな患者でも看護の対象にはなる。では、看護者をも巻き込みうる忌避とは何であろうか。その理由はいくつかあると思う。

むろん、第一は意識の皮一枚下でイライラさせられるからだと思う。患者自身が意識的にやっていることではない（意識的にやるのは強迫症的な〝健常人〟である）。人をイライラさせる放射線のような眼に見えないものを自分が放っていることを意識する場合があるにしても、ごく漠然としたもので、しかも言いわけが十二分に用意されているだろう。

さて、どうしてか分からないがイライラさせられてくると、一般に人間は、相手が何か自分に対して意地悪をしていると感じてくるようになる。権力闘争が、さきの例のようにドッグファイト（死闘）の形をとらず、それよりぐっと弱い相互作用であると、慢性的な

「意地悪のしあいっこ」の形をとりがちである。御殿女中式のいじめあいを思わせるものだ。現実の強迫症家族、とくに夫婦あるいは嫁姑は、死闘よりも、慢性的な意地悪のし合いになることのほうがずっと多い。この際の特徴は、どちらも自分はイノセント（まっ白）と思っていることと、それによって別に楽しくはないのだが、せずにはおれない（強迫）ということである。

治療者患者関係においても、患者が意地悪をしかけてくると治療者が感じることが少なくない。その際の特徴は、患者同様、治療者も自分は「イノセント（まっ白）だ」「相手がワルイ」と思うことである。また、別に楽しくはないのだが、何か「正義の戦い」のようなものを、いや、とにかく一般に相手に何らかの対人相互作用をせずにはおれない強迫を覚えるということである。患者が意地悪をしていると治療者が感じる結果、治療者も意地悪を仕返したい衝動を抑えることができなかったりする。治療者は些細ながら権力を持っているから、時には権力で頭ごなしに患者を抑えつけたくなる。強迫症者とのやりとりには最後は規制、拘束に終わることが少なくない。医者は権威的に言い渡すのだが、それがすでに、強迫症のワナに落ちている証拠かも知れない。とにかく、強迫症者の治療はオトシアナの沢山ある道を歩くようなものである。看護者のほうが余裕がもてるはずであるが、必ずしもそうならなくて、とくに、担当看護者が決められている場合は、かえって関係がややこしくなっていないかどうか病棟医長などが注意している必要がある。強迫症者は権力闘争親和性があって、強迫症患者は、権力的世界観によって看護者を「少し下」に見ていることが少なくない。相手がそう思えば何となく伝わるもので、これに対応して「そう見られているのではないか」と予め構えてかかる看護者もないわけではなく、ここで不幸な権力的な人間関係がはじまる。残念ながら強迫症患者のほうも無邪気とはいえず、看護者のほうが隠微な挑発にうかうかとのってしまうことがある。うかうかと看護者が暴力をふるうこともあり、医者が「ことばの暴力」をふるってぬきさしならなくなることもある。しかし、また患者同士の暴力の被害者にもなりやすい。これは、多くの強迫症者の表情が不思議にも、「憎悪している人」の表情にみえることにもよるらしい。別に誰に向けられているのでもないのだが、しかし、自分にはっきり向けられていなくとも憎悪的な表情は憎悪誘発的なのである。

第三に、看護は、幾分退行している相手に対するほうがやりやすいということがある。たとえば会社の社長が社長という社会的なヨロイを付けたままだと、看護がやりにくくて仕方ないだろう。たいていの患者は、場面に適応して多少退行するものであって、内科の病棟でみていると、大会社の社長が社会的なヨロイを脱ぎすてて、赤ん坊のようにナースに叱られているが、それでよいのである。私のみるところ、「身体病」の患者でも、一部の人は退行ができにくいように見える。そういう人は甘えることができにくくて、甘えようとすると不安がわいてくるらしい。こういう人が看護しにくいとされている。その中に強迫症患者もはいることだろう。力動精神医学的には強迫症者も退行しているということになるのだろうが、病棟での印象では硬直的な年相応の人間にみえてしまう。

安永浩氏に教えられたことだが、強迫症者は、たとえ一年間病棟に閉じ込めて行動を徹底的に観察しようとしてもしきれるものではない。これは、自分から症状を簡単に告白するどころか多少自虐的にいいふらしてまわる単純恐怖症の人と対照的である。また、ある時、強迫症に親近的なパーソナリティーの持主が化粧水を自分に注射していたことが分からなくて数年も皮膚科に入院させられていた。これはミュンヒハウゼン症候群（自己醜形化行為）だが、とにかく、一般に強迫症の人はその行動の全部は分らない感じがする。時には平静で崇高な感じさえするのだが、どうもすっきりしないのである。

一般に病棟医やナースは、事態を掌握しているという感覚を失うと、急にイライラしたり、落着きがなくなるものだ。だから、これも、強迫症患者が煙たがられる原因となるのだろう。自分の病棟で自分の知らないことが起こっているのではないかという恐れは独特の不安感、不全感を起こさせる。しかし、強迫症者の症状を全部知り尽くそうなどという野心はきれいさっぱりさらりと捨てたほうがよい。第一、それは不必要である。強迫症者の症状はたたけば埃がでるように、いくらでも出てくるし、また変化したり、入れ替わったりするからである。また、知ろうとする行為自体が強迫症者との相互作用では権力的アプローチになってしまう。

それに無害ではない。強迫症状から次第に患者の意識の焦点がはずれていくことこそ強迫症者の治療の勘どころであるからには、治療者や看護者も強迫症状に強迫的に注目してはなるまい。そうすれば患者は強迫的な症状にしばりつけられる。強迫症は森田正馬のいう精神交互作用によって悪化する。意識すること自体が症状を悪化させることだ。

さて、少しは強迫症をめぐる嫌悪、敬遠の正体が分かってきただろうか。私が患者との相互作用のエゲツナイ面をこんなに記したことは多分はじめてだ。しかし強迫症については、まず治療者の解毒が必要だと私は思う。それなしに建前的ヒューマニズムで治療しようとすると患者も治療者も、破滅しかねない。一般に治療はべたついたヒューマニズムではできないが、とくに強迫症の場合はそうなのだ。

ここで、わたくしの強迫症観に影響を与えた人をあげたい。それは、安永浩、サリヴァン、アダムズである。サルズマンはサリヴァンの弟子筋で高く評価されているのだが、私の不勉強で、その著書でまだハッとするところに出会っていない。

安永の強迫症論は、おそらく、医学部をでたものには一番理解しやすいとおもう。簡単に私の理解したとおりを述べれば、まず、強迫症者の恐怖は具体的な物にたいする恐怖ではなく、その点で単純恐怖症者と区別される。それは表象にたいする恐怖すなわちイマジネーションにたいする恐怖である。ところがイマジネーションにたいする恐怖は「イマジネーションの本質的貧困性」とサルトルがいったもののワナにかかる。「イマジネーションの本質的貧困性」とは、非常に鮮やかにみえるイメージでも、そのデテイル（細部）についてどうなっているかを問えば、よく分からないところが多いことである。イマジネーションはすきだらけなのだ。であるから、恐怖の対象がイマジネーションであれば、対象にどこかぼんやりしたところが残る。分からない、不気味なところが残る。ここで、対人恐怖とか不潔恐怖とかはイマジネーションにかかわる恐怖であり、だからこそ強迫症の部分症状になりうるのだと言っておきたい。対人恐怖とは人体に対する恐怖ではなく対人関係をめぐる恐怖である。不潔恐怖者にはバクテリアがみえているわけでなく汚染は全く観念上のものである。これが第一の点である。

第二点。強迫症者とは、この不確実性にともなう不安を解消しようとする試みとして、意識性をいやが上にも高めようとする心理的戦略をとる人である。この心理的戦略は行き止まりの袋小路である。意識性はいくらでも高められるわけではないし、とくにイマジネーションについては、意識性を高めれば高めるほど、より細かいデテイルが見えてきて、それについての不確実性は増加する。最後にはこの意識性 awareness を高めようとする努力とデテイルについての不確実性に発する不安の高まりとは悪循環をなして、ついには痙攣的な意識性向上の強引で無効な努力となりはてる。強迫症者はあくまでも真相を突き止めようとして時には衣服のいやがうえにも細かいしみを求めつつ一日の何時間をも費す。

時には、過去の、今からは到底確認できるわけもない些細な真相を知ろうとして、もがき、人をもなやます。

安永のこの見解を知って私は強迫症者の多岐にわたる細かくてとげとげしい訴えや行動がなるほどと腑に落ちて、「なんだ、そういうことか」とずいぶん気が楽になった。私は多少解毒されたわけだ。むろん、強迫という痙攣的なプロセスを操っている黒子《くろご》は「不安」である。しかし不安という奴は直接正面からとりあげるわけにゆかないものだ。不安は目鼻をつけることがむつかしいものである。

強迫症の人にかぎらないが、不安を直接真向からとりあげることは、精神療法でやりにくいことのひとつである。

ついでにいえば、そもそも、強迫症の人に正面から精神分析を行うことは、たまには成功するかもしれないが、だいたいは「生兵法は大怪我のもと」であるという気がする。経験者でも成功率がかならずしも高いとはいえない。強迫症に対してはインテンシヴ・サイコセラピーを気軽にすすめる気にはならないのである。強迫症者はヨロイで身を固めている。このヨロイを取り去ったら、なにがでてくるか、とても予言できない。ものすごい攻撃性が出てくるかも知れないし、血なまぐさいイメージの重なり合ったものが出てくるかも知れないし、永久に満たされない甘えと怨みの入りまじった塊になるかも知れないし、うるおいのないカサカサの人になるかも知れない。いずれにせよ強迫症の人のもつ殺風景な面がもろに出てくるだろう。ヤドカリの殻を取り去るには、それだけの覚悟が要る。

ここでサリヴァンの出番であろうか。理論はさておこう。『精神医学の臨床研究』(中井久夫・山口直彦・松川周二訳、みすず書房)にはそのことにふれた部分がずいぶんある。私が臨床的にたいへんたすかった点を少しあげてみよう。

第一に、彼は強迫症の患者との面接においては、速効を期待してはいけないといっている。ある解釈をポツリと話してから、相手が応答するまで、大体半年かかるというのである。その間は、相手は無反応で、聞こえたかどうかも分からないくらいである。このことを経験ある治療者に話すと、「なるほどそうですな」という声がかえってくることを何度も経験した。

そして、解釈も「一般論としてかくかくの場合にはかくかくのことであることが多いですよ」という言い方をする。私は「いかにも不細工な表現だ」という内心の抵抗を押してわざわざ「一般論ですが」と言葉にだして前置きすることが有効であり、ときには必要であると分かったので実行している。これを私なりに安永説と組みあわせれば、本人を名指すという治療者側の行為はそれ自体がすでに患者の意識性(覚知性)を過剰にたかめてしまう。誰でも名指しで言われれば不安が高まり、身構えるものだが、特に強迫症患者の病理を強化する。ヨロイも不浸透性を強める。だから、ぼんやりした言い方のほうがいいのである。相手が不安によってとぎすまされた槍を突きだしてくるならば、こちらはふんわりと受けとめる柔い楯でなければなるまい。「あーうー」といいよどむのも悪くないし、すこし首尾一貫しない、不整合なもののいいかたであってもよい。逆説的だが、どうやら強迫症の人はキチンとしない言い方のほうが傾聴してくれるようだ。とくに、言いよどみやためらいや、「でもやっぱりおもいきっていう」といった、生き生きとした言表には必ずつきものの緩急がよい。精密で硬直的な「強迫話《ばなし》」にはできるだけその反対の柔い音調、緩急をもちいることである。これは「呼吸合わせ」でなく「呼吸はずし」である。「呼吸合わせ」より一寸むつかしく、エネルギーが要る。

平板なトーンというものは強迫話や妄想話《ばなし》につきものである。ノートを棒読みすると講義ははかどるが学生はあんまり興味を示さなくて、いねむりしがちだ。それと全く同質の音調である。数学の証明も高校生は平板な音調で話す（数学者のディスカッションでは生き生きとした抑揚がある）。内容を吟味しなくても、ああ、ここから妄想話あるいは強迫話になってここで終るということが分かるくらいだ。「君のトレイニング（訓練）の声と君のデザイア（希み）の声とがある」と若きサリヴァンは患者にいったそうである。そのどちらを今自分がだしているか分かるようになると病気からぬけだしやすくなるというわけだ。このことは彼の同僚女医の思い出話のなかにある。

無論、治療者がこれをききわけることも大事な訓練だ。トレイニングの声は平板な声、デザイアの声とはディープな、音域の広い声だ。治療者は一般に「デザイアの声」で語るのがよいと思う。実際そうしているのではないか。思い出すが、主治医としての時と病棟医長としての時では私の音調は全然ちがっていた。そう、トレイニングの声とは精神科医の側では「管理者の声」である（それはそれで必要だと思う。管理医は多少切口上でないと、無用に患者を誘惑してあだな望みを抱かせてしまう）。この二つをたぶん、「建前の声」「本音の声」といってても間違いではないとおもうが、私にはサリヴァンのえらんだ英語の平凡さがすてがたい。

サリヴァンによれば半年たったのちの患者の応答がこれまたふしぎで、半年前の治療者のことばをそっくりそのまま自分の意見としていうのである。「これでよいのだ」とサリヴァンは言う。「それは俺が半年前君に言ったことだぜ」といえばぶちこわしなのだ。私は治療者の意見を患者が自分の意見として言うという事態は、じゅうぶん患者のなかに沈んで消化されてでてきたものだから実にいいではないかと思う。しかし、半年間、不毛な面接をつづけた後であるから、患者にしたり顔でいわれたりすると治療者もひとこと言ってやりたくなる。それはわかるのだが、やっぱり「ひとこと多い」のだ。神田橋條治氏によれば精神療法で一番大切というか自分が好きな言葉は「ホウ」だそうであるが（個人的談話のなかから）、「ホウ」とか「ふうん」とかいう、「相槌」というか「話の継ぎ穂」というか、そういう応答のほうがよいと思う。

強迫症者とのやりとりについて、安永は、患者の白か黒かの絶対性をゆるめるために「何割くらい」「何パーセントくらい」と量化するのがよいとすすめている。例えば、患者の訴えてやまない症状について「それは君の生きるのを何パーセントくらい邪魔しているのかね」ときくわけだ。この量化、相対化はたしかに治療者の精神衛生にもよい。

サリヴァンは二つ目も非常に大事なことをいっている。それは、強迫症の人の睡眠は良好だという一般的事実である。私も経験的に支持する。そしてこれをうらがえして、私はこういいたい。つまり、強迫症の患者の経過において睡眠障害があらわれたら、それはほぼ確実な危険信号だということである。私のみた重症強迫神経症者で統合失調症との鑑別が問題になるようなケース、ひどく治療困難で何度も振出しにもどったり暴力がらみになってくるケースにはだいたい睡眠障害があった。そして強迫症者は一旦睡眠障害になると実にまた頑固だ。睡眠に関しても、白か黒かという行動特性があらわれるような気がする。もう「生理特性」というべきか。

私はこれを患者にも家族にも話しておく。「ぐっすり眠れているあいだはだいじょうぶですよ」と。目安を話しておくことは常に不安を軽減する。

また、治療も患者の睡眠が確保されているうちに頑張っておく。その間はけっこう手ごたえがある。睡眠がだめになると、どうもいけない。睡眠薬もなかなか有効でない。薬についてー言しておこう。強迫症にはセパゾン（エナデール）、レキソタン、古くからはヒルナミン（レボトミン）が利くといわれてきた。たしかに効くと私も思うが、これには条件がある。これらの薬はいずれも意識性の焦点の鋭さをいくぶん甘くする。意識性を下げるといってもよい。多くの患者は、薬のこの作用と正面切って闘う。そのため妙な効き方がしたり、全く効かなかったりする。いずれにせよ、患者は薬をやめてしまう。さらには薬を与えたことに抗議する。つまり、薬は意識性を高めて不安をのりこえようという作戦の足を引っぱるものであり、だから、患者にはけしからぬ存在となる。患者は意識性を下げようとする薬の作用とたたかわないわけにはゆかない。そうしないと不安が増大するからである。だから、薬をのむということ自体が実は強迫症がそもそも軽いか、治ってきたかの標徴である。「薬に賛成」してくれれば薬は効く。そこまでが勝負のヤマ場なのだ。

強迫症の病理を安永のようにこう表現できるだろう。彼らは「ゆだねることができない」のだ、と。多分「世界に身をゆだねる」ことができないのだと思う。強迫症者の儀式は祝祭性を失っている。それは反祝祭的でさえある。

またしてもサリヴァンだが、強迫症者は満足追求のダイナミズムのほうはしっかりしている、といっている。たしかに性欲や食欲は話題に上らないことのほうが多い。不潔恐怖症を示す強迫症者は食べ物には多少こだわるかもしれないがそれでも食べることはやめないし、セックスとなると、これは、「なんだかびちょびちょして汚くていやだ」とかなんとかいう人にはまだおめにかかっていない。もっとも、後で述べるように強迫症者はサリヴァンにいわせれば「言葉で人をふりまわす作戦の達人」だから、配偶者がもとめてゆくときは「不潔」とか「いやらしい」とか言うことはある。しかし、これもサリヴァンだが、強迫症者はいざとなるとずいぶんあけすけに満足を追求するものだという。これも妙なところで、セックスというものは「ゆだね」ずに成り立たないのではないかという反論があるだろうと思う。私自身は彼らのセックス・ライフにくわしくないが、強迫症者が不能でないことは事実である。性にはアクロバット的要素もある。サマセット・モームの小説には娼婦と交わりながらスピノザの哲学書を読む男がでてくる。もっともD・H・ロレンスのいう、性の核心としての tenderness（やさしさ）となれば、これは顕症の強迫症とは遠い距離があるような気がするが、いかがであろうか。

食と性につぐ第三の欲望は睡眠欲だといわれる。強迫症者はこの追求にも達者でありうる。睡眠も「世界に身をゆだねないとできない」ことだ。だからふしぎなことだが、とにかく強迫症者は睡眠に昼間の労苦をシワ寄せし、両方でつじつまをあわせているらしい。睡眠はサリヴァン流にいえば「重荷をおわされている」わけである。一般に強迫症者の夢がわけのわからないものなのはそのためだとサリヴァンはいう。食と性と睡眠をみると、強迫症者には何でも問題で、こだわらずにおれないという感じがするのはわれわれの思いすごしで、彼らがさらりとやっていることもたくさんあることが分る。これを知っておくと、だいぶん気が楽になる。もっとも強迫症者に、酒の強い人はいても、酩酊者はすくないような気がする。そうかんたんにアルコールなんぞに身を「ゆだねられ」ないのだろう。サリヴァンは「今朝コーヒーをあまり考えずにさらりと飲んだろ、それ（さらりとやれたこと）をそっとそのままにしておこう」と強迫症の人に言っていたそうである。いろいろ見ていると問題は対人状況の関数らしい。

そこで、人をふりまわす作戦の愛好者という点で、ヒステリーと強迫症者とどう違うのか、という疑問が当然でてくるだろう。サリヴァンは答えて、ヒステリーの人は人をふりまわして楽しいのだが、強迫症者はちっとも楽しくないんだけれども、それでも人をふりまわさずにはおれないのだという。この違いは確かに臨床的にも感触の違いとして認められることが多い。一般には、ヒステリーと強迫症との鑑別に困ることはないとおもうが、ふと迷った時に思い出すとよい違いである。

強迫症の人との相互作用については実際的問題がまだいくつかある。ひとつには、われわれのなかにひそんでいる強迫的なものが強迫症者によって引き出されるために、非常に不愉快な気分になるということがある。強迫症の患者を診ているうちに、なんでも曲がっているものを真っ直ぐにしなければ気がすまなくなった人がいる。また、われわれの社会は、時間を守るとか規則に従うとか強迫的な要素が多い社会であり、ある程度強迫的に生きるのをよしとされる。ところが、この強迫的世界のグッド・イメージを強迫症者が戯画的に演ずるので、ゆがんだ鏡に映ったおのれの姿からおもわず目を背けるように強迫症者を排斥したくなるのだろう。さらに、強迫症者の言葉や行動のまるでビュッフェの線を見るような折れ線性がこちらの生のリズムをたえず破壊するので端的に生理的にイライラさせられるのだろう。いずれも根拠があると思う。

重症強迫症の少年といっしょに散歩することは、自分の歩行のリズムにしょっちゅう横槍が入り、当て外れが起り、むだに足踏みさせられる大変フラストラティヴな体験である。強迫症者の家庭を訪問することは、しばしば、早くここから立ち去りたいといういたたまれない気持にさいなまれることである。何かがちぐはぐなのだ。こちらの自然な動きがひんぱんに出鼻をくじかれるのだ。「これはいかが」とすすめられてオスシのひとつに箸が届こうとする直前に「あっ、せんせい、こっちのほうがおいしいですよ」といわれる。箸が宙に迷う。

では、さっさと帰ればよいようなものであるが、サリヴァンが強迫症的粘着obsessional stickinessと呼んだものに絡め取られてであろう、なかなか席を立てないので困る。サリヴァンは強迫症者の「蝿取り紙戦法flypaper technique」という。さいごには蝿取り紙にぐるぐる巻きにされて目をくるくるさせているほかはないようになる、といっている。強迫症者は礼儀ただしく、せいぜい中程度の不安や攻撃性しか外には示さないので、けんか別れにならず、パッと席を立つチャンスがない。だからといって、自分がフラストラティヴであることに変わりはないので、苦しい。

この原稿もなんだか粘くなってきたような気がする。おそろしいもので、うつ病について書くとうつ病親和的常識人ふうになり、統合失調症の論文はユニークなものがおおく、時にはあまりにユニークになる。しかし、強迫症を論じると、粘くなるとは、気がつかなかった。ぽつぽつぬけたいが、不思議なことにぬけられない。

サリヴァンは、ふつうの社会的距離あるいは短期間の接触では粘着的でなく、ごく親しい仲あるいは慢性的接触においてだけ粘くなるのを強迫性格者といい、どんな人にも強迫症的粘着をしめす者を強迫症者と呼んでいる。一般には、失調を起こしていないのを強迫性格者、起こしているのを強迫症者というが、サリヴァンの操作的な定義のほうが簡明だ。

ここで当然、強迫症者の家庭あるいは家族が問題になるだろう。家族は慢性的近接接触関係だからだ。外ではさっぱりした、気のいい人とされて夫人だけが苦労しているなどはよくある例だ。もっとも、夫人もいつまでもさっぱりしていられなくなることが多い。神経症のなかでは強迫症が一番家族的に発生する。兄が思春期に強迫症を発症したので弟がどうなるかと思っていたところ、思春期に定規やその他の文房具の収集で済んだケースがあった。遺伝的な部分もあるのかもしれないが「強迫症者は相互にその強迫症を強化しあう」という相互作用がはっきりとある。だから、俗に「強迫症は伝染する」といわれるのもこういうことを指すのだろう。それは、お互いに意地悪をしあう、それもこっそりとサブリミナルな意地悪をしあうということにはじまり、相手の出鼻をくじくような批評をしあうことを経由して、死闘に近づくこともある。ここで、強迫症的粘着が拘束力を発揮する。したがって強迫症者の闘いは一般に長いが、家族内でとくに長くなる。躁病者を「対人関係的に絶えず割り込んでくる者」とすれば、強迫症者は絶えずクリティカル・コメントをするものということになろうか。

統合失調症の再発率を高くするという「高度情動表出家族」なるものが指摘されている。これと強迫症家族との関係は興味のあるところだが、いまのところ何ともいえない。しかし、一般にちょっと自由な行動をしようとすると、「どうしたの」「どこへゆくの」「今日は顔色がわるいよ」「雨が降るのじゃないかね」と出鼻をくじく家族が強迫症性家族に多い。これは統合失調症を治りにくくするし誰の精神衛生にもよくあるまい。

酔った亭主を深夜三つ指をついて迎える妻や息子の暴行を悲劇的崇高さで耐える母親は、「強迫症的過剰いんぎんさ」に近いところがあるような気がするが、断言できない。

サリヴァンは、強迫症が治るには、なんらかのハプニングが重要な役割を演ずるとして、長い間の強迫症がやはり強迫症的なルーム・メートと鉢合せした途端におたがいにゲラゲラ笑いだして治った例をあげている。確かに強迫症者はその確実性追求の過程においていやがうえにもハプニング、すなわち偶発事を閉め出している人たちである。サリヴァンはこの例のそれまでの治療過程を記述していないのだが、患者がハプニングを、このように不意打ちによってにせよ、受け入れるようになったについては、先行する長い潜行的な回復過程があったにちがいない。

もっとも、強迫症者のヨロイは固いといっても全方位的に固めてあるのではない。ファサードだけはしっかり固めてあるが横はスケスケなのである。強迫症的な人の建てた家を訪問して、鋲を打った頑丈な正門の横の垣に形ばかりのバラ線が張ってあるだけなのをみて「なるほど！」とうなったことがある。

強迫症者の治療には三期あるように思う。第一期は「押し問答期」である。症状を患者が反復強迫的に語り、しばしば対策を治療者に強要する。しかし治療者のすべての提案が満足されない。双方の強烈なフラストレーションが治療の場の雰囲気である。ところが、これをくり返しているうちに、症状が治療の場の意識の中心から外れてくる。「脱中心期」とでも呼ぼうか。これは、はずそうとしてはずれるものではない。意識にスキが出来てはずれるのである。ちょうどしつこいシャックリが、注意していないうちに止まる、そういう具合である。とにかく話題は、患者の生活の哀歓にはじまり、多様となり、うるおいが出てくる。治療者は何だかだまされているような気がするかもしれないが、「まあいいや」と思うし、それでよいのである。第三期は「ドロン・ゲーム期」で、お互いに話題がなくなり、さりとて緊張や不安はなく、さらりと診察が終り、やがて患者はいつの間にか来なくなる。それでよいのである。この時の状態がどの程度強迫性格から遠ざかっているかは患者次第である。

こういうコースを歩むために必要なことは、まず、強迫症状をこちらから聞かないことである。何が出てきても好奇の眼をむけないことである。半分ねむったような受けこたえがよいと思う、これで患者が怒ることはあるかもしれないが、関係がこじれることはない。少しイライラしたような態度はみせてもよいと思う。しかし「またか」「聞きあきた」「耳にたこができた」「これで何べん目だ」と口に出して言わないほうがよい。患者が百も承知のことであるし、ここに含まれているわずかな敵意を患者は過敏にキャッチする。それに患者はふつう応答はしないが、不安が多少増大し、そこでこれに意識性を高めて対抗しようとする傾向もすこし強まる。

要するに、患者のこの種の対人戦略の援助をするようなことは一切しない。これが第一の前提である。

逆に、不意に何かに身をゆだねるチャンスをつくることは、タイミングが関係するが、一般に有効である。粘土の玉を不潔恐怖の人にすっと握らせるとか、治療の終りに何くわぬ顔で当然のように握手して別れるとか。当然のようにさらりとやれば「バッチイ」などと思うヒマがなくて受け入れる。強迫のヨロイは融通の利かない硬直的なもので、新しいスキ間を防ぐのには一寸時間がかかり、不意打ちにおくれを取る。これが転機になることも少なくない。遅効性であることは先にのべたとおりで、だからその場で目に見えて効くことはまずないが。

「ゆだねる」ということは「でたらめ」「ハプニング」に開かれるということである。だから、絵画療法、とくに「なぐり描き」それから粘土細工など、結果がどうなるかをはじめから予測しにくいものは、使って意味がありそうである。これは脱中心化（デコンセントレーション）に有効な武器だ。粘土細工をことわった患者はまだいない。それどころか、時には額に汗を浮べて熱中するのである。

薬については「効くか効かないか分らないけど、いちばん少量から出すから効かなくてもがっかりしないように」と言う。大体患者は効きすぎたほうが、効き足らないよりも不安になるものである。もっとも「効きすぎた」と言うことはまずない。「合わない」とかその他、副作用のように聞える苦情を申し立てることが多い。時には「安心してのめるようになったら言ってくれ。それまでは出さないことにする」と言って時をまつほうが早道のこともある。「薬に賛成」してもらえば、エナデール（セパゾン）一日一mgで症状なんかは消えることがけっこうある。薬をめぐっての話でも、大事なのは強迫症的悪循環への対処であることは分っていただけるだろう。

最後に、アダムズのことばを紹介してしめくくりとしよう。彼は強迫症者はbad thinkerだがprofound feelerだと言っている。この場合、bad thinkerとは「不器用な思考者」くらいにとっておくのがよいだろう。知的な印象を与える強迫症者は多い。いや大部分といってよいくらいである。しかし、患者と知的会話にのめり込むのは不毛である。bad thinker だからである。患者の症状ばなしに対する態度と同様に、もっともらしい合理化や理由づけやいいわけを話題の中心にとりあげないように気をつける。患者を「へりくつの達人」にしようと思えばできるが後が大変だ。

逆に患者のヨロイの下には深い感情が動いている。おそらく、治療の間、一回か二回、この深い感情が鎧のすき間からあふれてくる。これが勝負時である。転機はその場では目に見えない。例の「六カ月原則」がここでも働く。この種のヤマ場は大体どの治療にも二回くらいある。第二期のはじめか終りか、とにかくそのあたりで起る。分りにくければ、絵や粘土を使うと見えやすくなることが多い。

「症状はハプニングで消える」ことをサリヴァンが例証しているのはすでに述べたとおりだが、これは患者に話しておくとよいことのようだ。たいてい、患者は、はじめのころに、「いつ治りますか」「どういうふうに治りますか」ときく。それに対して「気づかぬうちにポンと抜けるらしいよ」「ハプニングで治ることもあるらしいよ」くらいは言っておく。患者は「いかにも、かねがねそう思っていた」という顔をすることが多い。前にもそういう経験があるのかも知れないし、何となくカンでそう思うのかも知れない。

治ってきても、「治ってきたぞ」という顔はしない。ましてや、そう告げはしない。患者から言われて、はじめて、軽く驚いて「そお?」とつぶやくくらいがよい。ここで大喜びすれば「脱中心化」が帳消しになって再発することもある。よくなってきたと思っても、うれしそうな顔をしないということは、強迫症治療の上で意外に重要なことかも知れない。

さて患者に告げる病名であるが、私は症状に応じて、たとえば「気がすまない病」という。「そんな病気があるのですか」というと「世間では、強迫神経症とか言っています」と言い添える。「強迫神経症」だけでは、医学生でも、「脅迫される、脅える」とまちがえる人もいるようであるし、するどいK音ではじまり「強く」「迫る」など脅威性のつよいこの病名は、例の強迫症的意識性向上の悪循環を強化する強い副作用を持っていることを考えに入れてのことである。

え？　安永の論文？　自分でさがして下さい。そこに書いてないのは、私が治療を教わっていたころに沁み込んだ対話の内容。（一九八三年）

**補注**――プレオリジナルは「兵庫精神医療」に求められてのワープロ達人医師に対する口述。

**文庫版への注記**――その後、私は二〇六ページの三期の境い目に注目するようになった。第一と第二との境い目には、薬をやめてみるとか、面接の代りに旅行に出るとか、病気になるとかが起こる。その後に戻ってくる時に顔を合わせる瞬間が大事で、共同研究者の高宜良によると、なつかしそうな顔をして迎えているのがよいそうである（心の中で「よく帰ってきたね」と唱えるとそれに近い顔になる)。この後、思いがけなく、秘められていた家庭内の葛藤を本音らしい自然な声で語ることになるケースが多い。何回かに分けて一通り語り終わると、また旅に出たりする。私は良性のアクティング・アウト(行動化)と呼んでいたが、急激な変化の後の一休みであろうか。イグアスの滝まで一人で行った人もいる。後は「今回も無事でした」という内容の話を何度か重ねた後、いつの間にか来なくなる。

なお、毎回、脈診舌診をして木の画を描いてもらうことにしていた。第一期は同じような枯れ木、第二期以後、変化が現われる。父親が三十歳近い患者に暴力をふるっていたケースでは、薬でなんか治りたくないと言った。もっともだとしか返事できなかった(父は司法界の人であった)。その後、自分が作ったという歌のテープをきかせてくれた。絶叫に近いものだった。

## 軽症境界例

私は、ここでは症例を提示しないことにする。境界例の症例は、これまでも十分多く提示されてきたということもある。また、今の私は、同僚の境界例治療の過程で相談を持ちこまれるほうが多いからでもある。そこから得たものだが、多少のヒントになればと思う次第である。

### 1 境界例は治療者を悩ます

相談を持ちこまれる場合は、さしあたり手のほどこしようがないように見えることが多い。実際、患者の要求は途方もないもので、治療者の時間を無限に使うだけならまだしも、貞操や生命がかかっていたり、治療者の家族がこわれそうになるようなことさえある。精神科医をやめた人のやめる契機には境界例の治療が多い。

他方、精神療法を受けた境界例患者の自殺率も無視できない高さではないかという疑いがある。

双方ともに死屍累々というのがおおげさでないほどではなかろうか。

## 2　境界例はやる気を出させる

奇妙なのは、初診の際の主訴である。実に些細なこととしか、第三者は思えないことが少なくないのだ。たとえば、時々の腹痛などの心気的な訴えや、漠然とした疲労感、退屈、空虚、あるいは強迫症的な傾向が感じられるものなどである。

このような訴えを、患者は非常におおげさに訴えているかというと、そうでもないのである。ひっそりと、あるいはけなげに耐えているという感じを与えるほうが多いくらいである。身体化した訴えが多いのは、日本あるいは東洋の特性かもしれないが、鈴木茂のいうように、境界例の人が、身体で世界とつながることの乏しい人たちであるからかもしれない(1)。とにかく、普通ならばさほどのことのない苦痛を独特の質と強度で感じているようにみえるのが境界例であるが(2)、初診の際には、それはわからず、数度の面接の後でようやく気付く場合が多い。初診では、それくらいの主訴にしては、治療者が膝を乗り出して、やる気をしめしているのが、なぜなのか、後から見ると不思議である。

普段の臨床で慢性の欲求不満に陥っている治療者が、これくらいの軽い訴えの患者ならやれると高をくくる場合もあるだろう。「治療する値打のある患者」だと思う治療者もいるだろう。ふだんから「治療にロマンを求めている」治療者である場合もあるだろう。なるほど、一般に、治療者が患者から脱備給し（気を抜き）かけると、再備給するように意識の敷居下のレベルで「キュー cue」を送る患者がいる。やる気をおこさせるような新しい話題や新しい面を見せたりする。治療者はあまり意識しないが、一般に長い治療関係の持続には、患者側のこの種の「キュー」による部分も大きいと私は思う。しかし、初診で大いにやる気を出させる達人は何といっても境界例だろう。ある場合には、「キュー」どころか、蛇が兎を遠くから金しばりにするように、治療者を呪縛する力のある患者もいるようだ。そういう時は、患者の姿がおおきく圧倒するように治療者の眼には映る。ちょうど、負けるボクサーには相手がおおきく見えるといわれるように——。

### 3　薬をめぐる蟻地獄

奇妙な点はまだあって、治療者は治療の方法と見通しに関して、いつもにない「安請合い」をしていることが多い。これは、治療者としての安全保障感が意識下で脅威されたことにたいして、これではならじと、反動的に専門家性をぐっと出すのではないだろうか。

これは非常に高くつく。たとえば、軽い抗不安剤を出すとする。第一日は効かない。第二日には効きすぎて、いやなねむ気がする。さっそく、電話で抗議がくる。ここで、治療者が薬物を次々に試みはじめると、薬についてのうらみつらみをめぐっての蟻地獄に陥りかねない。どうやら、〝不安定の安定〟は生理の水準、薬効の領域にも及んでいて、毎日、必要量とのみ心地とが違うようなのだ。それに例の「普通程度の苦痛を独特の強度と質で感受する」という性質が顔を出す。副作用ともいえない程度の、薬の服用に伴う身体感覚の変化を重大なものに感受して抗議する。薬物治療中心の〝通常精神科医〟が境界例にえんえんとつきまとわれ、抗議されている場合には、こういう事情があることもある。

再検討してみると、薬物の標的症状がはっきりしていなかった場合が多い。すくなくとも、患者との合意に達していない場合が多い。患者が薬に期待をかけた場合でも、その期待の内容は、医者が考えているものから天と地ほどにもかけ離れていることが多い。したがって、ますます、患者が薬に満足するチャンスはありえないわけだ。「楽になるはずだから、とにかく飲みなさい」という安直な医師の態度が、少し遅れて患者にもっとも激烈な反応を起こす。

重要なのは、まず標的についての合意に達することである。緊急性は通常低い。緊急に見えても、よく考えてみたら低いことがわかる場合が多い。したがって、合意に達するのに時間をかけてよい。それから、薬物についてはアンダーステートメントをするほうがよいと思う。「効くかどうかな、効かなくても害はない。まだいろいろ薬はある。あわないと思ったら、さっさとやめてそう言ってくれ。いちばん軽い薬から出すから効かなくてもがっかりしないように。効果を感じなくて水みたいだと思ったら、それがいちばんいい」ということである。「効く」という感じがすでに独特の強度と質とでしばしば脅威的に感受されるから、実際、「水みたいな」のがもっともよい薬物である。「効く」薬はすでに、こわい薬である。

## 4　精神療法に伴う徒労感

精神療法も、出だしは一見よいが、数回のうちに、ザルに水を注いでいるような徒労感が生まれるはずだ。このあたりから、境界例の境界例らしさが露呈してくる。精神療法家は、患者に tune-in（波長合わせ）する技術を身につけているはずだ。しかし、境界例の一つの特徴は、コミュニケーションのチャンネルを突然変えるというところにある。患者が波長を変えるたびに、それに追随して波長合わせをしていると、治療者はふらふらになってしまう。患者にふりまわされるという事態の始まりである。また、追随して波長合わせをしていると、患者はさらに新しいチャンネルを次から次に使用しはじめる。これでは病理が深まるばかりだから、私は、自分の無理なく使用できるチャンネルだけを守って、相手がチャンネルを変えても追随しないことを勧める。つまり、治療者は、おのれの正気を無駄に失わないためには「波長はずし」の技術を持つ必要がある。自分の使用できるチャンネルを固守していると、ついには患者ももっぱらこのチャンネルだけを使用するようになるから、治療的な意味合いもあると私は思う。

とにかく、患者の機嫌に一喜一憂するようになるとよくない。患者を呼び込む時に「今日の彼（彼女）の機嫌はどうかな」ということがかなり気になるようだと、ふりまわされかけている証拠のようなものだから、その回はとくに「一波長固守」策を心掛けることである。

同一のチャンネルでも、内容と音調とが正反対であると（優しい声で殺すぞというとか）、これはサールズ Searles, H. F. の言う「相手をクレージーにする方法[3]」である。もう一つ、「相手が予期しない時に相手に関する真実で相手の意識していないものを指摘すること」もクレージーにする方法である。境界例とのやりとりでしばしば治療者がクレージーになるのは、境界例からのコミュニケーションが、サールズのいう、相手をクレージーにする方法を含んでいるからである。実際、治療者が自分に関する真実を、思いがけない時に患者に指摘されて、惑乱することがしばしばある。バリント Balint, M. は、患者が超能力者であるかに思える時があると言っている[4]。サールズは、妄想患者との間では、治療者が一度はクレージーにならないと患者はなおらないといっているが、境界例の場合、それでは治療者の身体がもたない。

実際、境界例の治療の後では、私もマンガにユーモアを感じなかったり、落語が笑えなかったりする。マッサージ師に見せると、奇妙なふうに身体が凝っているといわれる。時には治療者への施術後、マッサージ師の具合が悪くなるほどの影響を与える。

## 5　なおそうと思うとなおらない

では、どうすればよいのか。境界例に限らないが「なおそうと思うとなおるものもなおらない」という金言は、境界例の場合に特に真実である。なおそうという治療者のアプローチは、しばしば、患者には、どこかわからないところへつれてゆかれるという恐怖を生む。そして、治療者の側には、視野狭窄を生む。

なおそうという治療者のあせりは、しばしば、境界例を担当すると感じる孤立感によって増幅される。治療者は、同僚たちが、なぜか、自分にひややかな眼を注いでいるように思い、孤立無援感を持つ。時には「お手並拝見」と眺められているように思う。治療者もいくぶん被害的になるのだ。ほとんど治療者集団からはみ出していると自分を感じる。自分の境界人性が意識されてくる。

こういう時、治療者は、身を投げ出しても治療したいと思いがちである。

しかし、実際は、患者は、慢性の空虚感や退屈感や疲労感に悩んでいるかもしれないが、ひょっとするとひどく悩んでいるのは、治療者の前にいる時だけかもしれないのである。私は、しばしば、彼（彼女）らの普段の生活を知って驚く。つまり、普通の生活を享受していて、めだたない存在であったり、勤勉なセールスマンであったりする。対人関係の数だけ人格があるとは、サリヴァン Sullivan, H. S. 晩年の思想であるが、まさに境界例には打ってつけのことばである。初診の前も、めだたない生活を送っていた場合がすくなくない。

しかし、そういうことに治療者が自分で気づくのは、治療者にようやく余裕が生まれた時で、しばしば、遅すぎる。したがって、治療者が、信頼できる同僚に、治療の次第を話すだけで、治療関係が次第に好転することがある。それも、特にスーパーヴァイズするというのでなく、相槌や些細なコメントをはさみながら聴くだけで効果がある。おそらく、治療者の孤立無援感を救うことにかなり大きい意味があるのであろう。

## 6 境界例との話し方

境界例との対話においては、言語は、普通の文脈を失うことがしばしばである。途方もない意味に解されたりする。理屈でねじふせようとする治療者だと、これは非常にながびく怨恨を相手に生む。重要なのは、内容より音調であるらしい。整合的な話し方をこころがける必要はない。ひかえ目な、ぼそぼそした話し方がよいように思う。患者は、音調をも独特の強度と質とで感受する可能性があるからである。

治療者が自分を売りこもうとすることはよくない。患者が治療者を評価しても、それは何かの偶然で、こちらにはわからないという受け取り方がよい。むしろ、患者が治療者を高く買ったら、あわてて買い戻すのがよい。患者が治療者に高値をつけたままで放置しないほうがいい。もっとも、買い戻しに喧嘩腰や説教調はよくない。治療者が日々の糧のためにはたらいている職業人であることが患者にわかるようにするとよい。これは「もっとも信頼できる治療者とは」という問いへのサリヴァンの答えである。[5]「治療にロマンを求める」のは破滅の入口である。これでは、だいいち、自己の満足のために治療していることになるではないか。

## 7 境界例の世界へのつながり方

患者は、頭で世界と繋がっていても、身体で世界と繋がることは薄い[1]と鈴木茂は指摘している。身体感覚がおぼろであることが多い。患者の訴える疲労感にも、二種類あって、緊張のための疲労感の他に、リラックスした状態が自己になじまないために疲労と感じられる場合があるようだ。身体が硬いか軟らかいかを聞く必要があるゆえんである。こういう質問は比較的無害である。実際、患者は、さまざまの民間療法を受けていることが多い。そこでは、患者は境界例性を発揮していないことが多いようだ。また、占星術などの運命判断、性格判断も好みである。こういう術の境界性が患者に親近感を感じさせるのだろうか。そうすると、そもそも、精神科医のところにくるのも、精神科医の境界人性にひかれてのことだろう。境界例を多数かかえてふうふう言っている医師もあれば、境界例なんて一人もいないという医師もあるのはそのためかもしれない。

## 8　境界例は拘束を嫌う

おそらく、「この患者は自分がなおそう」と思うのが、一種の医師のヒュブリス（ごうまん）なのであろう。患者は、多くの治療者を遍歴し、そのうちになおってゆくことがしばしばある（滝川一廣の指摘）。人体通過を数多く経て細菌が弱毒化するようなものであろうか。自分こそ彼（彼女）の治療者になろうと頑張ると、患者は拘束感を持ち、自殺への道に足を踏みいれてゆくことがありうる。患者はしばしば治療者を心理的にも物理的にも拘束するが、拘束されるのは非常に嫌いで、この二つの落差が大きい。治療者もせめて自分で自分を拘束しないで、患者が自分と過ごしている時間も患者の心の旅路の一里塚であるくらいに思っているほうがよい。そう思っていると、自分から離れた患者がどこかだれかのところでなおっているという風の便りをいつか聞くことがある。そういうオープン・エンデッド型の治療でよいと私は思う。治療世界の境界領域を遍歴してゆくのが少なくとも一部の患者には自然な経路であるらしい。

内面化のような機制に訴えることはできず、投影的同一視のような原始的機制が表に出る患者の治療に、精妙な言語的精神療法はありえない。おそらく、バリントが言ったように、大地や水のように、患者に対するのがよいのであろう。地のごとく支え、水のごとく浮かべ、激しい行動化に耐えていると、患者はいつか「再出発」（病い抜け）new beginning

を開始する地点に到達するかもしれない。そうはならないかもしれないが、少なくとも害はないだろう。バリントの表現は西欧の人には異質なものに聞こえるかもしれないが、われわれにはよくわかるような気がする。（清水将之編『今日の神経症治療』金剛出版　一九八七年）

**参考文献**

（1）鈴木茂『境界事象と精神医学』岩波書店、一九八六年。
（2）安永浩の臨床的教示に発する。
（3）Searles, H. F.「相手を狂気に追いやる努力」（都筑利雄ほか訳）岩波講座『精神の科学別巻・諸外国の研究状況と展望』岩波書店、一九八三年。
（4）Balint, M.（中井久夫訳）『治療論からみた退行』金剛出版、一九七八年。
（5）Sullivan, H. S.（中井久夫ほか訳）『精神医学的面接』みすず書房、一九八六年。

**文庫版への付記**――その後、私が気づいたことは、境界例といわれる人たちの日程が①毎日ぎっしりつまっていて②多岐多様にわたることである。英語、伝統芸能、詩の諸流、日本古典文学、演奏などである。もちろん、そういう人が皆境界例だというのではない。境界例は、タクシー会社が持っているタクシーを全部出払わせているようなものである。予備車が車庫にないタクシー会社というのが、当時の私のイメージであった。

# Ⅲ

## 医療における人間関係——診療所医療のために

余り話が広がりますと何のことかわけがわからなくなりますので、とりあえず医者と患者との関係ということに話をしぼって、それも精神科医の立場から話させていただきたいと思います。

### 精神科医とは

精神科医とは何だということでございますけれども、精神科医の特技というのは何一つあんまり科学的なことはございませんで、強いて申しますと患者さんの話を聞くこと、もっと狭く言うと多少アナムネーゼを取る（患者の話を聞いてまとめる）のがうまいというか、それが唯一の取り柄でございますから、それを磨いていくということではないかと思います。

これは、精神科特有の問題、つまり患者さんの自由をある程度制限するかどうかというような要件があるかどうかは押えておかないといけませんので、そういう固い面からも患者さんの話をちゃんと聞くということが要求されるわけでございますし、うんと柔らかい方に話をもっていきますと、アナムネーゼを取る名医というのは、患者さんからアナムネーゼを伺っているだけで、もう患者さんが半分癒ったようなふうになってくる、つまり問診が治療行為の一部にまでなってくる、そういう面があるわけでございます。こう申しますと、話を聞くというだけでそんなに患者が治るものかというふうにお考えの方も無理ないと思うんですけれども、実際は、このごろ流行の言葉で言えばカウンセリング、昔からの言葉で申しますと相談あるいは話の聞き役になる、あるいはなってほしいということはほとんど人間の本能みたいなところがあるんだろうと思いますね。

人間というのは一人で生きられない、物質的にもそうですけれども、精神的にも一人では生きられないというところがございます。だれか一人でも聞いてくれる人がいれば随分精神健康が違うというところが恐らく精神医学以前どころか医学以前からあった精神医学のルーツではないか、少しゆとりのあるほうの人がゆとりのない方の話を聞くということは、恐らく有史以前からあったんじゃないかと思います。

それを非常に痛切に感じましたのは、インドネシアにまいりました時、ある晩、そちらで日本人がただ一人で英語も通じないところへ行って働いている、そういう第一線のセールスマンや技術者の人たちと席をともにする機会があったのですけれども、そのとき私、非常にびっくりしたのは、一人で奥地へ入っていくという時は、一日仕事が終わったらとにかくひとり言を言わなければいけないというのですね。普通の社会におりましたら、ひとり言をしょっちゅう言っている人間というのは少し精神健康が危ない方に数えられる。独語とか、徘徊とか何とか言いまして、どっちかというと病気っぽいと、精神科の病気の証拠にも算え上げられていますけれども、奥地に入るとひとり言を言わないといけないといわれる。そうするとWHOの関係で西アフリカとか、英語の通じないような国に行っておられたドクターが賛成しまして、「そうだよ、そうだよ、ひとり言を言わないとそれはもう狂っちまうよ」ということを言うわけです。どういうひとり言を言うかということを聞いたんですけれども、仕事を終えてホテルへ帰ってもだれも待っている人はいないわけでございますが、まず風呂に火をつけて自分に言って聞かせるのでございます。「ああお前はきょうもよくやった。われながら八五点はやってもよかろう。さあ今から故郷に手紙を書いて、風呂へ入って、日本の歌でも聴いて寝るとするか。あしたはこういう仕事が待っているからなあ」と。これは声を出して言わないとだめだそうですね。これを恥ずかしいと思って黙っているとだんだんおかしくなってきたと。なるほどと思いましてね。私は精神科の固定観念としてひとり言を言う方が病気っぽいと思っていたんですが、壁に向かってでも話をするということは話をしないよりもよいのだ、ということを強烈に教わったわけです。それまで、私は精神科の医者として壁に向かって話をしていらっしゃる方をたくさん見てきたわけですけれども、その場合人間に話す勇気が持てないのか、あるいは人間が怖くて壁に話される方であるから病気なんだけれども、壁しかないときは壁に話をするのがよろしくて、しかし、それがむろん人間の顔をし、うなずくべきところにうなずいてくれるものであれば、さらにいいわけでございます。それについて思い当たりますのは、私の年来の友人で非常に精神療法がうまいということで、若いときは日本のフロイトではないかと言われた男がいます。彼は今大学を辞めまして、故郷の精神科病院で働いております。年とった御両親の面倒を見て、ちょうど子どもさんの教育にかかるときでもあるからそういうふうにしたそうですが、彼のような面接の達人と言われている人が、私に「君、患者さんとの話の中で、精神療法の中で一番大切な言葉というのは何と思うか」ということを聞かれたわけです。私はウーンとしばらく考えていますと、彼の方がそれは〝ホウー〟という言葉だと。〝ホウー〟というのは合いの手なんですが、患者さんが何か話すときに、それをホウーと言って聞くというんですね。このホウーという声の出し方が何十通りもあるんだそうでありまして、「あっ、ホウ」とか「ホウー」とか、いろいろあるわけでございますけれども、適切な時に適切な口調でホウーと言うと患者さんの話がだんだんまとまってくる。こっちから合いの手を打っているうちに患者さんの話がまとまってくるんだということを聞いて、実に成程と思ったわけでございます。彼はその後大学を辞めるに当たって『精神科診療面接のコツ』という一冊の本を書いたわけですが、コツという言葉を使うところが彼の職人気質のところですが（職人気質というのは非常に大事だと私思うんですけれども）、その中でもちょっと触れていまして、自分は〝ホウー〟という言葉の出し方に非常に熱中したあまり、テレビを見ていても、テレビでの話にいちいちホウー、ホウーといつの間にか言うようになったと、女房、子どもがこれをおかしがって、それだけはやめてもらえないかと、いや、これは職業病であると言って押し切ったということを書いておりますけれども、実際そういうあまり目に見えない、書いてもいない、一見些細なことが重要なんでございます。

実際、医者になる前とか学生時代の経験を思い出して下さいますと、たとえば医学部に行き、医者になろうか、あるいはやめておこうかというような場合、自分独りで考えていると振子のように考えが行きつ戻りつしてまとまらない時、親友なり話のわかるおじさんというようなところに話を持っていきますと、フン、フンと話を聞いてくれている段階でだんだん自分の考えがだいたいわかってきたと、いわば振子が揺れやんで、指すべきところをちゃんと指すようになってくる、といった経験がきっとおありではないかと思います。あるいは縁談のこととかですね。人生決断の時にはこういうことが非常に大事だったんじゃないかという経験が私にもございますし、先生方もお持ちなんじゃないかと思います。

## 家族の関係

ついでに申しますけれども、今おじさんと申しましたけれども、家族に協力を頼むときに一番話を聞いてくれる人、これはまず母方のおじを探せというのが私なり、私の友人たちの合い言葉なんです。これはどういうことかと申しますと、実際には父方のおじさんという人がいて、母方におじさんがいないとか、母方のおじさんでも融通がきかんとか、そういうことはあるかと思うんですけれども、だいたいにおいて父方のおじさんの頭には、何とか家《け》という、家《いえ》のことがどうしてもあるわけです。どっちかというと建前的な、世間の社会通念をそのまま押しつけるという側に回ることが多い傾向があります。ところが、母方のきょうだいというのは、妹なり姉さんも何とか家《け》に行って苦労しているだろうという思いがあるわけです。ことにその子どもさんが病人になると、特にそういう思いがあるんでしょう、何とかしてあげたいと、それで、声をかけましたら「私どもでできることなら何でも」と言ってくれるのは母方のおじさんが一番なんです。そんな話を精神科の中でしますと、「自分も進学とか、就職とか、あるいは恋愛とかいうときにいきなりおやじにぶつけると頭からだめと言われる可能性が高いので、おじあたりにまずちょっと聞いてもらった」というような経験の人が多うございまして、なるほど、なるほどこれが世間一般の隠れた智恵なんだなあと思いました。むろん、おばさんでもよいわけですが、おばさんの家には身体や気持ちを休めに行くことが多いようですね。

医者というのは患者の家族には随分無理なことを言っているのが正直なところなんです。患者さんというのはそれなりに尊重されているでしょう。医師患者関係の中で、患者さんには患者さんの権利があるのですけれども、患者の家族の権利ははっきりしないわけです。ですから、お願いしますというような言葉を家族が連発して、医者から何とか時間をねだり取ろうとすると、忙しい医者はついそう思ってしまいがちです。つまり、家族は医者の仕事に割り込まないと自分の権利を主張できないようなところがあるわけです。日本ではアメリカやその他の国々に比べたらまだまだ家族というものは崩れておりません。われわれは家族の協力を得なくては治療が達成しにくくなりますし、家族を敵に回したら意外なところで実りのない医事紛争とかに巻き込まれることもないとは言えませんし、そうでなくても、突然治療を中止したり、その他患者には非常にマイナスのことが発生するということがあるわけです。だから、患者さんの家族との関係をどうもっていくかということも大変重要だと思います。

ついでに私の考えていることをちょっと申しますと、私が勤めていた精神科病院では家族と医者との面会の時間というのがつくってありました。その時間は予約制で家族と医者とが懇談をする。これは権利となっていたわけです。これで私どもが非常に楽をいたしましたのは第一にほかの時間には緊急以外は会わなくていいということです。何か調べ物をしている時に、看護師が懇願されて、それではちょっとせんせいの都合を伺ってくるわというようなことで、家族の方が時をかまわず会いに来る、そうするとこちらの方もほかの仕事が頭にあるものですから向こうも不満でしょうが、こっちもどこかムスッとしていて結局関係が円滑にいかない。家族との面接の時間を取るということは一見時間を損しているようですが実は非常に時間を得している。これはアメリカの病院を見てそれに工夫をしたんだと院長さんが言っておられましたけれども非常にいい制度だと思いました。家族が医者と会う権利の時間をつくっておきますと、ほかの時間を煩わされないというだけではなく、「ご家族の協力をお願いします」とか「また時々会いに来てやってください」ということもお題目だけですとついつい患者さんの家族というのは足が遠のくんですね。ところがこれは権利である、予約制だから一回に八人ということになっていますと、先々まで予約を取っておかれたりする方が多うございまして、家族が患者を見捨ててしまって、とにかくその人の生活の面倒を一生病院の中で見ていかなければならないという事態をかなり少なくする効果があったのではないかと思うんです。

ついでに患者さんと面会してから医者に会われる方がありますと、私の方も説明をこっちから一方的にするのではなくて、「お母さんの目から見てどうでしたか」と言います。そうするとお母さんの方が先に結論を出しまして、「入院したときから比べると大分よくなっていますね」とこっちをうれしがらせるようなことを言ってくれるもので、私が「かなりよくなっていると思うんですが」とこっちから切り出しますと、不思議なことにお母さんの方はちょっと物足りない顔をしまして、「病気の前はもうちょっと元気だったんですが」というようなことになるわけでございます。病気になる前のことをいろいろ訊き直す機会にもなります。

## 聞き役に回る

むろん家族でなくても、聞き役に回っていると患者さんが自分で結論を出すことが多いということです。その結論はしばしば当っているし、当っていなくてもそこから出発して修正していけばいいのであって、出発点にはなるんですね。ずるいかもしれませんが、相手に案を出させる、これは交渉のコツかもしれません。診察の場合でも、出発点は患者さんなり家族から言ってもらう方が、その後の、たとえば小は薬をずっと服用してくださることから、大は円滑な医師患者関係までに良いと思うんです。ただ、私ども医者の盲点としましては、専門家であるからには指導をしなければならないとか、こちらから知識を与えなければならないという固定観念がどうしてもあるわけでございますけれども、そういう指導性とか知識性というものは西洋の社会ではどうかわかりませんが日本では余り振り回すと関係がうまくいかない、むしろ奥の手としてそっと持っている、あるいは隠し味のようにして発揮していくということがどうも大事なんじゃないかと思っております。

医師患者関係というのは日本でも地方によって違うんですね。だいたい日本のドクターというのは出身大学から余り離れずに仕事なさることが多いので、日本ではこうであると皆さん思っておられますけれどもそれぞれ違うんですね。ちょっとご紹介がありましたように私は大学は京都を出ましたけれども、すぐ大阪でインターンをやりまして、それから東京で精神科医になり中年になってから呼ばれて名古屋に行って、それからまた神戸へまいったわけですが、ある程度大学の枠を離れて歩いていますのでそういう目で見ますと本当に日本でもいろいろだなということで、時間があればそのお話もしたいと思いますけれども、今言ったようなことは本当にどこへ行ってもそんなに変わらないことだと思うわけでございます。

正直申しまして精神科医の場合はいくら患者さんから話を聞いても、その患者さんのことを本人なり家族ほどは知らないですね。それを謙虚に認めるところから出発していると行き詰まりになりません。非常に頭のいい、アンテナのするどい精神科医というのは患者さんの話を聞いて、その中から患者さんのすべてを見抜こうというふうにやりますが、これはそおっとやっているくらいはいいんですけれどもあの先生の前にいくと全部見抜かれているような感じがするというのは、これは患者に対して非常に威圧感があるんですね。気持ちが悪いわけです。ですから、あの先生は薄気味悪いという話にもなりますし、よほど慧眼な精神科医でも二つに一つ、三つに一つぐらいは間違うものです。確信をもって間違ったことを言うほど滑稽なことはございませんで、信用がなくなる。私どもと患者さんとのつき合いは一〇年、二〇年と長いつき合いになることがございますので、頭ごなしに物を言っていてはたちまち馬脚を現わします。患者さんから聞いていくと、そしていくら精神科医でもそうそういろんなことはわからないんだよということを再々言葉で示すほうが患者さんが話してくれます。黙って座ればぴたっと当たるというような感じの精神科医というのはいないことはないんですけれども、結局長い目で見ますと、余りよろしくないんですね。

本当の精神科医というのは世間知らずが多いんです。多いんですけれども商売柄人間のことが人一倍わかるような感じを与えるので私もこんなところへ呼ばれておるんではないかと今急にそういう気がし出しましたけれども、実はそうではないんです。そんなにわからないから白紙の態度で臨むと、つまり社会通念とか常識とかは一切棚上げしてはずかしいこととか何とかというのは全部括弧に入れて聞くよという姿勢をもったら患者さんが話してくれるわけでございます。そんなことをしてはだめじゃないかとか親孝行しなさいとか社会が相手にしてくれないよとかいうような合いの手が入ってこないと思うから話してくれるわけでございますから、患者さんにやたらにぺこぺこせよということではないんですけれども、少し腰を沈めた姿勢でできるだけ先入見を持たない方がいいように思います。

## 合いの手

不思議なものでございまして、いったい合いの手だけを入れて〝じゃさよなら〟で済むのかと思われるかもしれませんけれども、テープを聞いたら結構こっちもいろいろしゃべっているんですね。しゃべっているんですけれどもそんなに意識していないという感じでございます。何だそんなことかと言われそうですけれども、合いの手以外にもう一つ患者さんの言ったことをこっちの言葉で繰り返して言うということが二番目に大事でございます。極端なことをいいますと、たとえば「きのう思い切って故郷の母親の里まで行ってきたんです」というようなことを聞いて、「お母さんの故郷まで行ってきたんだね」とこういうふうに繰り返していると何も患者さんにインフォーメーションを出していないようでございますけれども、その言葉の調子の中に今まで家にこもって出られなかった人でありますと、行ってきたということを私もプラスに評価する語調、無事帰ってきたことを喜ぶ語調がおのずとこもるわけです。「よかったね」という気持ちですね。これはもう別に精神科医じゃなくても、よい相談役というのはそういうものでございまして、たとえばさっきのおじさんを例にしますと、職場の女性と結婚したいんですと思いきって話しかけるとその話のわかったおじさんは大抵「なに、社内結婚などそんな釣り堀で魚を釣るようなまねはするな」といきなり結論を出したりいたしませずに「ふーん君は会社のなんとかかという人と結婚したいんだね」とこういうふうに繰り返すと思うんです。そうすると相手はどんな人かということをおのずと話したくなる、会話をして、そして最後に結論は患者さんが出して帰るというのが本当は理想でございまして、やはり患者さんが自力で結論を出したという感じが大事だし自然な患者関係だと思うんです。

二宮尊徳というような話をすると古いかもしれませんけれどもあの人はなかなかいいことをいろいろ書いているんですが、あの人が村を立て直すというときに本当に村が立て直ったというのは、二宮という人が村の立て直しにタッチしたというようなことは忘れてしまって自分たちの力で村を立て直したんだというふうに思うようになった時に初めて再建できたんだということを書いているのを読みまして、まさに精神科医あるいは一般に医者というものと同じだなと、そして二宮という人は、村を立て直すという意味では非常にいい〝医者〟だったんではないかと思ったことでございます。

## 待合室の工夫

今のようなことを申しましたけれども、何かそれでもコツがさらにあるだろうというふうに思われるかもしれませんけれども、幾つかのことを申しますと、一つは、やはり私のような凡人が患者さんと面接をしていく上では細かいところに手抜きしない、特に診察室であるとかそういうところの雰囲気を十分つくっておいて、それを序曲として一番上に乗っかって面接というものがあるというふうにするのが私も楽だし患者さんの方もいいと思うわけです。

私はこのごろは余り機会がないんですが名古屋時代は開業する方に診療所の設計を相談されました。一つしたらそれから話を聞いて話を持ってきてくれることがありまして、一時趣味欄に冗談半分に「診療所の設計」と書いていた時代もありましたが、まず待合室で診察を受ける準備状態が整っている方がいいわけです。そういうものですから待合室というのは非常に大事なものです。これは私が学生時代にクラブの先輩から言われたんですけれども、君は将来医者になって飛び込んでくる患者さんを緊急以外はそうすぐ診てはいかんと、一五分ぐらい待合室で待ってもらって、それから診ないと脈だって血圧だって正確なことはわからないよということを言われました。本当にそうだなと思ったわけです。最近はどうなんでしょうか。その頃はやはりペニシリンとかそういうショックがよくございました。だから、診察が済んでも待合室でしばらく一五分から三〇分いてもらいたまえ、薬を出すということで待ってもらった方がいい、もしショックが起こるならその間に起こる可能性が多いわけだからと。私も成程と思いまして、抗精神病薬なんかもこれはひょっとするとアレルギーが出るかもしれないとか、薬用量がもうひとつ決まらないとかいうときは薬局から取ってきてもらって、待合室でふくんでもらって三〇分なら三〇分おってもらうようにしております。すべての患者さんにそうしているわけではありませんけれども、ちょっとわからないというときはそうしてもらいますと患者さんの方もこの医者というのはそれなりに考えてくれているんだなと思いますし、こっちの方も納得のいく処方ができて、商売柄専門家としてちゃんと処方ができた方がうれしいわけですし、その後患者さんが薬を続けて下さることが多いわけです。だからちょっと危ないと思うときは外来のベッドがあいていたらそこで休んでもらうこともございます。そういう意味でも待合室というのは非常に重要でございます。私の設計した場合は、待合室の雰囲気というのはできるだけ柔らかな感じにつくっていくわけです。たとえば二階の診療所だったら患者さんが飛び降りるという可能性が精神科の場合あります。ほかの科でも結構あると思うんですけれども、そういうところには鉄格子なんかしないで狭いところでしたら障子にするんです。柔らかいものを人間は壊そうという気にはならないもので、昭和二八年に茨城県立の精神科病院の友部病院が画期的なことをやったわけですが全病室に障子をはめたんですね。この障子は破られないいんです。空間にちょっとゆとりがあるときは窓の外に植物を並べたらどうかというアドバイスをします。植物を越えて飛び降りるというような人は余りないいんですね。大体自殺の名所というのは断崖が下に見えるようなところでございまして、植物をかき分けて行ってというようなものではないようでございます。それからこれは精神科以外の科でもと思うんですが、たとえば泌尿器科とか、産婦人科とかは入口と出口、待合室から診察室に入って、出口はできたら別にしたらどうですかということを助言申し上げております。これはどういうことかと申しますと、実は患者さんは目を赤くしたり、ハンカチで抑えたりして部屋から出られることがあるわけでございます。待合室からは人の目が注がれていまして、ああいう顔をして入っていってこういう顔をして出てきたと、処理前処理後というような感じになりましてどうもよろしくない。入口と出口と全く別につくるということはなかなかできないわけですけれども、こっち入口、こっち出口というように二つ並べて間にちょっと背の高い植物か何かを置いたりして出るときはそのまま薬局の方へ行くようにしますと、そういう心づかいというものは患者さんによく伝わるものでございます。患者さんが来やすいということは医者にとっても非常に大事なことでございまして、いくら腕を誇りとしていましても患者さんが来なければ医者の腕を発揮するときがないわけでございます。私が入口、出口を別にしたのは英国のウィニコットという小児科医兼精神科医という、非常に私が尊敬している方で、もう亡くなられました方でございますけれども、この方の診療所の設計図を見てなるほどと思ったことが最初なんです。この方はうなぎの寝床みたいなところで診療しておられまして、だから入口と出口はどうしても別になるんですけれどもそれが非常によく生かされていると感じたのでございます。

ところが大学病院の外来では入口と出口とを別にできません。これはあてがわれた条件ですから、代わりに待合室に出て迎え、そこまで送り出すようにして、呼び込みにマイクを使わない、これは二つ理由がございます。一つは私は一応私のところの責任者でございますので、待合室で待っている患者さんたちがどういう状態でいるかということをそれとなく見るということです。たとえば立ったり座ったりどこかへ飛び出ていきそうな患者さんがおったらそれなりのことを考えなければいけません。これはほかの科の方でもやはり緊急患者は来てはいないかとか、順番を機械的に守らなくてすぐ診なければならない患者さんはあるだろうと思います、そういう時私は順番を機械的に守りません。待合室の方にそれとなくわかるように、「これは早く診た方がいいようです。ちょっとすみませんね」ということをほかの方に申しまして先に診察することがございます。そういうふうに待合室を、固い言葉でいえば掌握しておく必要がございます。もう一つは私が患者になって待っておりましたときには、マイクで呼び込まれるというのにはたしかに抵抗があります。何が起こっておるのかわからないという感じがします。医者が顔を出しますと、医者も一生懸命やっているんだなということで患者さんは待ってくれます。マイクで呼ばれて患者さんが吸い込まれて、またはき出されてくるという感じですと、中では何が起こっているのかという感じがしないでもないだろうと思うんです。そういうことで私は呼び込みを自分でやっておりまして、「次はあなただよ」とか皆さんがちょっといらいらしてきたら「あなたが三番目ぐらいだよ」とか言ったら少し待ちやすくなるわけでございましょう。待合室に医者の顔というか、何か影響力が及んでいると中の診察も少しは円滑になるだろうということでございます。

この話をやはりさっき出てきた〝ホウー〟という人と話しておったんですが彼もそうするんですね。彼の体験はこうなんです。彼はイギリスに留学していたわけですけれども、若いとき初めて英国のえらい先生へ紹介状を携えてその門に立った時の心細さというものはなかったというんです。そうすると英国のえらい先生がドアをあけて、門のところまで来て「さあどうぞ」と言ってくれたので入る勇気ができてここで修業ができたんですけれども、もし門の奥から手招きされただけでは自分は入る勇気があったかどうかわからんというんですね。これはよくわかる話だと思います。インターホンでどうぞとか言われたら逃げて帰ったかもしれんと。少なくとも相当緊張しただろうと。英国の精神科医はさすがにそこをよくわかって門まで出てきてくれたと。「あの体験が忘れられないから私は患者さんが呼び込まれて、ドアーを自分であけて入っていくときの緊張というのがわかる。それは単なる患者さんへのサービスだけではない、緊張している患者さんを診察するということは要するに手間もかかり、時間もかかり、話もこじれ、横へ飛んだりする。結局は自分のためである」と。これは私、非常に感心しまして、医者も患者になることがあるし、最後には患者として終わるわけでございまして、要するに洗い直せば普通の人ですから、自分の体験を生かしてわかってくることもあるんだろうと思います。

## 診察室の工夫

ついでに申しますと、すべての科に応用できるかどうかわからないんですけれども患者さんの椅子と私の椅子と同じものにしてあるんです。診察するとき具合が悪いということはあるんですけれども、神経学的な診察というのは現在はベッドに腰をかけて受けてもらうのが正式なわけでございまして、体を持って丸椅子をくるっと回したらその時に血圧が上がらないとも限りませんし、余り正確なことが出ないわけです。患者さんに適度にリラックスしてもらうというのは非常に重要なことですから。惜しくも一昨年（一九八五年）暮れに亡くなりました遠藤四郎さんという生理学の大家に「患者さんをリラックスさせるにはどうしたらいいんだろう」ということを聞きましたところ、「いろいろあるけれども診察の面だったらまず椅子が大事だ」と。丸椅子というのは非常に緊張する、自分たちがリラックスする実験をしていても丸椅子というのは全然リラックスしない、なぜかというと三六〇度、全方向に向かって倒れないように姿勢を保持するというだけでもう緊張が高まるんです、だから背もたれがあるとよいし、肘かけもあった方がいい、肘かけがあったらどちらにも倒れず姿勢保持の努力がぐっと少なくなる。じゃ、椅子が柔らかい方がいいのかというとそうでもない。適度の固さがないと今度はやはり姿勢保持の努力というのがかえって必要となり、また余りリラックスしてもらっても今度はその患者が眠たくなるようでは診察にならない。そういうことで私はある程度の固さの肘かけ椅子を患者さんにも使っております。同じ形の回転椅子です。

そういうような雰囲気づくりは先生方それぞれが工夫していかれるのが自分の板についた診察室だと思うんですけれども、精神科の診察道具というと診察室であり、治療道具というと病室でございますね。それですからこういうものにわれわれは凝るわけです。よく大学では治療器具を一つ買ってくれというんです、購入を申し込んでくれというんです。

どういうものかというと、それは機械でないと困る、今では一〇〇〇万円以上もちろん一億円ぐらいの機械というのはざらなんですね。私はそんなものは要らない、診察室とか病室というものが治療用具なんで、これをひとつ何とか頼むと。それから次は人間であるというと、そこには予算が出ないんです。実に困ったことだなと思っているわけですけれどもこれが実状なんですね。

## 患者さんとの向かい方

次に、患者さんとの向き、患者さんとの向かい方というのも非常に重要でございまして、たいてい机をはさんで話しますと、患者さんの家族なんかと話すときはちょっと距離をおいて机を使うんですけれどもちょっと尋問調になりますね。警察の場合に必ず机をはさんであるのは相手が飛びかかってこないようにしてあるのかも、あるいはカツ丼を出すためにテーブルが要るのかもしれませんけれども、どちらにせよ尋問調になりまして、机をはさむときは固いカウンセリングであります。次に九〇度面接と申しましてカギの手に患者さんがこっちを向いていて、医者がこっちを向いているとこれが比較的適当な距離でございます。これが相談の位置。ただ、もっと強い人間的な接触が治療のために必要な患者さんは机の同じ側へ来てもらいます。そして、向かい合うというよりは二人で同じような方向を向いて焦点が机の中ほどに合うような角度で話しますと非常に話がしやすいです。これは親しい人たとえば恋人のとる位置ですね。お互いに身体をまわす自由度がこの順に大きくなる。わざとでなく見ず見られずにいられる度合いも高くなります。じゃ患者さんの方を見なくていいのかといいますと時々見るのはいいですが、じっと見るというのは威圧感がございますね。目というのは威圧感があります。精神科の患者さんは目には敏感でございまして、余り目を見つめて話をしない。その結果精神科医というのは目を見ずに話をするくせがつきがちでございまして、日本ではいいんですが、西洋では非常にいけないとされることです。西洋でも精神科医はやはり患者の目を見つめずに話す傾向があってよく注意されるんだそうです。これも職業病ですかね。

## 患者さんの声の調子

実際、これはある有名なアメリカの先生でありますが（私が尊敬している人ですが）、この人は精神療法というけれども、これは言葉を使っての治療というよりは音声を使った治療で、言語治療じゃなくて音声治療である、言葉の内容よりも声の調子の方が大事なんだ、そしてまた視覚よりも聴覚なんだと言っています。こちらが話す声の調子、同じ言葉でも「あ、そう」というのと「ああ、そうお」というのは非常に違うわけです。木で鼻をくくったようにも話せますし、非常に深い同情とか共感を送ることもできます。これは声の調子である。また、逆に患者さんが話すことも実際は日常茶飯事の平凡なことが多いんです。平凡でないことの連続であればそれは大変なんでありまして、妄想なんかは素人というか精神科医以外の方が聞かれたらそれは大変珍しいかもしれませんが毎日妄想を聞いていますとだいたいありふれたことが多うございます。また同じ妄想かと思うようなことが多うございまして、患者さんから聞いておる調子というものが非常に大事でございます。二つに分けますと、高い声の調子とそれから切り口上の調子がございまして、どんなことを言っていましても切り口上といいますか、フラットな音域の狭いちょっと高い声で話しているときは、これは建前の声でございまして、たとえばアルコール中毒の人がいくら禁酒を誓いましても「あ、そう、それはいいね」とこっちもフラットな声で返しておきまして、余り本気にしない、できたらもうけものというくらいをそれとなく声の調子で伝えるということです。腹の底から出てくる調子というのは音域が広くてやや音程が低くてと、そういう声のときはちょっとこっちも居ずまいを正して聞くというふうになるんですね。建前の方の話は学校で数学の証明なんかを当てられて話している、あんな声の調子だと言えばいいかと思います。不思議なことに妄想というのは内容よりも、患者さんの話を聞いていて、これは妄想かどうかというのを見当つけるのは声の調子で、フラットになったら妄想であることが多いでしょう。反対に妄想が非常に生き生きとした声で語られていたらもう妄想が消える寸前と言っていいぐらいなんです。このように声の調子にメッセージをこめると、非常に短時間で内容のあるメッセージを送れます。「それは、えーと、ちょっと待てよ」「さあ、どうかな」「うんうん」を温かく抑揚のある調子で、それから冷たくフラットな調子で言ってみて下さいませんか。次に「うん、うん」「いいね、そうだよね」「そうなの？」「実験だね」を両方の調子で。これ抜きで診療所の精神療法はむつかしいでしょう。さらに身ぶり、姿勢を加えると、メッセージは豊かになります。良性のダブル・バインド、つまり控え目な音調ではげますとか、不本意なことを温かく支える音調で話すというのは良性のダブル・バインドです。ベートソンがいったダブル・バインドは、意地悪精神でメッセージを混乱させる特殊な場合です。

しかし妄想がとれたらそれでいいかというと、妄想が取れた途端というのはかさぶたが取れた直後みたいなもので、ひわひわしていて、危ないですね。孤独になります。ただ妄想がとれたときの孤独というのは人間的なことですから妄想の中の孤独と違ってこちらが気を入れれば支えられるものだと思います。

## 医者の意地とあせり

次に今度はちょっと医者の盲点みたいなことを話してみたいと思います。

さっきは表から見たんですけれども今度は裏から見たことで、専門家というのはすべて盲点がございます。特に自分の得意なことになると危ないわけでございます。精神科医としてしか経験がないんですけれども、ほかのどの科でもそういうことがあるんではないでしょうか。自分のこれこそ得意だと思っていることでホームランとまがう大ファウルをしてしまうとか、もうちょっと具体的に申しますとやはり専門家の意識というのは意地が裏にございます。これは歯科医の方から伺ったんですが、歯科というのは一番苦情が多い科なんです。〇・一ミリぐらいの差があっても不快感を感じるとか、下顎の方の義歯というものは理論上全くうまく一致させることはできないということですね。一〇回も一五回も義歯をつくり直しをさせられるということがあるんだそうです。本当にそんなに一五回もつくり直しているのかと言いましたら、いや最初一、二回はうるさいことを言う人だなと思いながらやっているけれども、腕のある歯科医ほどこの男を満足させずにおくものかということで、これでもかこれでもかと何遍でもつくってしまうというんだそうです。この迫力でついに患者のほうが降参するということもあるらしいのでございまして。歯科医には非常に職人気質の立派な方がおられますね。フルートを吹く人の義歯というのはクラリネットを吹く人の義歯とは違うんだそうです。フルートを持ってきてもらって吹いてみて、天然の歯があったのと同じように吹けるまで義歯を細かく修正していくということがあるわけですが、そういう方ほどある意味では意地になって、それが成功する場合もあるんですけれども、ただ歯のノイローゼというのは意外に多いんです。そういう場合にはだんだん関係が荒れていく、歯が痛いというので抜いていたらとうとう歯が一本もなくなってしまった、その時にこれは精神科に送らないといかんということにはたと気がついたということさえあるわけでございます。これはすべてのドクターに必要な注意だなあと思って医学生なんかにはよく紹介しています。

ある耳鼻科医が書いておられるんですが、『日本蓄膿症手術外伝』という本ですけれども（この中に耳鼻科の先生いらっしゃいますでしょうか。おられなくても我々学校で習ったぐらいのことしか私もわかっておりませんからそういうご紹介しかできませんけれども）、要するに鼻というのは非常に苦情が多いところで、しかも甲介を取る、あるいは広げる手術をすればするほどスポイドの先が欠けたようになって、空気の吸い込みが悪くなり、その結果鼻の乾燥感がふえる、そういう悪循環になるんだそうですね。そこに書いてあった例では大新聞のオーナーさんが鼻のことで非常に訴えが多いということで、二つの大学に交互に通われたそうです。それであるところでは甲介を取り、あるところでは上顎洞に穴をあけということで、とうとう何もすることがなくなってしまって鼻の中ががらんどうになってしまった。本人は乾燥感を訴えてしようがない、会社のドクターはやることがないから要するに鼻を洗っていたと、そうすると洗うと気持ちがいいから、その人の評価ではこの人が一番名医ということになった。精神科でも同様にそういうことがあるなとつくづく思ったわけでございます。将棋の指し過ぎと申しますか、そういうことは専門家意識といいますか、昔でいう名医意識の強い方、あるいは学校の威信がかかったりしますとあるんだなと、これは人ごとではないと思ったわけでございます。

もう一つは全く自戒で話しているんですけれども、医者というのは意地になった時が危ないですね。ごろ合わせではありませんけれども、医事紛争も意地になった時に重症化しますね。意地は意地を呼ぶといいますからこちらが意地になりますと相手さんも意地になりますね。これは一般に言えることではないでしょうか。

まだ一つは、医者の方があせったらだめだということでございます。患者さんがあせるのは、これは患者さんの常としてしかたがないことなんですけれども、医者がそのあせりに巻き込まれたらどうもうまくいかないということをつくづく思います。

## 慢性疾患の場合

精神科を長くやっていますうちに、病気というのをエイヤアと行く手をふさいで遮断してしまう、あるいは一刀のもとに治してしまうというのはそれは気持ちのいいことですけれども、これは急性の伝染性疾患とか急性腹症とかそういう起死回生のチャンスの多いもののしか望めないことだというように思うようになりまして、慢性疾患の場合や少し長引く病気というのはすべて患者さんは早く治りたいわけですけれども（本当はどうかわからん患者さんも結構いますけれども）、一番後ぐされのない、そういう意味でベストのコースでその病気を経過させるということ、その方に重点を置くことが医者の一つの腕ではないかと思います。

急性の疾患が少なくなってきて、これからはその患者さんの個性をつかむというのも一つですね。回復のリズムというのは同じ病気でも違うわけです。患者さん固有の回復のリズムというのがあると思うんです。それをつかむのが医者の臨床経験だと思うんです。それからその人にとって後ぐされのないというか副作用のないというか自然なコースで経過してもらうということが必要です。とにかく早く治そうとすることよりも、これからの眼目になってくるのではないかと思います。後ぐされのない治療というのはどんなものか、あるいは後ぐされのない病気のそれぞれのコースというものはどういうものかというのがこれからのいわば臨床の病理学になってくるのではないかということを感じているわけです。これは実は私が何となくそう感じていたのかもしれませんけれども、たまたま温泉療法の本を見ましたら温泉療法というのはそういう治療をめざすというわけです。

東洋医学というのは慢性の疾患において養生ということを重視するのは、老人を尊敬し重視するという中国の伝統的な哲学と関係しているのではないかと思うんですが、これから老人の治療、高齢者の診療が主になってきますね。そういう意味で、漢方薬を使わなくても使ってもいいんですけれども、漢方医学の疾病観の中には学ぶべきヒントも随分あるんじゃないかと思っております。

## 病気以上の不幸

それから、やはり医者商売をやっていますと、病気というのは非常に不幸なことであるということをずっと見てきているものですから、人生には病気以上の不幸もたくさんあるということを忘れることが時々あるんですね。それはどういうことかと申しますと少なくとも精神科の病気の場合すっと治るのは治ったらいいことがある、治ったらいいことが待っている場合は治りがいい。逆に、どの科でも治ってもさっぱりいいことがない、あるいは治ったらもっといやなことが待っている、卑近な話が怖いお姑さんが待っているというような場合にはどうも治るものも治りにくいんじゃないかと思います。これは全く科学的に治療している科でもそういう患者さんはどっちかというと治療の間をときどきあけがちだったり、もらった薬をのまないとか、そういう形で長引かせることがあると思うんです。本人は意識せずにですね。こういうケースを思い出すんですけれども、私が名古屋の大学におりました時の喘息の患者さんだったんです。女の方です。その頃は三〇~四〇歳ぐらいでしたかね。喘息が治ったらアレルギーでここもあそこもかゆい、それが治ったと思ったらまた喘息が出る、どうも不思議なんで一度診てくれんかと、精神科医が診てもしようがないかもしれませんけれども、とにかく行って話を聞くというのがこっちの唯一の仕事でございますから、話聞きましたら、本日はご年配の方が多いのでそういう時代があったなと思い出していただけると思うんですけれども、この方は名古屋の町の真ん中に育たれまして、商家で、終戦直後昭和二〇年代でございますが農家にお嫁にやるということで食料を確保しようということがございましたですね。そういう形で農家にお嫁に行かれた、それなりに非常に苦労されたと思うんですが、今お宅でどういうことが起こっているかというと、実は長男のところへお嫁に行ったんですが弟たち八人がそろって今家を建てている、長男の家つまり本家を建てているわけです。大工さんを使わずに弟たちがつくる、そこで私はこう思ったわけです。長男のお嫁さんの立場はどうであるか、ただほど高いものはございません。建築費はゼロかもしれませんけれども、恐らく弟たちの三度三度の接待というものに気をつかってやってもまだ何か言われるのではないかと、臆測して、それとなく水を向けたら結局それに近いことで、なかなか婚家の悪口なんかいわれませんけれども言わなくてもわかります。そこで実家のお母さんを呼んだわけです。「お宅で療養はできますか」ということに触れたわけです。あの食料難の時代にお母さんにとってはそういう魂胆も多少あって娘を農家に嫁にやって苦労させている、やはり町家から農家というのは非常な違いがございましょうから、そういうことでどこか娘にすまんという気持ちがあると思ったので、ちょっとだけそこをつついてみたわけです。「それはむろん自宅療養させます」という返事。今度は婚家の方を呼びまして（家が完成するのは本年一一月頃だということを事前に聞いておきまして）、それから何食わん顔をしまして婚家の方には「実はあの病気はことしいっぱい、少なくとも一一月ぐらいまではかかる、その頃になるとちょっといい芽が出てくるんじゃないか、やはり大学の近くでもあるし実家で治療されたらお宅困りますか」というと、「いや今年いっぱいでよくなるという見通しが立つんだったらいいですよ」ということで、その方は退院されて実家で療養されたんですが結果はよかったようでございます。ですから医者というのは多少とぼける必要もあるなと、余りうそをつくのは困りますけれども多少とぼけるというのも善用すれば大事であるということをこの時に感じたことでございます。そういうふうに治ったらいいことが待っているということでなければなかなか患者は安心して治りにくい。治療の政治学かな。

## 疾病利得

精神医学では疾病利得ということがございまして、病気をすると、病気というのは不幸だけれどもそれによって労働を免除されるとかということもあるわけだからそのために病気に逃げ込んでいるということがある、病気に逃げ込むというのは道徳的には余り感心したことではないという社会通念がございますし、患者さん自身も病気に逃げ込んでいるんじゃないかと言われれば逃げ込んでいないというか、あるいは病気に逃げ込むくせがあって私が悪いというように自分を責めるか、どっちかになってしまうわけです。これはどっちにしても実りがない話でございまして、一言にしていえば、疾病利得というものは正面から戦って勝ち目がないものでございます。

せっかく病気したんだからというのが私の先生の、『「甘え」の構造』という本を書いておられるのでご存じかもしれませんけれども、私が若いころ教わった土居健郎先生が「〝せっかく〟というのは君いい言葉だよ」と言われました。私はこの〝せっかく〟という言葉を先生からもらい受けましてよく使うんですけれども、「せっかく病気になったんだから……」、そこから後はいろいろあるわけですが、たとえば、ある非常に狭い生き方をしてうつ病になっている人には「せっかく病気したんだから少し生き方を変えられてもいいんじゃないですか」と言う方が「こういう生き方をしておったらこうなるんじゃないか、だから生き方を変えなさい」というようなどちらかといえば指導口調で言うよりも患者さんが生き方を変えてみようという気持ちになる率は高いようです。あるいは、「せっかく病気になったんだから少しいいこともなくてはね」というようなことを言うと、「病気が治ったらこういうつらいことが待っているんだ」というようなことを話し始めるきっかけになることもあります。そのように医者というのは患者の側に立つ弁護士みたいな役割もあり、医者の権力というようなものもありまして、権力はどうせあるのだから善用すればいいわけで、せっかく病気になったんだからということで、たとえば家族の方に「せっかく病気になられたんだからこういうところはちょっと変えられたらどうですか」と患者さんがお嫁さんならお嫁さんが生きやすいように、子どもなら子どもさんが生きやすいようにアドバイスするということができると思いますね。この〝せっかく〟という言葉は大変いい言葉ですので、〝せっかく〟呼んでくださったんですから皆様にもお伝えしておきたいと思います。

結局人間というのは生きやすくなるならば何も病気などしておりたくないわけです。しかし、病気が治ったら孤独が待っているとか、治り難くても無理はないような場合もいろいろあるわけでございます。

## 医者が最大の薬

三つぐらい医者の盲点になりやすいところを申し上げましたが、結論めいたことを強いて申しますならば、患者さんが病気をするという体験はマイナスと言えばマイナスですが、病気を治していくという体験が医者との共同作業の一つであった、何かの仕事をしたというような気持ちになってくれるのが医師患者関係の中では現実に可能な一番いい形ではないかなと思います。むろんすべての患者さんというとあらゆる種類の人間がいるのですからそう簡単にはいきませんけれども、それに医者もいろいろですし。

最後に一つつけ加えさせていただきますと、医者は専門家意識といいますか、聞かれたら全部答えなければならないという回答完全主義といいますか回答強迫病と申しますかそういうのを持っているところがあるんですね。たとえば患者さんにできるだけ情報を送らなければならないということは事実ですけれども、余りわからないことまでわかったといい断言してしまう癖というのはちょっと医者の中にあるような——自分の中にもそういうところがあるように感じます。分らんことは分らんと言った方がいいように思うわけです。それもあたたかい音調で謙虚に。この時にむろんわかっていることは言えばいいわけですけれども、昔の先生方よりも分りにくくなっていることがたくさんあるんだということを最近どこかの雑誌で読みましてなるほどと思ったわけですが、昔の先生方は今から考えてみたら余り薬がなかったわけです。よくあれで医者として尊敬されていたんだなと思われる方もあるかもしれません。私も学生時代がちょうど抗生物質が入ってきたころですから、抗生物質以前のドクターというのはよくあれであんなに尊敬されてちゃんと信用があったのはおかしいなと思ったんですがやはりそこはその理由があったわけですね。

幾つかの理由があると思うんですけれども、一つはやはり肺炎一人治したら名医だと言われたそうですけれども、とにかく医者は患者のそばにいてくれたわけです。往診して一緒に徹夜してカラシを塗れとか何とか言ったわけです。あれで肺の炎症を外におびき出すということがどれだけ科学的根拠があるかどうか分りませんがとにかく一晩ついていてくれた、それは非常に病人には他にかえがたい一つの処方だったと思います。やはり病気という苦しい過程、特に患者の孤独な夜間をとにかく医者がそばにいてくれるということ、医者というのは最大の薬の一つだということ、まず医者を処方しなければいけないということを私のクラブの先輩が言われたんですけれどもそのとおりだと思います。

それからもう一つは私の友人で岡山の方で代々医者をやっておられた家系ですが、何代か代々コレラで亡くなっておられるんです。医者は流行の時にも逃げられなかったわけです。最後まで踏みとどまってくれるということのために尊敬されたのではないでしょうか、そういうふうに常識として医者もそう思っているし、期待されていたわけです。彼も彼のお父様も放射線科の医師で、何十年か前のことですから放射線障害のためか父子とも早世しておられます。

これからも医者は逃げ出すわけにはいかんだろうと思いますが、余りそういうものがなくなってきたものですから（エイズが問題になっていなかった時期——注記）医者がいろいろ批判される面もあるわけで、反対にこういうことがあるんですね。昔のドクターというのは大したものだと言われる、たとえばぽつぽつ親戚をお呼びになった方がよろしいですよ、あと五時間ぐらいでしょうかと言うと、やっぱり五時間後くらいに亡くなられる、このがんなら三カ月ですねと言ったら大体三カ月。今は三カ月であると申し上げたのに二年ぐらい生きて「それでどうしてくれる」ということはないかもしれませんけれどもとにかく予言しにくい時代になってきたのは事実です。それは多少医学が有効になってきたから予言しにくいのでありまして、これは医学の進歩の帰結なんですね。そこを無理に予言しますと何だかおかしなことになるわけでございまして、実は医学が進歩すると選択肢が非常にたくさん出てきます。乳房を保存するかしないか、腎臓を移植するかしないか——答えは一義的にゆかないわけです。ある意味では不確実な時代、考え方次第では、だから医者が新しいやりがいのある時代じゃないかと思います。

どうも長らくご清聴ありがとうございました。(拍手)

## 認知症について

**司会** 非常に面白いと申しますか示唆に富んだお話だったと思います。いつもの学術講演会でございましたらここで質疑討論という所でございますが、きょうの場合はちょっとちがうようでもございますが、今のお話に関しまして、あるいは今の話と全く無関係でも日常診療の場のことに関しましても、純学問的なことでも、社会学的なことでも、哲学的なことでも、ご質問でも、ご懇談でも、討論でも結構かと思いますので何かご発言ございましたら遠慮なくお願いしたいと思います。

**質問** たまに夜寝る前に考えることがあるんですけれども、認知症というのは現社会からの逃避ではないかと思うんですが、先生なり、また精神科的に何かそういう考え方はあるんでしょうか。

**講師** 認知症全体についてどうということは言えないのですけれども、ガンセル症候群というのがあるわけですが、これは苦境に陥ったとき、特に犯罪者が拘置所に入ったようなときに認知症状態を示すことがあります。それは非常にばかげた認知症と言ったらおかしいですけれども一足す一はと聞いたら一〇とか、お前の年は幾つだと言ったら六〇

○歳とか、普通の認知症とは違って見え透いた〝認知症〟でございますがこれをガンセル症候群と申します。そういう典型的なものではありませんけれども日航機が墜落いたしましたでしょう、あれで一人息子を亡くされた高齢のご夫婦の奥さんの方が急速に認知症的になられたんですね、これはもっともだと思うんです。老人が大きな現実に耐え得ないと感じたときは認知症になりやすいと思います。配偶者に急に死なれたときに、殊に男性が残った場合には急速に認知症がでることがありますけれども、この場合、最初はいわば耐えられない現実にむしろ現実から手を離すことによって守ろうとする、対処しようとしたらしきれないわけですから、息子さんが亡くなったとか配偶者が亡くなったということはもう人が幾ら努力してもどうしようもないことですね。理不尽なことです。そういうことはきっかけとしてあるようにみえますね。

実際、こういう方の後を追ってみますといつの間にか本当の老年期認知症だったということで、実際は日常生活ではめだたないくらいの初期の認知症がすでにあって、それで大きな現実に耐えられない場合が多いのではないでしょうか。

まだ本当のところは何とも言えないんですが私個人の考えから言いますと今老年期認知症というのがどうしようもない、見守るよりしようがないというふうに考えられているのは、これは結核の一九〇〇年代や成人病の一九二〇年代みたいに手遅れといいますか主として非常に高度に進んだ人を診ているための悲観論だという気がします。と申しますのは私が大学にいるせいか、初期の認知症かどうか診てくださいという方を診察することが多いんです。それは親戚にドクターがいて連れてくる方が多いですね。あるいは先のような大きな事件があったり、田舎でひとり暮らしをしていた老人が火の始末や戸締りができなくなると引き取られますが引き取ったときです、そういうときは過度に認知症的に見えるんです、たとえば老人というのは非常にその地方に根を張っておられて、なかなか息子さんのところへ行きたがらないのは、隣の人とか地縁関係、それから見慣れた山川、風景、そういうものを全部取られるわけですから。よく老人というのは植え傷《いた》みしやすいということが言われます。たしかに初期には植え傷み症候群ともいうべきものがございまして、新しい土地に慣れてくるとかなり元へ戻られることもあると思います。こういうのを逃避とみるのはいかがなものでしょうか。私はそういう時は、こういう方法を使っています。話はだいたいどういうことを話すかというとその患者さんの過去のことを聞きます、ことにその患者さんの人格形成期であった時期すなわち十歳代とか子どものときのこと。ぼくは若いから昔のことは余り分らない、話がふくらまないんじゃないかと言う方もおられるんですけれども、何か一つきっかけをいいますと今度は患者さんの方が教えてくれます。おばあさんの場合だったらあなたのころは袴だったですかとかどんな制服、もうセーラー服が入っていましたかということから入りますと、通学の道のお城の堀には花が咲いておったとかだんだん広がってくるわけです。今の首相はだれかとかそんなことを聞くよりも人格形成期の出来事のほうが本当に意味が深いわけです。そういう話をしているうちにだんだん元気になってこられることがありました。その話がふくらんできますと次は家族の方に年賀状とか同窓会の名簿とかで神戸なら神戸に住んでいる同級生が一人か二人いないかというふうに探してもらいまして再会してもらうんです。一人か二人はありますね。そしておばあさん同士で話をする、そうするとだんだん私と会話しなくてもそっちの方で会話をしあう、そうするとその次の第三段階にきたらその方の昔の趣味、たとえば謡《うたい》なら謡というものが生きてくるというふうにして、少なくとも二、三年は進行は抑えられたと思います。二、三年抑えてどうかということですけれども人間の命というのは無限ではありませんから、たとえば七五歳のおばあさんを数年進行を抑えるとかあるいは多少でも抑えられることは非常に意義があると思うんですね。これは認知症に限らず、いかなる変性疾患でもあります。アミトロ（筋萎縮性側索硬化症）といわれるようなものでも、患者さんが自分の病状を先取りしていずれこうなると思うとそのようなところまで活動を縮小しているることが多いですね。その分だけは元に戻ります。五十歳代でアミトロになった女の人を診たことがありますけれども、とてもがっくりしておられた。その人を拝見してそのうち温泉に行ってもらった。するとそこで湯治をしている七十歳代のおじいさんたちから見た五十歳代の女性とは娘さんなんです。みんなにかわいがられているうちに元気になってきまして、がんばり屋さんだったもんだからボートを漕いだり自転車に乗ったりするところまでいったんです。しかしそういう変性疾患の場合には二、三年後にはもう「先生うまくだましてくださいましたね」と哀切な声で言われたのを覚えております。呼吸困難になって入院され、戻らないことになったわけですけれども。こんなケースはいくらかあります。変性疾患の精神療法というのはふつうの人間の常識でいけるんです。

この先取り萎縮は起こりやすい病気と起こりにくい病気とがあります。またそれまでの生活習慣によっても違います。

## 死の臨床について

**質問** 私の友人で亡くなっていったものもかなりあるんですが、その中で悪性腫瘍がだんだん悪くなるにつれて特に医者の場合は自分が一応よく知っているものですから精神的に苦しみますが、それがある時期が来ますと病気のことを一切言わなくなりまして、昔の学生時代の非常に楽しかったこととか恋愛時代のハッピーだったこととか、そういうことに話がからっと切り換わって、それから大概数週間すると死んでいくんですけれども、そのときにそこでどういうぐあいに精神構造が変わるのかと思いまして、何かご意見ございますでしょうか。

**講師** 一般に受け入れられているのは、キューブラー・ロスという米国の女性の心理学者で実際に不治の病気の患者さんと最後まで付き合った先駆者なんですが、その著書において次のごとく述べています。キューブラー・ロスの段階は、最初はまさか誤診だろう、そんなはずはあるまいというのが最初の発想で、二番目には腹が立ってくるわけですね。何でおれだけがこうならにゃいかんかと。拒否が最初でその次が怒りです。おれはまだ子どもも小さい、友人のあいつなんか子どもはもう全部大人になっておるのにまだぴんぴんしておる、何でおれが今ここでがんにならなきゃいかんのだという怒りです。西洋ですから神様に向かって怒っているんでしょうね。三番目は妥協だというんですね。取引。神様がおるからなんでしょうが、神様がもし私を治してくださったら今までと違った非常にいい生き方をしますとか、寄附をしますとか、心の中でそういうふうに取引を始めるんです。そして取引もだんだんだめだというふうになってきたら、今度は受け入れていく、どうも仕方がない、そういうふうに受け入れていって、最後はこの世に対してデカセクシスという言葉を使っていますが、これは次第に関心の範囲が収縮するということです。だから最後になってきたら会社の人が尋ねてきてももううるさいとか、医者が延命処置をしようとしてももうしてくれるなとか、時には器具をひっこ抜いたりすることもある。そんな順序で書かれています。先生がおっしゃっていますのは受け入れてゆく、その段階ではないでしょうかね。

キューブラー・ロスはそういうことをやって実際最後まで付き合っているわけですから非常につらくなってきたんですね。臨死患者には全部病気のことを教えるわけでしょう。

アメリカで何か訴訟があってから全部教えることになったんですね。社長はがんで余命これこれときいていたら会社が立ちゆくように始末して行ったはずだ、損失分を払え、と医者を訴えてこれが勝ったのです。だからキューブラー・ロスさんも、何人かの人を集めて真向からあなた方は臨死患者（dying people）だというわけです。最後にわれわれに協力してくれと、死にゆく人間の心境というものを教えてくれるということによって医学に貢献し得るんだということを言うのですが、やっぱりそういうことを言うのはつらいわけです。そんなに付き合ってきた患者さんにはものすごく情が移るわけです。それでクライングルームというのをつくりまして、号泣室というんですかね、受け持ちの患者の亡くなった後そこで思い切り泣くんですね。それをやらなければいけない。だからホスピスとか死の臨床はきついんですね。アメリカは告知をきちんとやるのですけれども、医者は患者が助からないと思った途端に患者の病室を訪れる回数がバタッと減るし滞在期間もぐっと減る。要するに患者というのはもう放っておかれてしまうんだということです。日本でもやはりドクターがあまり来なくなるのではないでしょうか。

そういう問題をどれだけわれわれが越えていけるかという問題です。キューブラー・ロスさんは死後の生命の研究、アフターライフの研究に移られまして、死後の生命はないはずはないということなどを言っておられる。アメリカの雑誌を読んでいたら、キューブラー・ロスはクレイジーになってしまったというようなことが載っておりますけれども、そういわれるくらいになるほど、きついんですね。といってそれじゃ患者さんがチューブをいっぱいつけたまま人のいない部屋であの世に行っていただくかということも問題でありまして、いや一番大きな問題でしょうね。今老年期認知症が非常に大きく取り上げられたりするようになってきましてから、一般の人が、むしろがんで死ぬということはそんなに大変なことではないと、中ぐらいにいいことだと、数カ月苦しめばいいことだから、一〇年も二〇年もたれ流しはたまらないし、植物人間というものは家庭に対しても破滅的だし、本人がちっともわからないわけだしというふうになって、ちょっと考えが変わってきている面もあるんですけれども、それでもやはり大変なことには変わりはないですね。また、こんなふうに一般の人がお思いになるということは医者が「はいそうですね」ですまされる問題ではないでしょう。

最近のアメリカはやはりキューブラー・ロスさんほど打ち込む人ばかりが大勢を占めるようには至っておりませんので、むしろ患者さんに対してもう助からない場合は経口のモルヒネを使うんです。経口でやるとひどい副作用はないんだそうです。日本のドクターは助からない患者さんに対して睡眠薬の投与とかモルヒネの投与に対してはどっちかというと抑制がありますね。精神科医が呼ばれていって睡眠薬をつかったらどうかというと睡眠薬はくせになるでしょうといいますね。今さら何を、と思います。ただ、薬だけではだめだと思うんです。たしかに三環系抗うつ剤は苦痛をかなり人ごとのように感じさせるところがあるようです。これもそれだけじゃやっぱりだめですね。「医者が最高の薬だ」というのを本当だなと思ったのは、名古屋時代に三環系抗うつ剤で苦痛を和らげていた患者さんが、もう痛みでいっぱいの時はむしろ死ぬということが考えられなかったんですけれども、痛みが人ごとみたいになった途端に自分の行く末とかあるいは残された家族のために病室から投身自殺をされた例があります。

欧米のもう一つのいき方は、もっと初期からアプローチして面接の中で今までしたかったけれどもできなかったことを聞いて、それをやってもらうんですね。たとえば世界一周をしたかったけれどもできなかったとしたらできるうちにやってもらう、絵を習いたかったら絵の学校に行きなさいと、そういうことが延命につながるというのがありまして、フィンランドの精神科の雑誌に一〇年ほど前に非常に広範な統計が載ったんですけれども、がん患者がどれだけ長く生きるかというのと、一番相関しているのは精神健康だといいますね。一般にスカンジナビアの統計というのはかなり信頼できると思うんです（その後日本でもがん患者の海外登山などが行われるようになった）。

実際、確かに私の母親なんかも、はずかしいけれども手遅れだったんですが（そんなことはないと慰めてくれるんですけれども）、医者というのはどうも親を手遅れにする傾向がありますね。私ももう遅かったんです。その一週間ぐらい前までは映画を見に行ったりしているんですね。ところが病院で切片を取りましたらだれも何も言わないんですけれどももうわかってしまうんですね。医者である息子が平素遠くでばたばたしているのに故郷へ帰ってきて一日二、三時間も母親と付き合っていたらそれだけでぴんときます。それで本当に二日ぐらいでみるみる末期の患者みたいになりましたですね。私の友人のおやじさん、この人も手遅れだったんですけれども、実業家でして、亡くなる一〇日ぐらい前までわからなかったんですね。仕事をしておられた。生きがいのあるときはすごいですね。人間というのは中枢神経が専制政治を敷いているということをつくづく感じますね。検査を受けられて一〇日で亡くなられたんですが、みるみる末期がんの状態になられたわけです。それだけ精神的なものが人間を大きく左右するということは、産婦人科でもこういうことがございませんか。子宮は女性の象徴ですね、子宮を取ったというとみるみる女っぽくなくなってぴしゃんとなってしまう。子宮は女性の象徴ですね、逆に卵巣を取ったと言ってもぴんときていない、実にみずみずしい女性があるわけです。卵巣を摘出して一〇年ぐらいたって結構女っぽい方がおられます……。

**司会** どうもありがとうございました。時間になりましたので、最後に大森支部長から先生に謝辞を述べていただきたいと思います。

**大森** 本日はどうもありがとうございました。遠いところわざわざ淡路までおいでいただきまして、またいろいろと患者さんの話の聞き方とか、接し方とか、われわれの診療に役立つお話をたくさん拝聴致しまして、また医者が薬だというような昔の町の開業医の神髄というような形のものをお聞かせいただきまして、われわれ田舎の開業医にとって新しく考えていかなければいけない、町の開業医は医者が薬だということが古くてまた新しい問題ではないかとこのように思った次第でございます。これからの私たち医者の人生の座右の銘にもしたいと思っております。本日はどうもありがとうございました（拍手）。

**講師**　私もそんなに若くございませんけれども、先輩の先生方が多い場で随分勝手に申しましたのに、快くお聞きくださいましてどうもありがとうございました（拍手）。

（「兵庫県保健医協会淡路支部ニュース」七六号　一九八七年）

**文庫版への付記**――医師集団というものの威厳というか威圧力を同じ医師の私でもこれほど感じてしまうわけですかね。保健医協会というのは、まあ、王様みたいな医師のいない集まりですけれども。テープ採録を比較的忠実に文字にしたということもあるかもしれないけれども。

## 医師・患者関係における陥穽――医師にむかって話す

この頃医者が世間の槍玉にあがることが多い。その中には誤解もあるし、あるいはどういう事でこんな風になったのだろうと怪しむこともある。ある場合には、せっかく医者になった甲斐がだいぶ減るような気がしてしまう。しかしいろんな相手があることだから絶対にこうならないようにする秘策があるわけではない。

昔の医者はペストやコレラが流行ると最後まで踏みとどまって、避難する一般の人よりも積極的に死の危険を冒すということが公衆の間にしみわたっていて、そのために、幾分の特権があっても当然であるとされ、職務に生命を賭けることが自明な人たちであるとして尊敬されていた。

人類が目に見える形で絶えず死に脅かされていた時代には医者と患者との関係は非常にはっきりしていたと思う。アメリカの開拓時代には医者は暗夜の灯のようなものだったから「医者の声は神の声」といわれ、こういわれると医者もいいかげんなことは言えなかった。今はこのことがあいまいになってきている。また、昔の医者は、その存在そのものに医学というものが具現していて、医者が到着した瞬間がとりもなおさず医療が現場に到着したことを意味していたのだが、今は入院しても医者はなかなか現われず、先ず機械とナースとに接するし、入院全体を通じてもこちらの方が多い。生きている医者の影が医療の中で薄くなりがちなわけで、その中でどうすれば医師・患者関係を人間的で単純明快な関係に持って行けるかということに、多くの医師が悩んでいると思う。

昔の医者が全部尊敬されていたかというとそうでもないようで、二〇〇〇年前のギリシャの詩の中には医者を罵ったものがたくさんある。また、抗生物質もない時代にこんな役に立たないわずかの薬でよく医者の仕事をやっていたなと思うが、「患者のまなざしが医者を存在せしめる」という言葉があるように、患者の訴えるようなまなざしに見つめられると、何とかせずにいられないのであったろう。

井戸に落ちようとする子どもを助けるのに、何も考えなくても心と身体がパッと動くのを「惻隠の情」と孟子はいったが、これである。だからどうしても医学は技術の科学的成熟を待っていられない応急性がある。「いや技術はそこまで行っていないからあきらめて死んでくれ」とは言えない。及ばずながら一所懸命救けようとする。あるいはせめて救けられるというふりでもする。そのために幾分弱味も生じる。常に一〇〇パーセント確実というものがない所で仕事をしているのであるから、そこを突かれて非常に意地の悪い目で見られるとどうしようもない面が幾らもある。また医者は比較的裕福な階層に属し、しかも社会の中の少数者で、たいして政治的に有力ではなく、さほど反撃力を持っていない。しかもたいていの医者は一人一人孤立していて味方が少ないということで恰好の攻撃目標とされやすい。

漱石が『三四郎』で「恐れる男と恐れない女」ということを言っているが、「恐れる医師と恐れない医師」とがいる。「恐れる医師」となってビクビクしていると医師・患者関係がうまく行くかというとそうでもない。かえってつけ込まれてか、何ごとにもぺこぺこあやまってばかりいる人もいる。じゃ恐れなくてよいかというと、ある程度は気をつけなければいけない。どうも「俺にまかせろ、悪い様にはしない」「よござんす。(手術を)やりやしょう」と胸を叩いたようなケースに限って事故が起こってしまう。医学というものにはつねに不確実性を伴うから「おごり」は禁物であり「安請け合い」はしないことが自然であり、大事なのではないか。患者や病気をなめてかかると、どうもよくない。なめられてたまるかと病気が思うわけではないだろうが、「これは典型的な〇〇病ですよ」というのがかえって危ない。

医療をめぐる人間関係を、あちら立てればこちらが立たぬ、白か黒か、善か悪か、喰うか喰われるかというやりとりにならないように気をつけることも大切だと思う。基本的な方針としては「本人、家族そして医者の三者の協力によって予後が大幅に違うので、この三者がバラバラであれば治るものも治らないでしょう」という真実を話す。薬についても

「副作用はおおよそこうこうで、具合の悪い事はいくらでも聞くから、そのかわり服用してくれ」と言って、危ないかなと思った時は飲んでもらって二〇〜三〇分間待合室にいてもらい、様子をみて「具合はどうか」ときく。そういう事を初診の時に行うと、対決の姿勢よりも同じ方向に向く姿勢に近づく。一言にしていえば、共に肩を並べて「治療という仕事」をしようという感覚を生み出すことが初診の時には特に大切である。医者の知らぬ事を遠慮なく教え、具合の悪い事を言うのが協力なのだということを強調すると薬をのんでくれるようである。要は医師・患者関係をできるだけ一八〇度向い合ったものにしないことであろう。患者さんへの病気の説明ということだが、私ども精神科医の場合、たとえば「統合失調症」という病名をいうか言わないか非常に迷うわけだが、病名が「分裂病」だった時代は、私はまず、家族をみて本当のことを言っても揺るがない人が一人でもいるかいないかをみる。そういう人がいない場合は本当のことを言っても実らない。「誰それは統合失調症ですか。じゃずっと精神病院にぶち込んでおいて下さい」となりかねない。誰も真実を告げる人がいない場合には患者をかかえ込んで医者と患者が二人でこの世をさ迷わなければならないような関係になりがちである。世に「患者をしょいこむ」というやつだ。患者についての真実を告げてもゆるがず、協力者になってくれる人がだれかを素早く見分けることが予後の決め手となる場合がある。診断を話しても、それが治療に生きなければしょうがない。難しい漢字の病名を背負いこんだり、恐ろしいと思って帰るだけでは全くしょうがない。せめて「ノイローゼから一歩出ていると思う」とか、「統合失調症みたいな所も確かにあるが健康な所もある」といった様に話すことにしている。これが一つもウソでないことは精神科医の方々には分ってもらえるはずだ。相手をみて「〝気になり病《びょう》〟という感じですね」「〝気が済まない病〟ですね」「ふさぎの虫がちょっと腰をおろしましたね」「一本の綱の綱わたりという感じですね。これから何病が出てくるか、ここから立て直すか、一生のうちでも重要な時ですよ。めったにない時だから協力して下さい」というふうに話すと病名を言う際の副作用が非常に救われることもある。診断ということは〝レッテルを貼る〟ということだとされ、マイナスの方を強調されがちだが決してそうではなく、ただ、○○病であってそれ以外でなく、かくかくの程度であってそれ以上ではなく見通しはこうだという限界づけが重要である。いつもではないにしても内科などでは医者がかけつけて診断をするとそれで随分精神的に救われる場合も多い。

## 1　相互の過剰期待

信頼関係が一応できたとしても、お互いの過剰期待という落し穴がある。無名の医者の方が患者さんは良く治る。医者がテレビで有名になったりすると患者さんの過剰期待に逆らいながら治療しなければならない。あれだけの人だから治してくれるだろうという――。この過剰期待は必ず幻滅につながる。医学は魔法ではないから、有名人であろうがテレビによく出ていようが基本的に別のことをするわけではなく、せいぜいエラーが少なくなるぐらいだろう。それも怪しい。紹介状が多いとむしろ治りにくいように思う。偉い人が入院したりすると彼方此方から電話がかかって来て「何とかしろ」と言われるが、特別な方法があるわけではない。こういう圧力は精神科医に視野狭窄を起こさせがちだ。「患者の家族があせるのは自然だが、医者まであせっちゃおしまいですからね」とやわらかくしりぞけたい。この治りの悪さは虚心坦懐に診られないからであろう。だから私は紹介状や名刺をお返ししたりするわけではないが、できるだけ早く忘れ去ることにしている。それが患者のためである。初診の時の「もの」はワイロ性が強いので貰わない。法律上どうこうよりも、菓子折一つで心理的にしばられては帳尻が合わない。医者が肉親を治療し難いのは知られているが、名刺がたくさん並ぶとどうも似た作用があるようだ。患者の側のことをいったが、逆に医者の側にも過剰期待あるいは過剰自信があり得ると思う。簡単だからとホクロを取ったらそれが悪性黒色腫であって亡くなったとか、ホクロを取ったことから〝ノイローゼ〟になるとか（電車の乗客が自分を「女のくさったの」とみていると思いはじめたのである）。そうなると医師・患者関係は非常に悪くなる。医者はたしかに職人的な所はあるが、相手は木や鉄ではないから「ようがす。いっちょうやりやしょう」といった感じでない方がよい。訴訟になっている場合をみると、不思議に医者が早過ぎる太鼓判を押しているのが目につく。客観的にはなるほど大した手術ではなく、当然治ってしかるべきものなのが、不思議に突然死を遂げたり、術中おかしくなったりする。なんだかジンクスみたいな話だが、〝敵〟を侮ったり、なめたりすると高くつくということだろう。どこか見えないところに盲点が発生するに違いない。「私は安請合いはしませんが、御本人と医者とご家族の呼吸が合うと合わぬとで随分治りが違うようですよ。皆が別々の方向に向いていると治るものも治らないこともある」と初診の時に言う。安請合いをすると「行きは良い良い、帰りは怖い」になる。逆に信頼は最初はオズオズで、段々強くなるクレッシェンドが良いのである。人情は大切だと思うが、贔屓《ひいき》の引き倒しということもある。安易な同情、たとえば若いきれいな女性だと単科の精神科病院に送るのは気の毒だから、少し無理でも大学病院で治してみようという気持が出るのが人情である。だからだろうか大学病院には若い女性患者が多くなる傾向がある。しかし最後は精神科病院へ沈澱してしまうくらいならまだ良いが、「最も不幸な転帰」もあり得るのだ。

アメリカには再発論が少ないということにある時気づいてびっくりした。「再発すればまた治せばいい」という考えだった。「君、カゼと同じだよ」とカナダの同僚は言った。移民社会はこれでよいのだろう。日本の社会は一回目の病気は大目に見てくれるが、再発に対しては厳しい。誰も知っていることだが内科の先生で精神科に送るのは可哀相と自分の病院に入れて努力している人が何人も居る。私は惻隠の情を否定はしないが、せめて精神科医と相談して治療して欲しいと望む。「贔屓の引き倒し」になって時期を失すると折ならないから」というのである。「患者は方法まで指定してはいけない。ただし患者の了承は必要だ」がアメリカの考えである。日本では少しカドが立つので、「指定が増えるほどその方法以外でもっといいと思うのがあってもやらなくなりますよ」と言う。余り多いと「医者は手をしばられた状態で働くのですが、そうでない時とどっちが患者に良いかなあ」といい、こちらの逆提案がことごとく葬られると、「それでは話の合う、他のドクターを探してごらんなさい」と言う他ない。もっとも何日かして戻って来ることが多い。「医者は相手の嫌がることも多少やらなくてはならない商売で、これは仕方ありませんね。オイシイことばかり言っていて、患者さんが悪くなってはこれまた仕方がありませんからね」と言う。われわれの仕事は相手に快感を与えることではない。内科や外科に比べると精神科では汚物を扱わないと思うのは間違いで、タップリ「心理的汚物」を扱っているのだ（向井功）。患者は外ではもっと美しい話をしている。それを怪しからんと思う医者もいるかも知れないが、それこそ治療の成果ではないか。フロイトが「われわれは永久に地下室の存在である」と言ったのは、ビンスヴァンガーに「君は二階か三階で日光を浴びていたまえ」という皮肉とセットだが、彼の言は真実である。精神科医もたまには感謝されるし、それは心がぬれ、胸の中で何かがとけて行くほどの感動ではあるが、やはり本当の治癒は、二宮尊徳が「村人が自力で村を立て直したと思った時に、初めて立て直しは成るのだ」と言ったように、患者が自分の力で立ち直ったと思う時に来る。医者の名が忘れられる程になってはじめて治療は成るともいえるだろう。

そして精神科医とは永久にうぬぼれられない存在である。説明はいるまい。私は学生に「うぬぼれたい人、出たがり屋さんはむかない。なってもいつまでも不満を味わうと思う」と言っている。「あいまいな状況に耐えられない人も、早く成功をおさめてビールでも飲んでスッキリしたい人も幸せな精神科医になりにくい」と言う。「白黒をキチンと決めなければ済まない人もどうもね。われわれは〝不精密科学〟ですからね」と言う。〝不精密科学〟とは何かといわれると「精神の自由度の大きさに対応する科学」と答えるようにしている。

ハーバード大学では外来の初診の予約に大体数カ月かかるそうで、ウェイティング・リストに名前を記載するが、その最大の効用は、七割はその間に治るか、もっと悪くなって他の病院へ行き、結局三割ぐらいしか診なくてすむということだそうである。日本ではすぐ診る。これは長所である。その代り、みんな応急診療みたいだといわれるだろうが。

「頼まれたら嫌とはいえない」のがわれわれの国民性の総合点としては良い所だと思う。

しかしこの「世話焼き主義」といったものが裏目に出ることがある。ある症例検討会で若い人が、「患者さんの家庭教師代りもして、大学にも合格させた」という話で、これなどは日本では美談だが、同席した台湾大学の教授が「こんなことは中国でもアメリカでも考えられない。これは患者の運命への干渉である。こんなことは医者のしてはならない運命への不当な干渉である」と言われたのでビックリしたことがある。

日本の医者は世話はもの凄く焼く。患者の入学に口を利いたり、患者の縁談まで世話しかねない。日本がこれから欧米的な社会になってくると世話焼き主義は控え目にした方が良さそうな気がする。人生の重大な決定は患者に任せると言うことだ。これは、制止してはいけないということではない。私は恋愛や結婚などは治癒過程では「待て」と言う。「治るということは変って行くということだ。治った時と今では考えが違っていても不思議ではない。それでは相手にも悪いし、君も困るだろう。それに結婚はもう少し治って余裕ができた時にするもののように思うね」という。治癒途上の恋愛は「溺れる者は藁をも摑む」式の恋愛であることが少なくない。結核全盛時代によくあったことだ。治ると白衣の天使だった人もただの人になる。それで自然である。「うちの息子にナースを紹介してくれ」という母親がいたが、「よいことは全部許されるとは限らない。人間を薬、つまり手段にすることは良いことではないでしょうね」と答えた。

精神科くらいやれるという内科医が多くなっている。理解のある味方は大歓迎であるが、やはり友達や知り合いの精神科医と連絡しながらやることが大切である。産褥精神病という非常に予後のよい病気はたいてい数日でおさまるのだが、その間は赤ちゃんを隔離する必要がある。ゼロ歳保育には母親についての診断書が必要であるが、かなり自信のある内科の先生が「統合失調症」と書いてしまって、婚家が騒ぎだした。精神病の理由では離婚できない。少くとも医者の不治証明書がいるが、精神科医たるものなかなかそうはかけない。慢性統合失調症も晩期にポンともとに戻る場合がある。と言ってこじれた人間関係はなかなか戻せないので非常に困った。診断書は誰でも毎日書くが、いつになっても難しいものである。当然精神科医も他の科の先生方に迷惑をかけているのだろうなと自戒する事柄である。

## 2 相互拘束の問題

患者さんが他の医者に変わりそうになった時は、これを引き止めるべきか、そうすべきではないか。止めると責任がもの凄く生じる。「背負い込む」わけだ。治療を、一般に医者と患者との関係を契約と見ると、これはお互いに努力しましょうという努力契約であり、必ず治すという「達成契約」ではない。お互いにこの点を誤解のないようにしておきたい。また、引き止めると「治してやらないとどうも義理が悪い」という感じになる。これは視野を狭くする。精神科の場合、神経症の方は引き止めないのが私の原則で、少しは私のプライドが減るかもしれないが、引き止めたくなる人に限って引き止めてからトラブルになる。精神科の場合は他の依頼できる医師へ紹介するかどうか相談する。慢性患者の場合、どうも一〇年たつと医師・患者関係がおかしくなってきやすい。一〇年間一、二週間に一度会っているのだから、患者さん方は多分こう思っているだろう。「この医者は一〇年間俺を見捨てないでくれた。これは感謝しなければいかん。しかし一〇年間俺を治せなかった。けしからん」と。医者の方も「俺はこのいろいろ要求する患者に一〇年も付き合っている。その点では俺も誉められてもよい。しかしやっぱり治ってないな。そう言う意味では申し訳ない」。こうなると双方とも両義的なわけで医師・患者関係がおかしくなっても不思議ではなく、患者のどうでもよい要求でもつい聞いてしまうようになる。患者のほうも「脱患者」したくても医者が要るのは現実だから〝喫茶店で会いましょう〟とか〝友達になって下さい〟という。案外これに応ずる精神科医が居る。私の先生土居健郎氏はこの点を厳しく戒めて、患者に「いや君を患者と思っているからこそ会っているのであって、友達としては必要ない」といわれていたと聞く。私は「友達の方は間に合っているので」といって断わる。「喫茶店のような誰が聞いているかわからんところで話すのかね」というと相手は大体考え直す。私は、精神科の患者さんは三年間は続けてみる方がよいと思う。頻繁な主治医交代は慢性化を促進すると思う。しかし、一〇年以上になると一度、「他の人に新鮮な目で見て貰いたい」と提案したらどうだろうか。また戻ってきてもよいぐらいの気持でいると不思議に戻って来ない。そういう時には消息も紹介先の医者から聞く。患者に電話しないほうがよいようだ。患者が「医者からの誘惑」と感じるような行動は一切断つことである。

## 3 他医批判の陥穽

残念なことだが、医者同士が足を引っぱり合うこともある。医者同士は無批判であるべしというのではない。「前の先生の薬の飲みごこちはどうか」、「前の先生はどんな人と思ったか、あなたは先生のどこに満足し、どこに不満だったたか、よく知らない方だから（よく知っていても言う）知りたい」は聞いて参考になりまた前の医師を傷つけないが、「こんな処方は教科書からはずれている」とか「これは手術すべきで、こんな保存的な事ではいけないのだ」といったことを軽率に言わないようにすることをすすめる。初診でこういうことを言う人は、わりとエライ先生だから一層困る。しかし案外あるようで、結局患者さんはどちらの医者をも信用しなくなる。あるいは医者全体に対する信用を下げる。そういった軽率な批判はまさかないと思う方があるかも知れないが、医者の出身校や系列が違うとけっこうある。心すべきことである。たとえば長年の苦心を積み重ねた結果の処方は教科書的なものから外れてゆくのは当然で、そうなる理由は一、二カ月ではつかめぬことが多い。

## 4　科学者としてのポーズの落し穴

科学者としてのポーズ、あるいは科学というものをあまり前に押し出さない方がよいように思う。科学にもいろいろな説があり、いろいろな解釈があるのだ、というほうがよい。質問されて答えが出てこないとプライドにさわって、判らないということがいいにくい、これも陥穽になる場合がある。

たとえば、癌で手術ができない、「あと〇カ月ですね」というようなことをよく言うが、実際それから何年も生きる人もある。こういう場合は本人の体力とかまわりの看護とか、精神力とかを検討して、あまり確言的なことを言わないほうがよい。当らないことが多いし、当っても別に誰も喜ばない。「科学でおさえつけよう」というヤマっ気は出さないほうがよい。日本の民度は高いのである。医師・患者関係をこじらせるもとになるのがオチである。なるべく機械的でない答えをして、むしろ家族の理解と協力を求めるほうが先であろう。

## 5　医者の万能感

どんな患者でも治せるか、あるいは治療関係を結べるか。つい限界をこえたくなるが、家族の場合も含めてそんなことはないと考えた方がよい。どうやっても医者とうまく関係を結べない患者や家族がやはりある。それは運のうちというか、どうも已むを得ない。万能感はちょっと危ないいんじゃないかと思う。

## 6　医者が間に入ることの役割

患者が良くなるのを喜ばない家族、あるいは本人が喜ばない場合は家族に事情があることが多い。そういう家族で医者が間に入ることでよくなる場合がある。医師の機能の中には病気を治す他に人間関係を良くするということがある。安心して治れる条件がないと治りが悪い。治ったら嫌なことが待っている場合も治りが悪い。こういう場合医者が間に入って患者に、たとえば「休息の権利」を周囲に向って保証する。これで患者が助かる。こういう機能である。疾病利得と正面から戦って勝ち目はない、別の症状に変るだけだ。「患者が意識していない疾病利得を認知し、さりげなく反応を見つつ治療的対話を重ねて、疾病利得を現実的に可能なもの、現実原則にしたがったものに変形すること」、その上で本人の反応をみて「こうこうするよ」と言って置いてからその実現を周囲にむかって説得するというのが治癒へのほとんど唯一の道である。「疾病利得」というと嫌悪感をもよおす人もあるが、実際には自分が病人でなくなると両親は別れてしまう心配があるという場合がいちばん多い。「だからうっかり治れない」という。

医者の権能には弁護士的機能に近いものがあって、これは医師・患者関係をよくするが、よい弁護士は贔屓の引き倒しをしない。そう申し上げても、まだ「先生は患者の肩を持ちすぎる」という家族もいる。家でわれわれの思いがけないことを起こしている可能性もあるから、それのないことを確かめておいてから、「あなたの息子さんの弁護士は何人いますか」「多ければ私も安心して弁護士を辞めるのですがねー」というと、たいていの家族はしばらく考えてから分ってくれる。

逆に治療努力がどうも水洩れしているのではないか、原因がよく分らないが、治療努力を積み重ねているのに現れるはずの効果がどうもはっきり現れないという場合がある。また患者と話せば話すほど核心から遠ざかって、とんでもない方向にそれていく。患者と限らないで一般にそういう人間関係というものはある。夫婦の間でも無いわけではない。そういう場合には治療関係から一度手を離す方が良いかもしれない。初歩の練習機は失速しそうになると、操縦桿から手を離してみるとバランスを取り戻すようになっているらしい。先程の意地と正反対に、いちど手を離してみる。薬を飲むことは患者の権利で、医者は処方する義務の側のはずなのに、患者が義務で医者は権利で飲ましているという感じになっていることが多いが、それがあまりこじれると場合によっては薬を一度止める提案をする。ただし理由は信頼関係にあると明言しなければならない。これで悪くなる危険は患者負担であるが、たいていの患者は提案さえしておくと間に合ううちにやってくる。そこで症状をみて再開する場合がある。

（「山口県医学会誌」一七号　一九八四年）

＊一九八三年、小人数の医師を前にしての講演である

# 医療における合意と強制

## 1　治療を望まない権利について

精神医療の場合に、精神病である権利、「狂っている権利」が問題になる。そういうものがあるかという設問がある。一般論としてはあると私は考える。そうでないと、はなはだ暮らしにくい世の中になる。輸血を拒否する自由を成人に認め、それに違反する医師を処罰するという法の判断は、精神病においても治療を受けない権利を――少なくとも成人には――認めるという結論に導く。ただ、この権利が、自他の諸権利とどのように両立するか、あるいは優先順位はどうかということが問題になる。

## 2　ノンコンフォーミスト（非妥協派）の患者について

実際、多くの病者が医療を拒んで、格別のこともなく生活を送っている。意外に思われる精神科医は少ないはずである。そのなかには、一室にとじこもって何年も風呂に入らず、下着もかえずにいる人もあり、風変わりな一人暮らしを送っている人もあり、周囲の人に気づかれない人もいる。現状を変えないことを旨としている人もあり、自己治療を心掛けている人もいる。

こういう人の大多数は、家族や周囲の人の忍耐の限度の範囲内にいる。実際、こういう人の多くは、ある強さをもっている。入院している患者、いや外来に来る患者の多くよりも強いといっていいくらいである。

精神医学の側に、こういう人を治療してよくする自信があるかといわれると、一般的には、ないという答えが正直なところではないだろうか。実際、治療することが現実的でない場合が少なくない。

ある程度以上の階級においては、治療はもちろん、精神異常はそもそも認知されにくくなる。あるいは、精神異常のほうに周囲が徹底的に合わせるようになる。むろん間接的な情報によるしかないが、米国の大財閥の長ハワード・ヒューズは、晩年、少なくとも重症強迫症の状態にあって、極端に人を避けて、居所を明らかにせず、突然、専用の飛行機であちこちを移動して過ごし、その間身体を洗わず、ヒゲも剃らずという状態であり、入手に大変な手間のかかる食べ物を周囲に突然要求したりしたが、秘書団はもちろん完全に彼の意に従って、死に至るまで変わらなかった。

こういう事例は、しばしば独裁者に見られるところである。ポルトガルの独裁者サラザールは、晩年、老年期認知症になっていたらしいが、やはり周囲のほうが徹底的に彼に合わせたらしい。

一般に独裁者が周囲に猜疑的となるのは枚挙にいとまがない。これは、独裁者という状況によるものかどうか、独裁者になる人はもともと猜疑的になりやすい人なのか、わからない。しかし、多くの人間の犠牲をものともせず、周囲が彼の関係妄想のままに従うことが普通である。

治療から遠く離れている病者の多くは、周囲が彼に合わせる努力のうえに現状を維持している。

周囲がやむなく合わせている場合が多いが、そうとは限らない。しかし、いずれにせよ、周囲に合わせずに、周囲に合わせさせるのは、ある強さである。これは、外来やデイ・ケア・センターに来ている従順な患者と対照的である。こちらの人たちは周囲に合わせられない自分を悩む。理由はどうであれ、人並みでないことを悩む患者は、悩まない患者よりも多いくらいである。しかし、そうでない患者もあるのであって、デイ・ケアやリハビリテーション・センターをいくら充実させても、すべての病者をカバーできたことにならないのは、デイ・ケアなどに熱心に通う患者はあるタイプの病者で、そうでない患者もいるといえるからである。

ノンコンフォーミスト（非妥協派）の病者が周囲といちばんうまくいっている場合とは、

本人と周囲とがある折り合い点を見つけている場合である。この妥協が成り立たないところでは、多かれ少なかれ不協和音が発生する。

折り合いが成立している場合の多くは、周囲と本人との距離が適当であって、実際上安定している場合である。たとえば、一室だけに限定して本人の思うとおりにしているが。本人が、自室以外に縄張りをむやみに拡大しないし、周囲も本人の部屋を力ずくで整理しようとしない場合である。実際的にも、どんな恰好をしていてもいい、ほんとうの自室があることが、すべての患者に望ましいことである。自室はあっても、家族の便所への通路に当たっている場合などは、その価値が大幅に下がる。

このような折り合いが同じ屋根の下では成り立たないので、近くにアパートの一室を借りているという場合も多い。これを病者から申し出ることの多いのは、適当な距離をとるということの重要性を本人が直観している現れである。

もう一つは、有形無形に患者を支えている人たちが存在することである。どんな患者も完全に孤立して世に棲むことはできないし、実際そういう人はいない。

## 3 世に棲む患者の危機について

こういう人の問題は、一つは職である。むろん、幻聴を聞きながら大学教授が勤まる人もあり、妄想的な問題解決をしているつもりが立派な研究開発になっている場合もある。

しかし、そういう例ばかりではないのはいうまでもなく、職を転々としている人や、生活保護を受けている人が多いけれども、問題はそれだけであとは本人および周囲の我慢の範囲内に収まっている場合が決して少なくない。こういう例は精神科医よりも福祉の人のほうがよく知っていると思う。

もう一つの問題は、ときどき起こる失調である。いちばん多いのが睡眠障害で、昼夜逆転くらいなら何とかしのげても、睡眠深度が減ったり、睡眠時間が短縮したり、悪夢を毎晩見たり、全不眠がときどきあったりすると辛い。逆に、医療から遠ざかっていられる最大の好条件は睡眠がよく保たれていることである。しかし、それがときどきうまくいかなくなるのは、普通の人と同じだが、病者にはひどくこたえる場合が多い。実際、多くの「医療から遠ざかっている病者」は、睡眠障害のためには医師を訪れ、睡眠薬をもらっている。その医師が精神科医であることは少ないので、その数は過小評価されがちである。

いろいろな失調があるが、その際に本人のとる手段としては、一般医を訪れるほか、漢方医療を選んだり、民間治療を受けるとか、ヨガをやったりジョギングをしたりすることがある。健康産業が普及している今では、病者の選択の余地が大いにある。宗教団体に身を寄せる場合もある。一部の宗教のもっている「錬成道場」に行く病者はかなり多い。断食道場もある。運勢判断や拝み屋を訪れる人も少なくない。最初に訪れるのは拝み屋で、次に内科医、最後に精神科医というのは、アジアでは普通のコースであるが、日本でも決して稀なコースではない。

精神科無床診療所の普及は、地域によって大きな差がある。一般に大都市とその郊外では急速に普及してきたといってよい。精神科診療所の、病者の危機の自己管理の選択対象の一つとしての意義は非常に大きい。病者が進んで訪れる場所の一つであるからなおさらである。

日本でも欧米諸国でも、つい三、四〇年前までは統合失調症というと入院治療であり、治癒するまで入院継続というのが常識であった。このように精神医療が白か黒かというところでは、精神医療を受けるか受けないかが運命的な重さをもって感じられていたはずである。日本の精神医療は、保険で安価にかかれる診療所の普及によって大きく変わりつつあり、今後もこの傾向が続くことを期待したい。

民間治療や宗教、あるいは街の拝み屋も、病者の弱みにつけこんで儲けてやろうとしない限り、排斥する必要はないと私は思う。私の経験した限り、病者の失調が甚だしくなって手に負えなくなれば、宗教の道場や民間治療者や街の小さな神さまは、あっさり病者に精神科へ行けというものである。これを薄情とはいうまい。悪魔払いの度が過ぎて死に至らしめるという事態が西欧ではまだときどき報告される。こういうやりすぎのほうが困る。

精神医学における東洋医学の力量はなお今後の問題であるが、大塚恭男・北里東洋医学総合研究所長の談話によれば、相当数の、主に軽症患者・慢性患者が東洋医学による治療を受けている。東洋医学の研究と治療が盛んになったのは、漢方薬が健康保険に採用された一九七〇年代後半以来である。alternative medicine（「あれがだめならこれがあるさ」の医学）があるということは、日本医療の長所である。向精神薬の効果を増強したり、少量で済むようにするという用法も考えられよう。

おそらく、予想以上に多くの患者がこのように過ごしているのだと思う。こういう患者は、病いとの共存を図って、程度の差はあれ、それができている人たちといえる。精神病との共存はやさしくない。一般に局地化されにくい病気ほど共存しにくいと私は思う。だが、不可能でないことは実例の示すとおりである。

生涯全体にわたってこういう生活を送っている人も、精神医療を受けた時期のある人もある。こういう人が継続して精神医療を受けたほうがよかったかどうかは、距離を置いて眺め直してみる必要がある。われわれはわれわれの専門職が有効であり、あらゆる例に適用されるべきだと考えがちである。しかし、それはすべての専門職の人間がもちやすい偏見である。

## 4　患者との合意への努力について

病いとの共存がしにくい人ほど、精神医療に導かれるといってよい。たとえば、幻聴に対する耐性には非常な幅があって、職業を遂行できる人、できなくても数年にわたって幻聴を聞きつつ病院の外で生活できる人がある一方、数日、いや数時間でパニックを起こす人もある。

かつて、多くの患者がけろりとして、自分の異常体験を異常と認めないとされていたのは、おそらく急性期を過ぎて、症状に対する耐性もでき、症状のほうも耐えやすいように変化してから医療につながったからではないか。急性期にある人、あるいは病気になって間もない人は、かなりの率で、最近は過去になかった状態にあること、それが窮地の構造をもち、自分が追い詰められていること、などを認めるようである。そして混乱の時期にあっても患者に通じる言葉は結構あるものである。その語彙が豊富になるにつれて、患者との合意に達する可能性が増大する。

患者との治療についての合意に向けて最大限度の努力が要求されるならば、現在よりも歩留まりが向上するのはまちがいない。獣医が異種の生物とのコミュニケーションに努力し、そして成功している程度の高さは、精神科医が知れば驚くであろう。医師は、人間仲間であるということを無意識の前提とするために、患者に無理を強いることに慣れている。まさに患者とは patient——耐える人——である。

といって、すべての患者に治療への合意に達するだけのコミュニケーションが可能であるとか、ましてや論理的に患者に病気を承認させることができるということはない。

われわれは皆、覚えのあることだが、「痛くない病気」、つまり端的な苦痛をもたらさない病気を認めるのは、できればしたくないことである。やせてきたとか、元気がでないとかの症状を自覚しても、医療を受けるまでのためらいの期間は結構長い。致命的な病気だと診断されるのが怖いから医者に行かないという場合も少なくない。医療につながっても、手術の必要な病気など重大な病気の場合には否認機制が働く。

精神科の病気の場合にも、精神科の病いと診断される恐怖から医師のもとに行かない一時期をもった患者は決して少なくない。精神科の病気をあまり特殊視しては誤まると思う。この心理は、癌の診断を恐れて医者に行かない人と変わらない。

「痛くない病気」の多くは、程度の差はあっても、共通に「不如意性」とでもいうべきものをもっている。多くの病者は、「どこかおかしい」「何かがいつもとちがう」「何かわからない何かが起こっている」といったなんらかの不如意性を感じている、それも大いに感じているといってよい。問題は医師の側でこの不如意性を的確に捉えて明確に表現することができるかどうかである。この表現は状況の把握であって、決して、誤りを論理的に証明することではない。かりに証明できたとしても、実感は論理よりも常に強い。しかも、実感のほうが当たっていることが多い。むしろ、実感を何とか言葉にすることの努力のなかに、医師の患者への「状況的エンパシー（共感）」とでもいうべきものが育ち、患者は理解されたと感じるものである。患者の陥っている状況についての合意があって後に、初めて治療への合意がありうるのであって、その逆ではない。

治療への合意は、患者の実感している状況が、患者の側の「病気」によって生まれたことを告げることを前提としているが、「医師の立場からみれば病気である」ことを告げ、かつ治療の有効性を述べることが必要であり、またそれで十分である。

　患者の不安や絶望を増大させるような言動を慎むのはもちろんであるが、何が不安や絶望を増大させるかを精神科医も十分わきまえているとは必ずしもいえない。

　病名については、初診で「統合失調症」といえる場合は少ないと思う。後で訂正するかもしれないのにこのような病名を告げて、患者の安全保障感を減退させることは何の益もないと思う。治癒した患者が、病気は治りましたけれども、最初に「おまえは分裂病《ママ》だ」といわれた医師の声が忘れられませんと語ったのを思い出す。もし、いわなければならないか、尋ねられたら、「統合失調症のようなところもあるが、健康なところもずいぶんある」旨を告げるのが一つのやり方である。これは、あたりまえといえばあたりまえであるが、統合失調症というところのすべてが統合失調症の色に染まっていると思われがちである。癌の場合に「健康な組織がずいぶん残ってますよ」というのはジョークにもならないが、それは癌が局所的な障害だからである。

　初診の場は、しかるべき診察室の体裁をもち、しかも、あまりものものしくない雰囲気のあることが必要である。キカイ類は少ないほどよい。ＩＴ機器はめだたぬ程よい。アメリカの医者も同じ悩みを持っている。最後に身体診察も決して怠るまい。二度目からでも脈はとり、それが毎分六〇から七〇になってから対話を始めるほうがよい。

精神医療モデルを患者が受け入れるには、医師への信頼が前提となる。これは医療一般にそうであろう。さほど苦痛がない病気を患者が承認するのは、診断した医師への信頼である。一般には、医学を信頼するタイプと医師を信頼するタイプが患者にはあると思うが、特に精神医療の場合には医師への信頼が優先し、医学は医師の一身に具現したものとして患者にたちあらわれると考えてよいだろう。

もし、医学モデルが受け入れられなければ、入院の場合には暫定的に「駆け込み寺モデル」でもよいと私は思う。実際、患者は、外の世界にいづらいからということに入院の意味を見出す場合が多い。そして、そういう場合にはしばらくは医療の側も「駆け込み寺モデル」に忠実に行動するのがよいと思う。一般に合意のできた部分から治療にかかることがよい。たとえば、不眠である。不眠の治療についての合意がいちばん得やすい。次は便通である。

## 5 医療における不本意性について

私の述べてきたことは、一般に医療における強制性をできるだけ減少させようという努力にほかならない。こういう努力を推し進めることが医師が医師であり続ける線に沿い、精神医療を医療一般に近づける。こういう努力なしに、法律モデルに依存して医療行為をするならば、一般に法の規定するものは最低線を与えるか、極端な場合をカバーしようとしているのだから、大多数の患者には粗雑な医療を供給する羽目になる。

患者には直接関係しないさまざまの要素が、強制性の程度も含めて、精神医療の具体的なあり方を決定する。たとえば、受け持ち患者数のいかんを離れて、患者との治療に関する合意への到達可能性や患者の治療への協力の程度、あるいは少し前に世間でかまびすしかった患者の行動予測性なるものを論じることは机上の空論である。いずれも答えは絶対の肯定や絶対の否定ではない。実際は中間のどこかにある。そして患者側の因子も大いに関係するが、患者側の因子よりも医療側の因子のほうが動かしやすいはずである。医療側の因子のいかんによって、患者側の因子も好ましい方向に変化する。一人の医師が五〇名どころか一〇〇名もの患者をもつ状況で、患者との合意可能性や自傷他害のおそれや行動予測性を論じれば、無内容に近くなる。

一般に医療が完全な合意の上に成り立っているというのは幻想である。自由意志か強制かの二者択一は現実的ではない。インフォームド・コンセントといっても、手術の生々しいビデオを見せて、こういう手術ですということはない。そのような完璧性の追求は破壊的である。手術の場合にはこれは自明である。しかし、精神医療においてはこういうことが求められていると錯覚するかもしれない。実際には、好ましい妥協点があるにちがいない。得られる利益と冒す危険と、治療が望ましいという判断とその理由とを語ることができれば大筋は押さえたといってよかろう。

病気であることを受け入れるということは、病人にとって大きな作業である。死の受容が、否認、怒り、自責、取引、抑うつ、デカセクシスという順をたどるとすれば、病気の受容も否認、怒り、自責、取引、抑うつくらいの過程を経てもおかしくない。実際、否認、怒り、自責、取引などは、初診の診察室で普通に見られることであるまいか。急性精神病状態経過後の抑うつは、病気の受容過程という一面をもっているかもしれない。

医師は、この過程を左右することはむつかしい。ただ、その気持ちを汲むことはできる。特に、初期においては、否認、怒り、自責、取引、受容などが入り乱れて時には同時に現れることさえある。少しでも表現できる手助けができれば何かが違ってくるかもしれない。そして、取引は欧米では神との間に行われるというが、われわれの間では少し違うようだ。現実に現れる形は医師との間の取引である。医師が患者との間で取引をすることは、むしろ好ましいことである。実際、一種のバーゲニングを通して発見された折り合い点がもっとも有効に機能する。現実には、すべての医療場面は、これを取引の場とみることができる。患者の内面においても取引が行われている。外科の患者は、いつまで続くかわからない今の苦痛と、医師によって与えられる一過性の苦痛とリスクとを天秤にかける。この取引は、患者が金を医師がサービスを、という取引とは違った次元にある。後者の取引は、少なくとも今の日本ではあまり問題にならない。前者の取引に必要な情報を与えることが医師の機能である。一過性の苦痛によって永続的な苦痛から逃れられるか少なくとも軽減される見込みが高いときに、患者は医療を不承不承受け入れるのである。一般の医療では、これは医師に対しては、隠されて見えないことが多い。感謝と積極的姿勢とを差し出さないと、医師が最善を尽くしてくれないかもしれないという患者の判断が実態を覆い隠している。精神医療においては、それがある程度むき出しになっているだけかもしれない。

多少治療に抵抗する患者のほうが長期的予後がよいことが多い。特に入院治療においては、全く無抵抗に従順にすっと病棟へ入る患者は退院しにくい人である。合意による入院には多少の時間がかかるのが自然である。

## 6 精神医療の非特殊性について

私は、ここまで、精神科の患者を一般の患者あるいは人間一般にできるだけ還元して考えてきた。実際、そういう還元が必要であると私は思う。精神病理学は、純粋な(統合失調症なら統合失調症の)病理を蒸留する方向に向かう努力である。治療の立場からすれば、実際の患者が精神病理的に不純であるところに着目する。精神病理的なモデルから治療を導出することは、精神病においてはなかなかむずかしい。このモデルにもとづいては病気を受容することも原理的に困難ではあるまいか。

実践的には「精神医療の特殊性」という言葉をなるべくもち出さないで考えるのが重要

である。たとえば、病気であることの受容は、自分の判断が一切あてにならないということの受容までを求めるものであってはなるまい。そういう受容には誰も耐えられず、認知症の場合には病気を悪化させることが知られている。今しばらくは周囲の助言に従うほうが長い目でみてとくであるということを受け入れるくらいが限度である。

一般に緊急医療は患者との十分な合意をもたずに行われる。意識があっても虫の息の人に、延々とインフォームド・コンセントを求めるのは現実的でない。治療をするむねを伝え、うなずきを返してもらえたら十分すぎるくらいである。ただ、この場合には受ける医療の内容は、おおかた推定が可能である。精神医療ではどうであろうか。さいわい、新しい患者でも、全く医療を受けたことがないという人が少なくなってきた。内科や精神科診療所で診察され、薬くらいはもらった経験のある人が多い。しかし、精神科の緊急医療においても、患者の十分な理解が得られなくとも、医師が自己紹介することをはじめ、初診で告げる必要のあることはひととおり告げておくのがよい。患者はそれをよく記憶しているのが普通である。

この辺を手抜きすれば、外来での治療の維持がむずかしくなり、再入院となれば、これはたいへん厄介なことになる。今後の精神医療が、再発を繰り返すというモデルを、一様に悪化モデルに代わって採用し、そして外来を重視する限り、患者との合意をとる必要は増大の一途をたどるであろうし、またそのことが精神医療の進歩の尺度である。

合意社会である日本は、契約社会とはいささか違う。契約社会における精神医療には楽な面がある。契約さえ取り付ければ後はそのとおりすればよい。合意社会においては、日々合意のとりなおしのための努力が必要である。日本の精神科医が毎日退院要求のお相手を長々とやってへばるのは、それだからである。

## 7　病気でいる権利の優先順位について

「狂気でいる権利」の主張は、もし持続的になされるならば、病気との共存の別の表現とみてよいのではないか。ただ、この共存の苦しさを理解する必要がある。その上で医師あるいはケースワーカーが一種の顧問のような形でかかわることが可能であり、本人の利益であることが多い。

むろん、病気でいる権利は、他者の権利の主要なものを侵害しない限りという前提がある。伝染病による隔離は、病気でいる権利の制限として妥当なものである。しかし伝染病の隔離は、一定期間を過ぎ、治癒したと見られれば解除される。精神科の場合にはその判断が困難である。覚醒剤の場合、症状が消失しても燃え上がり現象を勘定に入れれば拘束は無期限となる。他方覚醒剤の場合、長期の拘束は、もし貫徹すれば非常に処遇困難な患者を生む確率が高い。

覚醒剤に限らず、処遇困難患者といわれるものがある。治療困難に還元できる例も多いだろうが、治療以前に問題があるということも少なくない。いろいろな人の意見を参考にすると、入院患者の一パーセントよりはかなり少ないのではないかと推定される。それでも、全国では千人の単位になってしまう。患者でなくても、周囲から見て非常に「処遇困難」な人はいる。案外社会の上層部に多く、まわりのほうが合わせてそのまま通用しているかもしれない。周囲との折り合いの悪い人のことである。つまり病人特有の現象ではないと思うが、それにしても、こういわれるケースがどういう人でどういう経路で発生したかはあまりわかっていないのではないか。それぞれそうなりやすい傾向の度合は違うにしても、どこから悪循環が始まっているのか、それを知りたいと思う。社会で処遇困難な例にしても、それほど悪循環が深まっていない場合は、場所が変ると意外に普通にやっていく人もあるのではないか。入院すると「処遇困難」になるが、社会にいると何とかやっていける患者もいるであろうことを頭に留めたい。

精神医療が侵害的であったために「処遇困難者」となっている場合も少なくない。その発端をさぐると、肉体的暴力によるよりも、積極的に精神療法をはじめとする精神医療を推し進めようとした「よくやる医師」による場合が顕著である。教訓は、まず精神医療をありえない高値で売ろうとしないことである。これはあだな期待をもたせ、それが幻滅を経て烈しい怒りに転化する。あるいは、不必要な深い問診を行って患者に秘密を残さなかった場合である。また、患者を論理的に完全に論破して、立つ瀬を全くなくした場合である。患者の侵しえない尊厳を認めることがこういう誤謬を救う。アードラー Adler, A. 派の精神医学には患者に対して尊敬の念をもてない場合は治療してはいけないという考えがあると聞く。これは重要なことである。患者のおかれている状況をよく把握すれば、尊敬の念を感じることが多い。リュムケ Rümke, H. C. は、患者の非妥協性に畏敬の念をもち、医師のナルシシズムの鼻がへしおられ、劣等感を患者に対して抱くことを述べている。

なお、「妄想を自我に再統合する」ことを治療の目標として立てるのは一般に破壊的だと思う。妄想が自我に統合できないことは定義のようなものである。それはカサブタのように不要になれば脱落するだけのものだ。たいていはいつの間にか。

## おわりに

あらゆる患者と合意に達し、合意を維持しうる達人はいないだろう。しかし、今はまだ限界について論じる時期ではない。精神医療はまだまだ understaffed（人員不足）であり underequipped（施設不充分）である。それに、私でだめな患者も、別の医師に当たればうまくいくことがある。つまり相性がある。また時期がある。ある種の患者は、月から年の単位の時間を家族と連絡しつつ潮時を待って医療につなぐのが長い目で見ていちばん良い結果を生むことがある。これは児童精神科医が登校拒否や家庭内暴力の場合に普通にしていることではなかろうか。

私が、与えられた問題のなかで「病識」を取り上げなかったことを不審に思われるかもしれない。しかし、「病識」という概念はあまりに幅がありすぎる。また、患者に——一般の人間でも同じであるが——求めるところが多すぎるのではなかろうか。回復したときの感覚は、何か暗いトンネルのようなところを通過して自由な見通しが開ける明るいところへ出た感じから、やるせなく疲れやすいけれども、とにかく嵐は去ったという感じまでの幅がある。これは実感に属する第一義的なことであり、これに比べれば自分が病気であったことを承認するかどうかは第二義的である。また、自分が被害者であったと思っていたのに、それは錯覚で、自分が周囲に害を与えていたということの承認は大変つらいものであって、そのために自殺する場合があるくらいである。相当以上の余裕を前提にしなければ、望ましいことではない。家族は錯乱中に患者のいったことを後々までよく記憶しており、それを「本心が出た」と思っている。病気のせいだと納得するには時間がかかる。それまでの家族は患者をうとましく思うところがあっても不思議ではない。隠微な攻撃の持続さえありうる。この点については家族と医師とが話し合って、患者へのマイナスの感情を家族が言語化する機会をもつほうがよいくらいである。家族は患者に手がかかったと思ってはいるが、家族としてひいき目にみたい意向も十分にある。患者家族双方にとって、多少否認の機制が働くことは生命保護的でさえある。

（「精神科治療学」三巻一号　一九八八年）

# 精神病的苦悩を宗教は救済しうるか

## 1　精神科医の立場から

与えられた題は、「煩悩即菩提——仏教は人間的苦悩を救済しうるか」であるけれども、これではあまりに一般的に過ぎて、私が答えるようなものでは到底ありえないので、「精神病的苦悩を宗教は救済しうるか」というふうに問題を変えて、些少の臨床経験から考えてみたい。

私は、精神病患者、特に統合失調症患者の治療にあずかっている一精神科医である。患者たちは、宗教とどういうかかわりを持って、その結果、どういうことになる（あるいはならない）であろうか。

## 2　宗教と精神医療のかかわり

読者は、精神科医が患者にもっとも聞きにくいことは何と思われるであろうか。性の問題であるとお考えの方もあろうが、欧米はもちろん、現代の日本でも全然そうではない。欧米では、その人が信仰する宗教なのである。私は、ドイツの優れた精神科医ヴァイツゼッカーの臨床講義で、彼が「治療上避けて通れないから特に聞くのだが、もし差し支えがなかったら教えてもらえないだろうか」と患者に頭《ず》を低くして、信仰する宗派の名を明かすように頼む箇所に出会って驚いた。ドイツで臨床に携わった木村敏京大教授に伺うと、かの地では、信仰は患者に尋ねないことが原則なのだそうである。同じくアメリカでの臨床経験の長い土居健郎・元東大教授の御教示では、かつての宗教戦争の傷跡が、まだ癒えていないからだとのことであった。

西欧精神医学における宗教は、数世紀前の傷をなお負っているのである。これと関連していると思われることがある。私の個人的体験であるが、欧米の精神科医は、日本の精神科医に対してものを教える立場の余裕をもって対するのが普通であるけれども、例外が一つあって、それは魔女狩りから近代精神医学の成立までの経緯である。

オランダでカルヴィニストたちが、他の地域よりも一世紀早く魔女狩りをやめて、その代わりに患者を「働かない者」として強制労働させたところに近代精神病院の始まりがあるという事実から、近代精神医学の成立における勤労倫理、その根底にあるカルヴィニズムに思いをいたすのは、マックス・ヴェーバーが、すでに資本主義の「精神」に見たものと同じであって、それほど奇異でも独創的でもない、と日本の知識人ならば考えるであろう。しかし、この考えは、西欧の精神科医で精神医学史の造詣の深い人からも、感情的に近い反発を受け、発言を遮られることさえあった。もとより、私の外国語表現が適切でないということも大いに手伝ってのことであろう。だが、「われわれの精神医学は科学的精神医学であって、きみのいう宗教的なものの関与は二次的な、とるに足りないものだ」と言われたのであるから、まんざら誤解によるものとは思えない。私は、このことを調べに西欧諸国を旅したことがあるが、最後のエディンバラで、当時その地の大学で社会経済学教授を勤めておられた田添京二・福島大学名誉教授にたまたま書店で声を掛けられ、私の仮説を聞いていただくということがなければ、この観点を盛り込んだ西欧精神医学背景史を『精神医学大系』(中山書店、一九七九年)のために執筆する勇気が挫けていたかもしれない。

その内容は、すでに小著『西欧精神医学背景史』(みすず書房、一九九九年)として出版されていることでもあり、これ以上は立ち入らない。だが、この労働による治療が現代精神病院の作業療法まで繋がっていることは指摘しておく。ちなみに、中世アラブの精神病院、たとえば九世紀のバグダッドのそれは、「休息、音楽、水浴」をモデルとしていたという。

日本の精神医療の発生と、仏教との関係に少し触れておこう。登場することは少なくとも二つあって、一つは、滝治療と関連した密教、山岳仏教である。産業のない山村のいくつかは、滝治療のための患者をあずかって、それを生業としていた。一九四九年に禁止されるまでのことである。もう一つは、狐憑き治療と関連した日蓮宗である。「医は仁術なり」という、江戸幕府の初期の規定は、医術の脱宗教化を意味し、神官・僧侶の医療への関与は禁じられた。例外が日蓮宗行者の狐憑き治療である。修験道は黙認されたのであろう。現在の東京都下の大きな私立精神病院の一つは、高尾山の滝治療施設が、大正天皇多摩御陵の設営の際に病院に改組するよう命じられたものであり、もう一つの大病院は、日蓮宗の寺院から発展したものである。「医は仁術なり」とは家康の医学顧問・曲直瀬《まなせ》道三《どうさん》の規定であって、その意味は「医療を行うのは儒教的教養を持った医師であるべきである」ということ、すなわち神官・僧侶が医療にたずさわることを禁じたものであるが、重要な例外として日蓮宗祈禱者による狐憑き治療があったからである。

しかし、これらは、ひろく仏教の精神医療への積極的関心を喚起するものではなかったといわねばならない。浄土真宗地帯において「お寺のお坊さまに相談してから入院します」と答えた患者が一人だけいた記憶があるくらいである。明治以後に精神医療に寺院が乗り出したとしても、それは宗教法人が学校や幼稚園を経営するのと同じ平面の出来事であった可能性が大きい。キリスト教が、その信者は国民の一・四パーセントながら、さらに大きな規模で行っているのと同じことである。

実際、現代の臨床において、宗教がまったく話題にのぼっていない場合のほうがずっと多い。現代の日本においては当然のことながら、宗教が話題に登場する場合は少数例なのである。欧米のごとく、宗教は聞くことを憚る主題でもない。それだけ、傷を負っていないとも言えるが、軽視されているとも言える。現代日本の患者にもっとも聞きにくいのは、実に「学歴」であり、しばしば、非常にぼかした答えとなるか、拒絶される。次は、職業であって、「何々関係」と表現されることが多い。これで見る限り、日本は非常に世俗化された社会であると言えよう。

## 3　この世に「馴染み」をもてない統合失調症患者

しかし、一方、御巣鷹山における日航機墜落現場において、死体の断片の断片に至るまで回収することを遺族が要求してやまなかったことは、私に、日本におけるアニミズム——と言ってよいであろう——の厳存を改めて思い起こさせた。旧戦場における遺骨収集も、現地の人にはしばしば奇異に感じられ、次の戦争のための諜報活動と誤解されることもあるという。日本の某私立大学とイスラエルの合同考古学調査団が、発掘現場から多量の遺骨を移動させる作業を行った翌日、イスラエル隊員は全員けろりとしていたが、日本隊員の大部分は発熱して寝込んでしまったと聞く。つまり、知識人も例外ではない。そして、それは自我確立以前に組み込まれたものであるから身体症状として現われる他ないのだと考えることもできよう。

日本における角膜移植は、セイロン仏教徒の菩薩行によって提供された角膜によって行われていた時期がある。日本人の角膜提供は実に少なかった。遺体の損壊への畏怖が慈悲行の実践をみごとに拒んでいる。生ま身を布施するのではないのにもかかわらず、である。

この点では、精神病者はどうであろうか。私には、多くの統合失調症患者は、日本人として例外的なほど、このようなアニミズムをまぬかれているようにみえる。ある患者は、清めの儀式に対して「そんなことで何が変わるのですか」と言い放った。ある知的なスキゾ気質者は「おそろしいのは生きている人間だけである」と断言した。生きている人間だけが何をするかわからないからであると彼は付言し「人間の中で自由が爆発する時、神々もなすすべをしらない」というサルトル(『蝿』)の一句を引用した。

実際、多くの患者の悩みは、主に対人関係である。これは、おそらく日本において特に著しく、「精神病は対人関係の障害である」と主張する米国の精神科医ハリー・スタック・サリヴァンが自国よりも日本において受け入れられる素地となっている。「おばけ」を始めとする怪異を恐れる患者や、ネズミや毛虫などの動物を通常人のような意味で嫌悪する患者には出会ったことがない。これはまさに、「その辺にちらちらしているただの人」を畏怖するという、かつてイザヤ・ベンダサンなる正体不明の人物が「ヒンドゥー教」「ユダヤ教」にならって「日本教」と名付けたところのものであるまいか。対人恐怖の対象は、近しい人でも、まったく無縁の人でもなく、中間的な位置にある、隣り近所の人、級友、同僚などである。もしも、無記名の「ひと」の眼を恐れるならば、人は統合失調症に近いところに立つ。しかも、この眼は「神」でも「仏」でもなく、ありきたりの（非超越的な）〝他者〟の漠然としたまなざしである。

重病の床にある多くの統合失調症患者が、死を迎えること帰するがごとき崇高さを感じさせて世を去るのは、精神科医の多くが経験するところである。ある精神科医は、「死が近づいた時、患者は、長い間悩みの種であった対人関係に、もはや悩まなくてよいと幾分ほっとするのではないか」と、その機微を察した。おそらく、当を得ていることであろう。これは、生涯を他人のために尽くした人が、時に「自分の一生は何であったか」と苦しむのと対照的である。いくたびか、生涯を精神科病院で過ごした老患者が、死の数日前から全く清明な心境となり、周囲の人たちに感謝しつつ、従容として瞑目したのに立ち会ったことは私の記憶になお鮮やかである。

なるほど、患者は、しばしばまず「拝み屋」のところに連れられてから、精神科医を訪れていた。しかし、これは、ほとんどすべて、家族に逆らうまいとするためであると言って過言ではない。この種のことを、内心では、とうてい自分の苦悩を救い得ない「子どもだまし」のように感じているのが大方の統合失調症患者である。ある田舎の青年統合失調症患者は、兄が取りあえず酒を飲ませて幻覚妄想を忘れさせようとしたことを私に話したが、「そんなことで私の問題がどうなるものでもないことが始めからわかっていました」

と付け加えた。

この醒めた非妥協性が、統合失調症患者の一つの特徴でさえある。彼らは、救いに対して深く深く懐疑的なのである。通常の逃避手段である酒や薬物や性に訴える患者もほとんどいない。おそらく、統合失調症患者は、宗教家にとってもっとも難関であろう。それはどうしてであろうか。統合失調症患者が、この世に対して「馴染み」を持てないからである。これは、土居健郎の指摘であるが、まことに当を得ていると私は思う。馴染みを持てないということは、執着がないということにも通じ、諸欲に薫染していないということでもある。だから来世への渇仰もない。彼等が「死後の世界」や「来世」に関心を示したのを見たことがない。そもそも、その種の話題には全く乗らない人たちである。

## 4　病気との共存はありうるか

それでは、統合失調症患者は、一種の悟達に至っているのであろうか。慢性患者が、周囲からはそう見えることもたしかにある。しかし、私の問いに答えて、「悟りからはいちばん遠いです。とてもそんなものではありません」と答えた患者ばかりであった。このことはひどく印象的であった。

統合失調症患者が悩むのは、ふつうの煩悩の中ではおそらく辺縁的なものである。なるほど、絶えず無記名の他者に監視され、侵入され、見透かされ、逃げ隠れできないという恐怖につきまとわれることは、患者自身が語るごとく、悟りからもっとも遠かろう。

森田正馬《まさたけ》は、人に笑われないようにと緊張するあまり、完全癖や赤面恐怖に悩む青年に対して、それらの症状を治療することでなく、症状を「ありのまま」に受け入れることへの視点変換を、一連の過程を経ることによって達成させる「森田療法」を創始した。森田療法に疎いので、もし、関心がある方は、どこでも入手できる森田療法に関する著書あるいは森田自身の全集についてみていただきたい。しかし、森田がいうごとく、これは生への執着の強い人たちの症状であり、それへの治療である。そのため、森田療法は、対象患者の選定が重要である。

ついでながら、そういう青年は、笈を負って上京した明治の地方出身の秀才たちを、いかに髣髴とさせることであろう。森田自身がそういう人であった。たしか、森田と同郷の高知人・浜松医大の大原健士郎教授が指摘しておられたこと（一九八八年春、日本病跡学会総会）であるが、治療者一家と同居し、最初は絶対臥褥を強制され、その後、庭掃除など、治療者の家の家事を手伝いつつ、単純な労働に無限の喜びを感じて治ってゆく一方、悩みについて「日記」を書くようにいわれながら、提出する日記には「ありのままがよい」「それでよい」などという、症状に立ち入らない一、二行を記入して返されるだけだという。この治療は、明治の挫折した貧書生を、同郷の先輩一家が立ち直らせる物語そのままとさえ言ってよいくらいである。

森田療法が、必ずしも森田自身はそう考えていなかったといわれつつ、仏教、特に禅にもとづく治療とされるのも、症状をありのままに受け入れる、〝症状即治癒〟という思想のゆえである。

この思想は、この十年、病気を駆逐し排除するのではなく、病気との共存こそ健全な医療であるとする、カトリック僧イワン・イリッチなどが提唱し、世界の医学界に急速に広まった思想の先駆である。

しかし、森田が扱ったのは、むしろ生きる欲望の過剰に悩む、当時の俗語でいえば神経衰弱、現在の神経症の青年男子であった。精神病との共存はありうるのであろうか。

かつてヨットから海に投げ込んで生の執着をよみがえらせるという治療に世間が騒いだことがあった。この治療を提唱していた人が「〝自閉症〟だけはこわい。まったくあがき一つもせずすっと沈んでゆくからな。これだけは医者に見立ててもらわなければ」という意味のことを洩らしていたのが、ひどく印象的であった。この場合の〝自閉症〟とは青年であって、児童精神医学に言う「小児自閉症」ではなく、統合失調症を中心とする病いを病む人のはずである。

## 5 「妄想」にどう対処していくか

精神病症状との共存のしにくさは、半ばその性質にもとづいている。うつ病ですら、なかなかその症状と共存できるものではない。統合失調症となれば、外部世界が自己の中心にまで侵入し、操作し、自分はそのなすがままにゆだねられているという実感がある。たとえば、直接、脳に電波がかかってきて自分をほしいままに操るという。盗聴器が仕掛けてあるという。なるほど、「電波」「盗聴器」という名辞は時代の所産である。かつては「魔法」などの別の表現があったろうし、今は科学的な道具立てよりも「テレパシー」ということが多くなった。しかし、それらは未曾有の体験に患者が与えた必死の、だがかりそめの表現であり解釈であって、これらすべてに通底する強い実感があるのは間違いない。周囲は「そういうことはありえない」という。患者も、隣りの患者の同じ訴えには「この人は、ありえない、おかしなことを言っている」と批判するのが常である。決して一般的判断力が損なわれているわけではないのである。ことは「実感は論理より強い」という単純な話である。「自分の場合にはほんとうだからしかたありません」と患者はいう。

時にはこういうことがある。盗聴器が仕掛けてあるといってパニックに陥った患者の家族が「そういえばおじいさんもそんなことを言っていました」と漏らす。しかし、祖父なる人は立派な実業家であった。もし仕事がどういう方面かを記すことができればこのような用心が彼を成功に導いたであろうことが判っていただけるだろうと思う。精神科医を長年していると、患者と同じことを考えていながら、社会の中で活躍している人がけっこう多いと実感する。患者は、治療のせいもあるのだが、その考えは一時《いっとき》で消えることが多い。

しかし、健全とされる人は、生涯、その考えを抱きつづけているのである。とすれば、ことは、秘密を持ちこたえる能力にもかかわってくる。これは、〝生命力〟としか言いようがないものである。「妄想」の強度のいかんでは決してない。

「妄想」それ自体が、実際は、きわめて定義しにくい。いわく、「訂正不能性」「のりこえ不能（他の考え方がありうるという視点変換ができないこと）」、「確率の無視（確率のきわめて少ないことをもっともありうることと考えて恐怖する）」など。

西欧の精神医学者は、妄想の定義に苦しむ。精神病は「理性の病い」であるという固定観念を脱することが難しいからであろう。それでも、カトリック作家のG・K・チェスタートンは、「狂気の人は理性が狂っているのではない。理性以外のすべてが狂っているのである」と言っている。「すべて」かどうかは問題であるが、この発言のほうが的を射ているように私は思う。

私見によれば、「妄想」は理性あるいは判断力の問題ではなく、それくらいならむしろ、どこかで「権力意志」とつながっている点のほうを指摘したい。人を支配しようとする意志は、支配される恐怖と裏腹である。「他者に侵入され、自己の中心まで支配される」という妄想を裏返せば、「他者に侵入し、他者を操作する」という権力意志となる。「他者に考えを吹き込まれる」「誰かが私の中で考えて私はそれに逆らうことができない」という妄想は、裏返せば、「他者に自分の考えを吹き込み、相手を意のままに操る」という権力意志となる。和歌山の精神科医・津本一郎氏は、前者の「統合失調症」に対して後者を「カリスマ的人格」と名付けた。彼によれば有名人にその例が多いという。実際には統合失調症患者にも後者の型の妄想が存在することがあって、たとえば「自分が咳をしたのでゆうべの地震が起こったのです」とか「この間太平洋で沈んだ何とか丸は私が沈めたのです」と言う。ドイツの精神科医クラウス・コンラートは、これを「アナストロフェ」と名付けている(訳語なし——自己中心的異常意味意識とでもいうべきか)。

権力意志とまでいわなくとも、妄想は、俗的なものを必ず持っている。たとえば、慢性妄想患者には、しばしば、もはや実現のありえない願望が無際限に存続する。初老の患者がかつて自衛隊に入隊した際に適えられなかったジェット・パイロットになる希望を持ちつづけている。これは願望であって妄想ではない。妄想ならば彼はすでにジェット・パイロットである。あるいは、おなじく、もはや老人になっているであろう、話したこともほとんどない、そのかみの少女と結婚する、見果てぬ夢を持ちつづける初老の患者もいる。

私は、患者の死後までも存続するかとさえ思える「不死なる意志」には、触れないことにしている。たしかにこれらにも、どこか支配の意志はあるだろう。たとえば、大空の支配者パイロット——。しかし、それを取り去って、彼に何が与えられるであろうか。後に何が残るであろうか。また、このような妄執をひそかに持ちつづけながら、何くわぬ顔で生きている人間は決して少なくない。過半数の人がそうではないかとさえ思われる。私の中にもきっといくつか発見できるだろう。

では、精神科医としての私は、それを放置するのか。いや、放置という感覚ではない。そのような妄執が、浄化あるいは鎮魂あるいは成仏——というのは私のようないい加減な人間にとってはほとんど同じことであるが——する願いを心のどこかにしまいながら、日々患者と会ってゆくという言い方がいくぶん当っているであろうか。

患者が宗教に救いを求めることがある。宗教で救われないとは私は言わない。そういう場合は、精神科医の前から消え去るだろうからである。したがって、宗教に救いを求めつつ救われない患者しか診ていない偏りはあるかもしれないのだが、患者が宗教の他力的な側面に救いを求めたという例は思い出せない。逆に、自力的な宗教の、いやが上にも自力的な側面に吸い込み穴へのように吸いつけられてゆくという例ばかりが記憶にある。禅は、そういう意味で患者の一つの好みである。キリスト教では、なぜかカトリックにひかれる患者が多いが、その信仰には、カトリックで非とされる傲慢（ヒュブリス）が感じられることもある。禅の場合にも、私にはうまい表現がみつからないが、同質の感触を覚える。現世利益の諸宗教については、ここで触れなくともよかろう。

かえって、あまり宗教あるいは思想のほうに深まらないやり方のヨガなどで比較的うまく行く場合——決して多数ではないが——を思い出す。禅やキリスト教には妄想を育てる可能性があるのに対して、ヨガやその他の健康法は、自然治癒力への信頼を説くからであろうか。精神病を、妄想病あるいは理性の病いと考えることの非はすでに述べた。まず患者が求めているのは、治癒可能性であり、悟りよりも「ゆとり」であると私は思う（生命力的なものの指標は、実際にはなかなか難しい。エネルギー論は精神医学の一世紀をつうじて終始変わらない短所である。私がこのごろ試みているのは、中国の伝統医学の精密な診断法に学ぶことである）。

## 6　こころの平衡が破れるとき

精神科医にも、妄想が統合失調症の本質に属するという人と、そうでないという人がある。私は、後者である。妄想はむしろ、統合失調症に対する生命の側からの防衛として立ち現われる。妄想が俗臭を脱しえないのも、私には不思議でない。統合失調症患者が妄想を持つと急に緊張がゆるむ。妄想を持てない統合失調症患者こそ、はるかに、守るものなく、むきだしに、統合失調症そのものにさらされている人たちである。

では、ほんとうの統合失調症的事態とは何かといわれるであろう。それは、外側から見ることはできない。われわれが見る錯乱や自閉は、影の影である。患者が経験するものは、おそらく、奈落に落ちるような恐怖と、その後遺症あるいは修復過程であろうと私は次第に考えるようになった。もっとも修復過程自体が新しい病理的現象を生むことはありうる。私が最近思い浮かべるのは、原子炉の暴走事故と、その前後の事態であろうか。確率的に非常に少ない事態が次々に起こって事故となる。というより、事故とはそういうものである。事故の研究者・柳田邦男氏は、事故とはこういうものだと言っている。すなわち、迷路というものはなかなか出られないものだ（だから迷路なのである）。しかし、どうしてか、一度も迷わずにすうっと出口に出られることがありうる。それが事故であると。原子炉を私が思い浮かべたのには理由があって、原子炉の暴走の直前には普段の数百倍にも出力が上がるという。そのように、統合失調症の始まりの前には、ふだんは出ない能力が発揮されることが多い。これが、いつか「ほんとうの実力」が現われて劣等感を吹きとばしてくれることを夢みている人たちには、あまりに誘惑的であるために、そういう人はみすみす暴走を許すのであろう。実際「とうとう、ほんとうの実力が出たのに（あるいはほんとうの自分になったのに）、せっかくのこの機会を先生は（治療によって）駄目にするのか」というお叱りをこうむることがけっこうある。

おそらく、こころ（mind）というか、中枢神経系といってもよいが（結局われわれはこの二つの側面を統一できないし、一方を無視もできない――心身一如というが「心」と「身体」という二つの言葉を廃棄して別の一語――たとえば「コラダ」――で置き換えるとそもそも日常生活ができなくなる）、このものは、非常に微妙なバランスの上にようやく成り立っているはずなのに、なにゆえかほぼ恒常的な働きをしつづけている。それにはまず、実に多くの安全工学的な工夫がなされ、非常な安全率がかけられているにちがいない。だからこそ、多くの人が統合失調症にならずに済んでいるのである。考えれば、中枢神経系は、物質としては水が主体である。「こころ」というものも、中空に迷うような、はかないものである。少なくとも私は、そういう感触を持つ。そういうものが、ある程度以上の平衡を保って機能していることは驚異である。この危うい平衡の絶妙な維持といえば、他に、地球の気象くらいしか思いつかない。地球を直径一メートルの球とすれば一ミリほどの薄皮の、しかも希薄な気体の層の中の循環によってほぼ規則正しく四季が巡るのは奇蹟的である。中枢神経系の平衡とはそういうものである。

統合失調症と対比すれば、うつ病の苦しさは、在野の優れた精神科医・神田橋條治氏によれば、自分のもっとも得意とする能力が特に発揮できなくなることである。これは、原子炉に制御棒を入れて効率を悪くしているということができる。

もしもうつ病というブレーキが掛からなければ、次には能力が見掛け上増大するようになってゆく。ここで、自分が持ちたいと望んでいた能力が特に増大するかに見えることが誘惑的なのである。これは統合失調症への途である。それでも「生命的なもの」が危険を察知している場合が多く、ここではいちいち記述できないが、統合失調症の発病に至る過程では安全のためのバリアーが次々に破られてゆくさまを劇的に描写することができる。

ただ、私がしばしばいぶかるのは、破局的事態においては、人間の意識を睡眠あるいは意識障害が覆って、これを経験せずに済ますことが多いのに、統合失調症においては、その救いがほとんどないことである。痙攣と意識喪失すなわち癲癇発作が発病の瀬戸際で抑止効果を発揮することがあるが、稀である。「私には忘我だけが許されていない」とはカフカの言葉であるが、彼が統合失調症であったかどうかにかかわりなく、私にはこの言葉を統合失調症・診療の場で思い起こす機会が多い。

## 7　治療者があるかなきかの存在となるとき

フロイトがつとに述べているように「統合失調症の発病はその治癒の開始でもある」。実際には、紆余曲折もあり、停滞あるいは後退することも多い過程であるが、統合失調症は、実際には、回復性の高い病いであると私はますます思うようになった。それは、私に、生命への畏敬を改めて感じさせる。しかし、重症の患者もあり、時宜を得た治療の機会を逸した患者のあることも、身体病の慢性化と変わらない。

そのように慢性的にみずからを閉ざしている患者に対しては、治療者がただ静かに傍に座るというやり方がある。これは、古く五十年前にオーストリアの看護婦ゲルトルート・シュヴィングが始め、私も試み、最近、九州大学出身の精神科医・松尾正氏によって実践にもとづく理論化がなされた方法である（『沈黙と自閉』海鳴社、一九八七年、ただし一九二〇年代にアメリカのハドリーがすでに行っていたことが最近わかった）。しかし、患者の傍に三十分坐り続ける間、さまざまの妄念が治療者の間に湧いてくる。それは、烈しい焦慮のような感覚を伴い、次第にいたたまれなくなって、何らかの用事を思いついて治療者は立ち去りたくなる。この妄念と焦慮とは、患者から直接伝わってくる感じがする。おそらく、これは難しい問題ではなくて、われわれは、バス停で一人がいらいらすると、それがみるみる待つ人たちに伝染するのを、日々経験しているが、それと同じ〝伝染〟である。

これは、治療者に対する試練である。その結果であろうか、これは、欧米系の治療者にはあまり通じない話だが、うまく進行している治療的面接においては、私は、ほとんど、自分があるかなきかの存在になっており、自分がないということに対して、あやしみも不安もないのがむしろ不思議に思えるくらいである。

この、稀に実現する状態を、かりに敢えて「無私」といっても、それは、いわゆる「東洋的」なものとただちに結びつけたくはない。むしろフロイトの「自由にただよう注意」に通じるものである。フロイトは、これを、治療者のあるべき心理状態とした。これは、知覚の非常に鋭敏な状態でもある。そばで低く唸るコンピュータの音が轟音にきこえる(コンピュータ化した診察室はわざわいなるかな)。この鋭敏さは、さまたげになっているものが取り除かれたために自然に実現する鋭敏さである。「耳を澄ます」ということばの延長上に「からだ全体を澄ます」ということばがありうると思う。患者のことばも自分の雑念も、私のイメージでいえば、開け放たれた広やかな座敷を吹きとおる青嵐のように颯々と過ぎてゆく。

おそらく、アルピニストも外科医も、この心境の時に機能が障碍なく自由に発揮できるのであろう。むろん、この状態は精密な現実的測定、計算、予測と両立する状態である。チェコの社会学者チクセント・ミハイが flow（流れ、〝乗り〟）というものに近いであろう。この時、「何とかして治そう」という意志も、雑念とともにいつか吹き消えている。

しかし、これは宗教的な悟りではない。治療者は、おそらく、患者の妄執に超然となるほどに、宗教的にせよ、救われてしまってはいけないのであろう。さりとて、治療者は妄執に囚われては治療にならない。世俗的な妄執ならまだよい。治療者の間でよくいわれることだが、「治そうと思うと治る者も治らない」。治そうとする成心はすでに妄執であり、現実に治療者の眼のうつばりになり、治療をさまたげるということである。

## 8　触媒としての精神治療者

私は宗教的な人間からほど遠い。そのためであろう、宗教が精神病者を救いうるかという表題からは、次第に離れてしまったように見える。しかし、「宗教は精神病者を救いうるか」という一般的な問いを先に立てて、いかようにせよ答えを出してしまうと、救える者も救えないという機微はないだろうか。「精神科医は精神病者を救いうるか」という問いには一般的には「是」も「非」もない。これは自明であろう。精神科医は「治療者」という言葉で呼ばれるけれども、実は、一種の触媒に過ぎず、よい反応もよくない反応もその上で起こるであろうが、触媒自体は、反応について多くを知ることはできず、また、その必要もないどころか、触媒の分際で局面のすべてを知ろうとすれば、反応自体が失われるだろう。つまり「いまここ」で起こっている、より大きな事態、より大きな文脈の中の一部である。宗教の場合はいかがであろうか。精神医学は精神科医なしにありえないが、宗教は、生身の宗教者なしに（必ずしも僧ということではないが）ありうるのだろうか。精神医学の本を読んで治癒する人はあっても、軽症の人であろう。少なくとも精神科医が呼ばれるほどの患者の場合、いかに不完全な存在であっても生身の精神科医抜きでは治療はありえない。宗教の場合はいかがであろうか。

（「季刊仏教」7号　一九八九年）

## あとがき

一九七〇年代には学園紛争が精神科でもっとも広汎で激烈となった。学会機関誌は毎号、延々たる討論だけを満載していた。他方、私立の医科大学は存亡の危機に立って、傾向のよくない学生の研修を断るようになった。

その中で、精神医療をどのように軟着陸させるか、を考えめぐらした精神科医の一群がいた。土居健郎を東大保健学科教授に、カナダの林宗義を同じく特別招聘教授に、わずか一五床の東大分院神経科病棟を一種の中立地帯として対立する両派から研究生を採用し、東京大学出版会をはじめとする新旧出版社の援護を得て、散在する小勉強会から出発して、一九六九年という早い時期からまず「分裂病の精神病理」というワークショップを始めたところ、一般読書界、思想界の注目を集めた。特にそのシングル・ナンバーは世に迎えられた。

いろいろな不祥事件もあり、そうでなくても、精神科病院の状態は一般に感心したものではなかった。現在と違って当時は製薬会社の援助は厳しく糾弾され、それとの提携はもちろん、研究のすべてが批判され忌避された。

私は三〇歳代から四〇歳代にこの時期を送った。再建の最初の旗は「臨床的」ということであった。この旗の下にしか、患者を含めて大多数の人を糾合する地点はなかったと、当時を回顧して思う。そして、立ち向かうべき当面の対象は「分裂病」(統合失調症)とその不治のイメージであった。

私は東京都下の精神科病院にいた。この病院で私はかなり満足のゆく臨床を展開できた。ところが、危機管理役として東大分院の病棟医長となった。これは私の人生を想定外の方向に変え、紛争が収まれば東京を去ることになった。五年余の名古屋市立大学勤務を経て、選考に苦しんでいた神戸大学精神科の教授に選ばれてしまった。

この本の題にもなった「世に棲む患者」は、東京の病院を辞職する際に患者が明かしてくれた秘密の世界がもとになっている。題は司馬遼太郎の『世に棲む日々』のもじりであり、「働く患者」はその続篇である。

神戸大学で最初に言ったことは、私は記憶していないが、「精神科医であることはうしろめたい」という、当時の「良心的精神科医」の常套句に対する私の返事はこうであった。そうだ。大意は「それなら辞めて他の科に移ったらどうだろう。うしろめたく思いながら診療したらよくなる患者もよくならんのではないか」というような内容で、非常に意外だったそうである。

私は研究そのものが悪であるとは思っていなかったので、どうぞと言った。ただし、臨床への関与を短縮しないことという条件を付けた。産学協同など、夢にも口にできない時代である。若い人たちは「ウィークエンド・バイオロジー」と称して研究を再開して、それなりの成績を挙げはじめた。

紛争の中心が消滅するにつれて、精神科闘争の精神はその持ち主と共に各地に散らばり、また土着の精神科医が集まって、精神科のミニ雑誌が各地に生まれた。『兵庫精神医療』もその一つであって、私はそのために講演を求められた。「説き語りシリーズ」は、新任の私が何を考えているかを試すところもあったろう。そのテープ起こしであるが、書き下しもあると思う。「ございます」で始まる一篇だけは、淡路島の保険医協会主催でさまざまな科の医師を前に語ったものである。

私は人の考えをまとめて他に紹介するのが苦手なので、ここでも自分の考えを遠慮なく述べている。この雑誌は阪神・淡路大震災と共に消えたが、今でも、私は補いたいところはあっても否定したいところはない。

一九九五年の震災以前に私が行ったのは、精神科有志と共にサリヴァンの著作を翻訳していったことである。私は全文を書き直し、また若い医師に原稿を読んでもらい、分かりづらいところに傍線を引いてもらって修正をくりかえした。コンラート『分裂病のはじまり』の翻訳にも協力した。

以上は、「臨床から」の精神科再建という旗印のもとの作業である。

あたかも、『治療の聲』（一一巻、第一号、星和書店、二〇一〇年）が到着し、「サリヴァンの未来」特集号で、私と神戸チームのサリヴァンの訳業をとりあげてくださった。それを読むと、私の当初の意図は、多くの精神科医、臨床心理士の手によって現実化されたと感じて、どこかほっとするところがある。

サリヴァンが創設したウィリアム・アランソン・ホワイト精神医学研究所に四年留学した臨床心理士が、同僚たちに、われわれに難解なサリヴァンがどうしてそんなにわかるのか、と聞かれ、日本訳を読めばわかるんだと答えてうらやましがられたらしく、私もしばし国威発揚的気分に浸らせてもらった。

最後になりましたが、過分の解説をお書き下さった岩井圭司氏、煩瑣な編集の業務に携わられ、老人となった私の作業ののろさにイライラされたに違いない筑摩書房の湯原法史氏、その他、装丁、印刷、製本、販売にたずさわられた皆様に厚くお礼申し上げます。

## 解説　中井久夫の「二一世紀にはこうなっている！」
### ――あるいは、「懐かしい年」からの手紙

岩井圭司

本書に収められているのは、中井久夫によって一九八〇年代に執筆された文章です（一編のみ一九七七年の執筆）。一口に文章と言っても、分担執筆の専門書のために執筆されたもの、学術雑誌からの依頼論文、内輪の研究会の機関誌に収載されたもの、講演録をプレオリジナルとするものなど様々なものが含まれています。想定されている読み手も、医師であったり、コメディカル諸職種であったり、さらには仏教者であったりと実に多彩です。

ところで話は急に変わりますが、私たちの少年時代、子ども向けの漫画の雑誌や学習雑誌には、「二一世紀にはこうなる！」という特集記事がしばしばありました。こういった類の記事は、当時の少年少女たちを実にわくわくさせたものです。

さて、私たちはいま、二一世紀の初頭にいます。それでは、「二一世紀にはこうなる！」は当たったのでしょうか？

当たった部分もあるでしょう。でも、当たってない部分が多いようにも思います。手塚

治虫の「鉄腕アトム」に描かれたいくつかのシーンを思い浮かべてください。二一世紀の初頭（アトムの誕生日は二〇〇三年四月七日です。但し異説あり）、自家用車はみな空を飛んでいます。一方で、大型コンピューターの入出力はパンチカードで行われています。実際には、交通機関の進化は予想されたよりずっと遅く、一方コンピュータにおいてはうんと速かったのです。

実際の科学技術の進展が漫画やSFのようにはいかないことが多いのは当然ですが、それでもバイオやナノ・テクノロジーなどの分野からは、第一線の研究者・開発者による「〇年後には△△が可能になる！」といった発言がときどき伝えられます。そして、そのうちのかなりの部分が実現しているようです。

ところが、人間や人間の社会を対象とする学問分野における未来予測は、人口動態を除いてはあまり（ほとんど）当たらないということが言われています。ある高名な経済学者は次のように自嘲気味に嘆息しています。「今日のコンピュータを以てすれば、過去数十年の経済変動を九〇％以上説明する数学モデルは数十秒で作れる。ところがそれを用いても、来年の経済変動が予測できないのだ」と。

この経済学者を嘆かせた経済変動の予測し難さは、今日実体経済というものが地球上の何十億の人々と何千万の人々の欲求と望みとを呑み込み、何百という政府と気まぐれな自然現象の介入を受けるからには、半ば当然のことだといえるかもしれません。あるいはひょっとしたら、経済学者が自説の有効性を強調しようとして、「希望的観測」にはしるということも関係しているのでしょうか。

そのように考えてくると、経済予測も漫画やSFにおける未来予測も同様に――経済学者には失礼ながら――、伝え手と受け手の「願望充足思考」からできていると言うことができるのかもしれません。

臨床医学はあらゆる学問の中でも人間を直接の対象にし、かつ政策の干渉を受けやすく、さらには人々の希望的観測や願望充足思考のプレッシャーをもろに被りやすいという意味において、未来予測をたてにくい分野です。一九八〇年に医学部に入学した私は、諸先輩やジャーナリズムから、「これからは医師過剰・医師失業時代だ」ということを、それこそ耳にタコができそうなほど聴かされて、八六年に医師となりました。当時、誰が今日の「医師不足」を予想し得たでしょうか（今日のわが国が、ほんとうに医師不足状態にあるといえるのかという議論はひとまず措くとして）。

で、本書には、中井久夫が一九八〇年代での状況を踏まえて、臨床医学の中でも特に〝人間くさく〟、願望充足思考が混入しやすく、したがって極めて予測しがたい筈の精神医療の未来像についてどのように考えていたかが、つまっています。

こう書くと、中井先生は、「おいおい岩井くん、それはちょっとちがうぜ」と言うかもしれません。もとより中井先生は、預言者であったり予想屋であると目されることのないように、非常に慎重に言葉を選んできた人であると私は思います。しかし、むしろそれゆえに、中井先生は常にその時点での現状とそこに至る歴史的経過に基づいて、これから変わっていくべきこと、変わらざるを得ないこと、変わってはならないことを区別して書かれています。

本書でも、統合失調症の病像の時代的変遷と軽症化について、精神科入院医療のあり方について、家族について、高齢化社会について、控えめな表現ながらも確固たる中井先生の未来予測を見出すことができます。二一世紀に本書を手にする読者諸氏におかれては、ぜひご自分の目で、中井久夫の未来予測を検証していただきたいと思います。

あるいは、そういう目で再読してください。きっとわくわくしながら読んでいただけるはずです。そこには、「願望充足」や「希望的観測」とは無縁な近未来分析——そういう言葉があるかどうかわかりませんが——があるはずです。

胸に希望を抱き続けながらも「希望的観測」に陥らずに未来に臨む、そのことが如何に難しいことか。中井先生にそれが可能であったのは、斎藤環氏の言う「中井先生がいっさい「体系化」を志向しなかったこと」(中井久夫『精神科医がものを書くとき』ちくま学芸文庫の「解説」)に拠るように、私には思われます。教条主義の対極。

中井先生のこういった面に関心を持たれた方は、最近発刊された『日本の医者』(日本評論社)にも是非あたっていただきたいです。そこでは、三十歳そこそこのパッションにあふれる中井久夫に出会えるはずです。

私自身は、本書に収められた文章の大半を初出時に読んでいます。半分強は、ゲラ刷りの段階で読みました。私は一九八七年から九〇年頃まで、神戸大学病院の精神科神経科外来において中井先生の診察の陪診医(いわゆるシュライバー)を務めていました。診察終了後には他のシュライバーたちと共に昼食にでかけ、ここに収められている文章の内容や構想について中井先生と議論したことが、今となってはとても懐かしい思い出となっています。

当時の私は、今よりもっと血の気が多くて粗野で声が大きく生意気でした。が、中井先生はそういった議論を、「若い同僚との共同作業」と呼んでいました。今となっては赤面ものもいいところですが、当時の私——生意気な私——がそれをたいへん誇らしく思っていたことは言うまでもありません。

その意味で本書に収められた文章は、私にとっては「懐かしい年」からの手紙です。そして、今回久々に再読してみて、中井先生の文章は、〝手紙の隅のインクのしみにいたるまで〟まったく色褪せていないものであることに、今さらながら驚いているような次第です。

ちくま学芸文庫では、『精神科医がものを書くとき』『隣の病い』に次いで、本書が中井久夫の三冊目の本ということになります。本書は、前二書とは少し趣の違った本になっています。前二書がいずれも、初出誌は様々だが一旦は知的公衆向けに編まれた『精神科医がものを書くとき』（旧版。広英社、絶版）に収録されていた文章をさらに再録することによって構成されたのに対し、本書は一層多彩な性格の文章を集めたものとなっています。前者にもかなり精神医学的に〝濃い〟内容のものも含まれてはいましたが、本書ではより明確に精神科医を読み手として意識した文章や、精神科医療従事者向け講演の講演録が多くなっています。収載された文章が執筆されたのは、前二書よりわずかに早い時期です。

本書の構成について、もう少しだけ具体的に解説しておきましょう。今回もかなりユニークな構成になっていて、専門家向けの学術論文から一般向けの講演録までが一冊に収められています。

I部に収められた二論文はいずれも、東京大学出版会から出ていた「分裂病の精神病理」シリーズに収録されていたものです。同シリーズは一九七〇年代初めから一九八〇年代半ばまで、わが国の精神分裂病（統合失調症）の精神病理学的研究の中心でした。つまりこれら二編の論文は、精神科医の中でも特に精神病理学に関心のある者に向けて書かれた学術的著作であると言えます。が、どうでしょうか。医師でなくとも、精神科医療の従事者でなくとも、読み込んでいただける内容ではないでしょうか。この二編の論文はいわば双子の論文であって、併せて統合失調症患者の回復、養生、日常生活、リハビリ、そして就労をリアルに論じる内容となっています。

Ⅱ部は、兵庫県臨床精神医学研究会発行の『兵庫精神医療』に掲載された文章が中心となって構成されています。兵庫県臨床精神医学研究会（略称・臨床医会）とは、兵庫県下で活動する精神科医、看護師、精神科ソーシャルワーカー、作業療法士、臨床心理士などが、精神科医療の改善向上を目指して一九七〇年代の終わり頃に結成した勉強会で、一九九〇年代の終わり頃まで活動が続きました。会員数は最大時で三〇〇名程度だったでしょうか。私たちは月に一度の例会と、毎年夏の合宿を中心とした活動をしていました。また、毎年冬には有志で城崎に「カニスキ（カニ鍋のこと）合宿」に出かけたことを懐かしく思い出します。

臨床医会では機関誌として毎年『兵庫精神医療』を出し、一〇〇〇部印刷し、会員以外にも頒布していました。そこに中井先生は毎年、稿料なしのいわばヴォランティアとして、実践的でありながらもくだけた語り口調の文章を寄せられていました。それらが、『兵庫精神医療』の売上に貢献したことは勿論です。

Ⅲ部には、治療をめぐる人間関係をあつかった四編の文章が収められていますが、その出自は、医師会雑誌、医師の団体の雑誌、精神医学の学術誌、仏教関係の雑誌と多彩を極めています。

このように、本書は様々な読者を対象にした様々な性格の文章から成っています。章により、中井先生の語り口もいろいろです。それでもなお、中井久夫を貫いているしなやかで太い〝芯〟のようなものを、世紀の境い目を越えて感じ取っていただけたらと思います。

本書は一九九一年九月に岩崎学術出版社から刊行された『中井久夫著作集』の第五巻「病者と社会」を中心として、新しく編み直したものである。

**邪教・立川流**　真鍋俊照

女犯の教義と髑髏本尊の秘法のゆえに、徹底的に弾圧、邪教法門とされた真言立川流の原像を復元し、異貌のエソテリズムを考察する。貴重図版多数。

**増補 チベット密教**　ツルティム・ケサン／正木晃

インド仏教に連なる歴史、正統派・諸派の教義、個性的な指導者、性的ヨーガを含む修行法。真実の姿を正確に分かり易く解説。（上田紀行）

**密教**　正木晃

謎めいたイメージが先行し、正しく捉えづらい密教。その歴史・思想から、修行や秘儀、チベットの性的ヨーガまでを、明快かつ端的に解説する。

**増補 性と呪殺の密教**　正木晃

性行為を用いた修行や呪いの術など、チベット密教に色濃く存在する闇の領域。知られざるその秘密に分け入り、宗教と性・暴力の関係を抉り出す。

**大嘗祭**　真弓常忠

天皇の即位儀礼である大嘗祭は、秘儀であるがゆえ多くの謎が存在し、様々な解釈がなされてきた。歴史的由来や式次第を辿り、その深奥に迫る。

**正法眼蔵随聞記**　水野弥穂子訳

日本仏教の最高峰・道元の人と思想を理解するうえで最良の入門書。厳密で詳細な注、わかりやすく正確な訳を付した決定版。（増谷文雄）

**空海**　宮坂宥勝

現代社会における思想・文化のさまざまな分野から注目をあつめている空海の雄大な密教体系！　空海密教研究の第一人者による最良の入門書。

**一休・正三・白隠**　水上勉

乱世に風狂一代を貫いた一休。武士道を加味した禅をとなえた鈴木正三。諸国を行脚し教化につくした白隠。伝説の禅僧の本格評伝。（柳田聖山）

**治癒神イエスの誕生**　山形孝夫

「病気」に負わされた「罪」のメタファから人々を解放すべく闘ったイエス。古代世界から連なる治癒神の系譜をもとに、イエスの実像に迫る。

**読む聖書事典** 山形孝夫

聖書を知るにはまずこの一冊！ 重要な人名、地名、エピソードをとりあげ、キーワードで物語の流れや深層がわかるように解説した、入門書の決定版。

**近現代仏教の歴史** 吉田久一

幕藩体制下からオウム真理教まで。社会史・政治史を絡めながら思想史的側面を重視し、主要な問題を網羅した画期的な仏教総合史。（末木文美士）

**沙門空海** 渡辺照宏 宮坂宥勝

日本仏教史・文化史に偉大な足跡を残す巨人・弘法大師空海にまつわる神話・伝説を洗いおとし、真の生涯に迫る空海伝の定本。（竹内信夫）

**自己愛人間** 小此木啓吾

思い込みや幻想を生きる力とし、自己像に執着しつづける現代人の心のありようを明快に論じた精神分析学者の代表的論考。（柳田邦男）

**戦争における「人殺し」の心理学** デーヴ・グロスマン 安原和見訳

本来、人間には、人を殺すことに強烈な抵抗がある。それを兵士として殺戮の場＝戦争に送りだすにはどうするか。元米軍将校による戦慄の研究書。

**ひきこもり文化論** 斎藤環

「ひきこもり」にはどんな社会文化的背景があるのか。インターネットとの関係など、多角的にその特質を考察した文化論の集大成。（玄田有史）

**精神科医がものを書くとき** 中井久夫

高名な精神科医であると同時に優れたエッセイストとしても知られる著者が、研究とその周辺について記した一七篇をまとめる。（斎藤環）

**世に棲む患者** 中井久夫

アルコール依存症、妄想症、境界例など「身近な」病を腑分けし、社会の中の病者と治療者との微妙な関わりを豊かな比喩を交えて描き出す。（岩井圭司）

**「つながり」の精神病理** 中井久夫

社会変動がもたらす病いと家族の移り変わりを中心に、老人問題を臨床の視点から読み解き、精神科医としての弁明を試みた珠玉の一九篇。（春日武彦）

「思春期を考える」ことについて　中井久夫

表題作の他「教育と精神衛生」などに加えて、豊かな視野と優れた洞察を物語る「サラリーマン労働」や「病跡学と時代精神」などを収める。（滝川一廣）

「伝える」ことと「伝わる」こと　中井久夫

精神が解体の危機に瀕した時、それを食い止めるのが妄想である。解体か、分裂か。その時、精神はよりましな方として分裂を選ぶ。（江口重幸）

私の「本の世界」　中井久夫

精神医学関連書籍の解説、『みすず』等に掲載の年間読書アンケート等とともに、大きな影響を受けたヴァレリーに関する論考を収める。（松田浩則）

モーセと一神教　ジークムント・フロイト　渡辺哲夫訳

ファシズム台頭期、フロイトはユダヤ民族の文化基盤ユダヤ教に対峙する。自身の精神分析理論を揺るがしかねなかった最晩年の挑戦の書物。

悪について　エーリッヒ・フロム　渡会圭子訳

私たちはなぜ生を軽んじ、自由を放棄し、進んで悪に身をゆだねてしまうのか。人間の本性を克明に描き出した不朽の名著、待望の新訳。（出口剛司）

ラカン入門　向井雅明

複雑怪奇きわまりないラカン理論。だが、概念や理論の歴史的変遷を丹念にたどれば、その全貌を明快に理解できる。『ラカン対ラカン』増補改訂版。

引き裂かれた自己　R・D・レイン　天野衛訳

統合失調症とは、苛酷な現実から自己を守ろうとする決死の努力である。患者の世界に寄り添い、反精神医学の旗手となったレインの主著、改訳版。

素読のすすめ　安達忠夫

素読とは、古典を繰り返し音読すること。内容の理解は考えない。言葉の響きやリズムによって感性を耕し、学びの基礎となる行為を平明に解説する。

言葉をおぼえるしくみ　今井むつみ　針生悦子

認知心理学最新の研究を通し、こどもが言葉や概念を覚えていく仕組みを徹底的に解明。さらにその仕組みを応用した外国語学習法を提案する。

ハマータウンの野郎ども　ポール・ウィリス　熊沢誠／山田潤訳
イギリス中等学校〝就職組〟の闊達でしたたかな反抗ぶりに根底的な批判を読みとり、教育の社会秩序再生産機能を徹底分析する。（乾彰夫）

着眼と考え方 現代文解釈の基礎〔新訂版〕　遠藤嘉基　渡辺実
書かれた言葉の何に注目し、拾い上げ、結びつけ、考えていけばよいのか――59の文章を実際に読み解きながら解説した、至高の現代文教本。（読書猿）

新編 教室をいきいきと①　大村はま
教室でのことばづかいから作文学習・テストまで。創造的で新鮮な授業の地平を切り開いた著者が、とっておきの工夫と指導を語る実践的な教育書。

新編 教えるということ　大村はま
ユニークで実践的な指導で定評のある著者が、教師の仕事のあれこれや魅力のある教室作りについて、きびしくかつ暖かく説く、若い教師必読の一冊。

日本の教師に伝えたいこと　大村はま
子どもたちを動かす迫力と、人を育てる本当の工夫に満ちた授業とは。実り多い学習のために、すべての教育者に贈る実践の書。（苅谷剛彦）

大村はま　優劣のかなたに　苅谷夏子
現場の国語教師として生涯を全うした、はま先生。遺されたことばの中から60を選りすぐり、先生の人となり、思想、仕事に迫る、珠玉のことば集。

増補 教育の世紀　苅谷剛彦
教育機会の平等という理念の追求は、いかにして学校を競争と選抜の場に変えたのか。現代の大衆教育社会のルーツを20世紀初頭のアメリカの経験に探る。

古文の読解　小西甚一
碩学の愛情が溢れる、伝説の参考書。魅力的な読み物でもあり、古典を味わうための最適なガイドになる一冊。（武藤康史）

古文研究法　小西甚一
受験生のバイブル、最強のベストセラー参考書がついに！　碩学が該博な知識を背景に全力で書き下ろした、教養と愛情あふれる名著。（土屋博映）

**国文法ちかみち**　小西甚一

伝説の名教師による幻の古文参考書、第三弾！ 文法を基礎から身につけつつ、古文の奥深さも味わえる、受験生の永遠のバイブル。（島内景二）

**よくわかるメタファー**　瀬戸賢一

日常会話から文学作品まで、私たちの言語表現を豊かに彩る比喩。それが生まれるプロセスや上手な使い方を身近な実例とともに平明に説く。

**教師のためのからだとことば考**　竹内敏晴

ことばが沈黙するとき、からだが語り始める。キレる子どもたちと教員の心身状況を見つめ、からだと心の内的調和を探る。（芹沢俊介）

**新釈　現代文**　高田瑞穂

現代文を読むのに必要な「たった一つのこと」とは……。戦後20年以上も定番であり続けた伝説の大学受験国語参考書が、ついに復刊。（石原千秋）

**現代文読解の根底**　高田瑞穂

伝説の参考書『新釈　現代文』の著者による、もうひとつの幻のテキストブック。現代文を本当に正しく理解するために必要なエッセンスを根本から学ぶ。

**読んでいない本について堂々と語る方法**　ピエール・バイヤール　大浦康介訳

本は読んでいなくてもコメントできる！ フランス論壇の鬼才が心構えからテクニックまで、徹底伝授した世界的ベストセラー。現代必携の一冊！

**高校生のための文章読本**　梅田卓夫／清水良典／服部左右一／松川由博編

夏目漱石からボルヘスまで一度は読んでおきたい文章70篇を収録。読解を通して表現力を磨くテキストとして好評を博した名アンソロジー。（村田喜代子）

**高校生のための批評入門**　梅田卓夫／清水良典／服部左右一／松川由博編

筑摩書房国語教科書の副読本として編まれた名教材の批評編。気になっていた作家・思想家等の文章を、短文読切り解説付でまとめて読める。（熊沢敏之）

**謎解き『ハムレット』**　河合祥一郎

優柔不断で脆弱な哲学青年——近年定着したこのハムレット像を気鋭の英文学者が根底から覆し、闇に包まれた謎の数々に新たな光のもと迫った名著。

詳講 漢詩入門　佐藤保
二千数百年の中国文学史の中でも高い地位を占める古典詩。その要点を、形式・テーマ・技巧等により系統だてて、初歩から分かりやすく詳しく学ぶ。

シュメール神話集成　杉勇／尾崎亨 訳
「洪水伝説」「イナンナの冥界下り」など世界最古の神話・文学十六篇を収録。ほかでは読むことのできない貴重な原典資料。豊富な訳注・解説付き。

エジプト神話集成　杉勇／屋形禎亮 訳
不死・永生を希求した古代エジプト人の遺した、ピラミッド壁面の銘文ほか、神への讃歌、予言、人生訓など重要文書約三十篇を収録。

宋名臣言行録　朱熹 編／梅原郁 編訳
北宋時代、総勢九十六名に及ぶ名臣たちの言動を大儒・朱熹が編纂。唐代の『貞観政要』と並ぶ帝王学の書であり、処世の範例集として今も示唆に富む。

資治通鑑　司馬光／田中謙二 編訳
全二九四巻にもおよぶ膨大な歴史書『資治通鑑』のなかから、侯景の乱、安禄山の乱など名シーンを精選。破滅と欲望の交錯するドラマを流麗な訳文で。

十八史略　曾先之／今西凱夫 訳／三上英司 編訳
『史記』『漢書』『三国志』等、中国の十八の歴史書をまとめた『十八史略』から、故事成語、人物にまつわる名場面を各時代よりセレクト。（三上英司）

アミオ訳 孫子〔漢文・和訳完全対照版〕　守屋淳 監訳・注解／臼井真紀 訳
最強の兵法書『孫子』。この書を十八世紀ヨーロッパに紹介したアミオによる伝説の訳業がついに邦訳。その独創的解釈の全貌がいま蘇る。（伊藤大輔）

陶淵明全詩文集　林田愼之助 訳注
中国・六朝時代最高の詩人、陶淵明。農耕生活から生まれた数々の名詩は、人生や社会との葛藤を映し出し、今も胸に迫る。待望の新訳注書、遂に成る。

和訳 聊斎志異　蒲松齢／柴田天馬 訳
中国清代の怪異短編小説集。仙人、幽霊、妖狐たちが繰り広げるおかしくも艶やかな話の数々。日本の文豪たちにも大きな影響を与えた一書。（南條竹則）

フィレンツェ史(上)　ニッコロ・マキァヴェッリ　在里寛司／米山喜晟訳

権力闘争、周辺国との駆け引き、戦争、政権転覆……。マキァヴェッリの筆によりさらにドラマチックに彩られるフィレンツェ史。文句なしの面白さ！

フィレンツェ史(下)　ニッコロ・マキァヴェッリ　在里寛司／米山喜晟訳

古代ローマ時代からのフィレンツェ史を俯瞰することで見出された、歴史におけるある法則……。マキァヴェッリの真骨頂が味わえる一冊！（米山喜晟）

ギルガメシュ叙事詩　矢島文夫訳

ニネベ出土の粘土書板に初期楔形文字で記された英雄ギルガメシュの波乱万丈の物語。「イシュタルの冥界下り」を併録。最古の文学の初の邦訳。

メソポタミアの神話　矢島文夫

「バビロニアの創世記」から「ギルガメシュ叙事詩」まで、古代メソポタミアの代表的神話をやさしく紹介。第一人者による最良の入門書。（沖田瑞穂）

北欧の神話　山室静

キリスト教流入以前のヨーロッパ世界を鮮やかに語り伝える北欧神話。神々と巨人たちとが織りなす壮大な物語をやさしく説き明かす最良のガイド。

漢文の話　吉川幸次郎

日本人の教養に深く根ざす漢文を歴史的に説き起こし、その由来、美しさ、読む心得や特徴を平明に解説する。贅沢で最良の入門書。（興膳宏）

「論語」の話　吉川幸次郎

人間の可能性を信じ、前進するのを使命であると考えた孔子。その思想と人生を「論語」から読み解く中国文学の碩学による最高の入門書。

老子　福永光司訳

己の眼で見ているこの世界は虚像に過ぎない。自我を超えた「無為自然の道」を説く、東洋思想が生んだ画期的な一書を名訳で読む。（興膳宏）

荘子 内篇　福永光司／興膳宏訳

人間の醜さ、愚かさ、苦しさから鮮やかに決別する、古代中国が生んだ解脱の哲学三篇。中でも「内篇」は荘子の思想を最もよく伝える篇とされる。

**荘子 外篇**　福永光司・興膳宏 訳

内篇で繰り広げられた荘子の思想を、説話・寓話のかたちでわかりやすく伝える外篇。独立した短篇集として読んでも面白い、文学性に富んだ十五篇。

**荘子 雑篇**　福永光司・興膳宏 訳

荘子の思想をゆかいで痛快な言葉でつづった「雑篇」。日本でも古くから親しまれてきた「漁父篇」や「盗跖篇」など、娯楽度の高い長篇作品が収録されている。

**墨子**　森三樹三郎 訳

諸子百家の時代、儒家に比肩する勢力となった学団・墨家。全人を公平に愛し侵攻戦争を認めない独特な思想を読みやすさ抜群の名訳で読む。（湯浅邦弘）

**「科学者の社会的責任」についての覚え書**　唐木順三

核兵器・原子力発電という「絶対悪」を生み出した科学技術への無批判な信奉を、思想家の立場からきびしく問う、著者絶筆の警世の書。（島薗進）

**古典との対話**　串田孫一

やっぱり古典はすばらしい。デカルトも鴨長明もみんな友達。少年のころから読み続け、今もなお、何度も味わう。碩学が語る珠玉のエッセイ、読書論。

**書国探検記**　種村季弘

エンサイクロペディストによる痛快無比の書物・読書論。作家から思想家までの書物ワールドを自在に飛び回り、その迷宮の謎を解き明かす。（松田哲夫）

**朝鮮民族を読み解く**　古田博司

彼らに共通する思考行動様式とは何か。なぜ日本人はそれに違和感を覚えるのか。体験から説き明かす朝鮮文化理解のための入門書。（木村幹）

**アレクサンドリア**　E・M・フォースター　中野康司 訳

二三〇〇年の歴史を持つ古都アレクサンドリア。この町に魅せられた作家による、地中海世界の楽しい歴史入門書。（前田耕作）

**シャボテン幻想**　龍膽寺雄

多肉植物への偏愛が横溢した愛好家垂涎のバイブル。異端作家が説く「荒涼の美学」は、日常に疲れた現代人をいまだ惹きつけてやまない。（田中美穂）

**真珠湾収容所の捕虜たち**　オーテス・ケーリ

流暢な日本語を駆使する著者の「人間主義」は、「戦陣訓」の日本兵をどう変えたか。戦前・戦後の日本および日本人の、もうひとつの真実。（前澤猛）

**クワイ河収容所**　アーネスト・ゴードン　斎藤和明訳

「戦場に架ける橋」の舞台となったタイ・クワイ河流域の日本軍俘虜収容所での苛酷な経験を綴った、イギリス将校による戦争ノンフィクション。

**虜人日記**　小松真一

一人の軍属が豊富な絵とともに克明に記したジャングルでの逃亡生活と収容所での捕虜体験。戦争の真実、人間の本性とは何なのか。（山本七平）

**八月の砲声（上）**　バーバラ・W・タックマン　山室まりや訳

一九一四年、ある暗殺が欧州に戦火を呼びこむ。情報の混乱、指導者たちの誤算と過信は予期せぬ世界大戦を惹起した。'63年ピュリッツァー賞受賞の名著。

**八月の砲声（下）**　バーバラ・W・タックマン　山室まりや訳

なぜ世界は戦争の泥沼に沈んだのか。政治と外交と軍事で何がどう決定され、また決定されなかったのかを克明に描く異色の戦争ノンフィクション。

**最初の礼砲**　バーバラ・W・タックマン　大社淑子訳

独立戦争は18世紀の世界戦争であった。豊富な挿話を積み上げながら、そのドラマと真実を見事な語り口で描いたピュリッツァー賞受賞作家の遺著。

**米陸軍日本語学校**　ハーバート・パッシン　加瀬英明訳

第二次大戦中、アメリカは陸海軍で日本語の修得を目的とする学校を設立した。著者の回想によるその実態と、占領将校としての日本との出会いを描く。

**アイデンティティが人を殺す**　アミン・マアルーフ　小野正嗣訳

アイデンティティにはひとつの帰属だけでよいのか？　人を殺人にまで駆り立てる思考を作家は告発する。大反響を巻き起こしたエッセイ、遂に邦訳。

**世界の混乱**　アミン・マアルーフ　小野正嗣訳

二十一世紀は崩壊の徴候とともに始まった。国際関係、経済、環境の危機に対して、絶望するのではなく、緊急性をもって臨むことを説いた警世の書。

震災画報　宮武外骨

混乱時のとんでもない人のふるまいや、同じ町内で生死を分けた原因等々を詳述する、外骨による関東大震災の記録。人間の生の姿がそこに。（吉野孝雄）

独裁体制から民主主義へ　ジーン・シャープ　瀧口範子訳

すべての民主化運動の傍らに本書が。独裁体制を研究しつくした著者が示す非暴力による権力打倒の実践的方法。「非暴力行動の198の方法」付き。本邦初訳。

国家と市場　スーザン・ストレンジ　西川潤／佐藤元彦訳

国際関係を「構造的権力」という概念で読み解いた歴史的名著。経済のグローバル化で秩序が揺らぐ今、持つべき視点がここにある。（鈴木一人）

私の憲法勉強　中野好夫

戦後、改憲論が盛んになった頃、一人の英文学者が日本国憲法をめぐる事実を調べ直し、進行する事態に警鐘を鳴らした。今こそその声に耳を傾けたい。

法の原理　トマス・ホッブズ　高野清弘訳

ホッブズ最初の政治理論書。十七世紀イングランドの政治闘争を背景に、人間本性の分析を経て、安全と平和をもたらす政治体が考察される。（加藤節）

タイムバインド　A・R・ホックシールド　坂口緑／中野聡子／両角道代訳

仕事と家庭のバランスは、時間をうまくやりくりしても問題は解決しない。これらがどう離れがたいものなのかを明らかにした社会学の名著。（筒井淳也）

戦略の形成（上）　ウィリアムソン・マーレー／マクレガー・ノックス／アルヴィン・バーンスタイン編著　石津朋之／永末聡監訳　歴史と戦争研究会訳

戦略の本質とは！　統治者や国家が戦略を形成する際の錯綜した過程と決定要因を歴史的に検証・考察した事例研究。上巻はアテネから第一次大戦まで。

戦略の形成（下）　ウィリアムソン・マーレー／マクレガー・ノックス／アルヴィン・バーンスタイン編著　石津朋之／永末聡監訳　歴史と戦争研究会訳

戦略には論理的な原理は存在しない！　敵・味方の相互作用であり、それゆえ認識や感覚の問題である。下巻はナチス・ドイツから大戦後のアメリカまで。

アメリカ様　宮武外骨

占領という外圧によりもたらされた主体性のない言論の自由の脆弱さを、体を張って明らかにした、ジャーナリズムの記念碑的名著。（西谷修／吉野孝雄）

組織の限界
ケネス・J・アロー
村上泰亮 訳
現実の経済において、個人より重要な役割を果たす組織。その経済学的分析はいかに可能か。ノーベル賞経済学者による不朽の組織論講義！（坂井豊貴）

資本主義から市民主義へ
岩井克人
聞き手＝三浦雅士
来るべき市民主義とは何か。貨幣論に始まり、資本主義論、法人論、信任論、市民社会論、人間論まで、多方面にわたる岩井理論がこれ一冊でわかる！

有閑階級の理論［新版］
ソースタイン・ヴェブレン
村井章子 訳
流行の衣服も娯楽も教養も「見せびらかし」にすぎない。野蛮時代に生じたこの衒示的消費の習慣はどう進化したか。ガルブレイスの解説を付す新訳版。

資本論に学ぶ
宇野弘蔵
マルクスをいかに読み、そこから何を考えるべきか。『資本論』を批判的に継承し独自の理論を構築した泰斗がその精髄を平明に説き明かす。（白井聡）

社会科学としての経済学
宇野弘蔵
資本主義の原理は、イデオロギーではなく科学的態度によってのみ解明できる。マルクスの可能性を極限まで突き詰めた宇野理論の全貌。（大黒弘慈）

ノーベル賞で読む現代経済学
トーマス・カリアー
小坂恵理 訳
経済学は世界をどう変えてきたか。ノーベル経済学賞全受賞者を取り上げ、その功績や影響から現代経済学の流れを一望する画期的試み。（瀧澤弘和）

経済政策を売り歩く人々
ポール・クルーグマン
伊藤隆敏 監訳
北村行伸／妹尾美起 訳
マスコミに華やかに登場するエコノミストたち。実はインチキ政策を売込むプロモーターだった！　危機に際し真に有効な経済政策がわかる必読書。

クルーグマン教授の経済入門
ポール・クルーグマン
山形浩生 訳
経済にとって本当に大事な問題って何？　実は、生産性・所得分配・失業の3つだけ!?　楽しく読めてきちんと分かる、経済テキスト決定版！

自己組織化の経済学
ポール・クルーグマン
北村行伸／妹尾美起 訳
複雑かつ自己組織化している経済というシステムに、複雑系の概念を応用すると何が見えるのか。不況発生の謎は解ける？　経済学に新地平を開く意欲作。

# 世《よ》に棲《す》む患者《かんじゃ》

中井《なかい》久夫《ひさお》コレクション

二〇一一年三月十日　第一刷発行
二〇二四年六月十日　第十刷発行

著　者　中井久夫（なかい・ひさお）
発行者　喜入冬子
発行所　株式会社　筑摩書房
東京都台東区蔵前二―五―三　〒一一一―八七五五
電話番号　〇三―五六八七―二六〇一（代表）
装幀者　安野光雅
印刷所　星野精版印刷株式会社
製本所　株式会社積信堂


ISBN978-4-480-09361-5 C0195

ちくま学芸文庫